◎河南省卫生健康委员会立项资助项目

◎河南省中医药文化著作出版资助专项（TCMCB2021020）

肿瘤通俗讲稿

主编　刘俊保

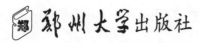

郑州大学出版社

图书在版编目（CIP）数据

肿瘤通俗讲稿／刘俊保主编. — 郑州：郑州大学出版社，2023. 4
ISBN 978-7-5645-9090-1

Ⅰ．①肿…　Ⅱ．①刘…　Ⅲ．①肿瘤 - 治疗 - 文集　Ⅳ．①R730.5-53

中国版本图书馆 CIP 数据核字（2022）第 171376 号

肿瘤通俗讲稿
ZHONGLIU TONGSU JIANGGAO

策划编辑	李龙传	封面设计	苏永生
责任编辑	陈文静	版式设计	苏永生
责任校对	吕笑娟	责任监制	李瑞卿

出版发行	郑州大学出版社	地　　址	郑州市大学路 40 号（450052）
出版人	孙保营	网　　址	http://www.zzup.cn
经　　销	全国新华书店	发行电话	0371-66966070
印　　刷	河南文华印务有限公司		
开　　本	787 mm×1 092 mm　1／16		
印　　张	12	字　　数	258 千字
版　　次	2023 年 4 月第 1 版	印　　次	2023 年 4 月第 1 次印刷

书　　号	ISBN 978-7-5645-9090-1	定　　价	59.00 元

作者名单

主　　编　刘俊保

副 主 编　张金生　孙严洁　王照婷
　　　　　俞　晨　周建炜　徐薇薇

编　　者　（按姓氏首字笔画排序）
　　　　　马　宁　王风云　田　莉
　　　　　刘　欢　刘丽娟　杨　雅
　　　　　杨　澜　杨立选　李子琳
　　　　　李淑苹　肖苗苗　宋文颖
　　　　　祝雪莲　彭　惠　雷永华

主编简介

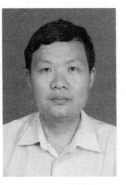

　　刘俊保,医学博士,主任医师,教授,博士研究生、硕士研究生导师,美国访问学者,河南省人民医院中医科负责人,邓州市人民医院名誉院长。擅长中医和中西医结合治疗常见病、多发病,在肿瘤、心脑血管、肝病治疗上经验丰富,善用经方治疗疑难杂病、奇证怪证。社会兼职:

河南省中医药学会肿瘤和方剂专业委员会副主任委员

河南省抗癌协会传统医学专业委员会副主任委员

河南省科技文化遗产研究与保护协会副会长

北京中西医肿瘤防治技术联盟副主席

中国中医肿瘤学会副会长

澳门中华中医药学会副会长

世界中医药学会联合会疳证委员会理事

中华中医药学会第三、四届肿瘤分会常务委员、副秘书长

中国中医药研究促进会经方分会常务理事

《中医药管理杂志》理事

《中医学报》英文编辑与肿瘤研究栏目主编

《中医杂志》《医药论坛杂志》审稿专家

序一

中医药是我国独有的医学,是中华民族几千年智慧和实践的沉淀,是在不断继承与发展的过程中形成的瑰宝。各个历史时期众多医家不同风格的医案中,既有丰富的医学理论,又有大量的医疗经验;既有辨证方法,又有处方用药;既有成功的经验,又有失败的教训;既有详明者令人百读不厌,又有简要者令人回味无穷;既有一般疾病而诊疗别具一格,又有恶性肿瘤而处治独辟蹊径,为研究这些医家的学术思想留下了宝贵资料。中医肿瘤学发展与中医学同源:①起源于战国秦汉时代,此时中医四大经典问世,《黄帝内经》对许多常见肿瘤的表现描述十分清楚。②发展于宋元时期,宋元时中国医学界出现了著名的"金元四大家",对中医治疗有很大影响。"寒凉派"刘河间主张火热致病,其清热解毒法治肿瘤十分有效;"攻下派"张从政明确提出精神因素与肿瘤发病的关系;"补土派"李东垣提出补脾胃,扶正固本是中医治疗肿瘤的灵魂;"滋阴派"朱丹溪首用化痰法,治疗有独到见解。③成熟于明清时期,明清时许多著作对疾病病因、病理、症状、治疗和用药进行了系统论述。影响较大的有李时珍的《本草纲目》,张景岳的《景岳全书》,王清任的《医林改错》,张锡纯的《医学衷中参西录》。

刘俊保先生作为一位在中医临床辛勤耕耘了三十余年的医者,不仅具有扎实的理论知识和精湛的临床实践技能,更具有开拓创新的科研精神和学术思想,在临床、教学、科研方面均取得了卓越的成就。刘主任经常举办防癌讲座、防癌论坛、防癌义诊,强调癌症重在预防。本书收集了刘俊保主任给本科生、硕士研究生及在网络门诊讲课、讲稿内容,并与临床实践紧密结合起来,展现了临床常见恶性肿瘤治疗的路线图。书中主要内容是中医药辨治肿瘤,对肿瘤的治疗提出了许多新方法、新假说。刘俊保先生是有名的"草图医生",看病时不仅耐心细致地向患者讲解病情,而且总是一边讲一边画,犹如一名速写师,每接诊一名患者少则画一张,多则画三到五张。"草图"传递着医学温度,刘俊保主任"画草图"的做法拉近了医患距离,让冰冷的医学有了人性的温度,可谓"一图胜千言"。

历史的车轮滚滚向前,时代的潮流浩浩荡荡,这是一本有温度的书,一本有品质的书,一本有思想的书。作者犹如一位黑夜中的提灯人,用敬畏与悲悯的人性光芒,照亮了医者的路,也温暖了患者的心。这是一本充满辩证思维的好书,发人沉思,耐人寻味,这本书给我们留下的是经验、是资料,更是丰富的宝藏,体现了实践性、创新性和科学性,用通俗语言讲治疗肿瘤的故事,谱写了癌症治疗的新篇章,故欣然为之序。

国医大师
中国中医科学院学部委员 唐祖宣
2023 年 1 月 22 日

序二

中医肿瘤学发展起源于战国秦汉时代,《黄帝内经》对许多常见肿瘤的表现描述十分清楚,第二个阶段发展于宋元时期。宋元时中国医学界出现了著名的"金元四大家",对中医治疗有很大影响,"寒凉派"刘河间主张火热致病,其清热解毒法治肿瘤十分有效。"攻下派"张从政明确提出精神因素与肿瘤发病的关系。"补土派"李东垣提出补脾胃,扶正固本是中医治疗肿瘤的灵魂。"滋阴派"朱丹溪首用化痰法,治疗有独到见解。第三个阶段成熟于明清时期,此时许多著作对肿瘤病因病理、症状、治疗、用药等进行了系统论述,影响较大的有李时珍《本草纲目》、张景岳的《景岳全书》、王清任的《医林改错》及张锡纯的《医学衷中参西录》。

刘俊保主任作为一位在中医临床辛勤耕耘了三十余年的医者,不仅具有扎实的理论知识基础和精湛的临床实践技能,更具有开拓创新的科研精神和学术思想,在临床、教学、科研方面均取得卓越的成就。强调癌症重在预防,刘主任经常举办防癌讲座、防癌论坛、防癌义诊,本书结合刘主任参加全国肿瘤大会演讲稿整理、挖掘而成。书中主要内容是中医药辨治肿瘤,对肿瘤的治疗提出了许多新方法,新学说。刘俊保先生认为,作为一名中医人,中医药的发展不仅需要我们对先贤们的经验进行继承,更需要我们在继承的基础上与时俱进、开拓创新等,这样我们的传统医学才不会被历史的长河湮没。故为更好地承担一名中医人的责任,刘俊保先生是有名的草图医生,看病时不仅耐心细致地向患者讲解病情,总是一边讲一边画,犹如一名速写师,每接诊一名患者少则画一张,多则画三到五张。草图医生传递着医学温度。刘俊保主任"草图医生"的做法拉近了医患距离,让冰冷的医学有了人性的温度,可谓"一图胜千言"。本书收集了刘俊保主任给本科生、研究生及电视门诊讲课内容,展现了临床常见恶性肿瘤治疗的路线图。

历史的车轮滚滚向前，时代的潮流浩浩荡荡，这是一本有温度的书，一本有品质的书，一本有思想的书，作者犹如一位黑夜中的提灯人，用敬畏与悲悯的人性光芒，照亮了医者的路，也温暖了患者的心；这是一本充满辩证思维的好书，发人沉思，耐人寻味，这本书给我们留下的是经验、是资料，更是丰富的宝藏，体现了实践性、创新性和科学性，用通俗语言、讲好治疗肿瘤的故事，谱写了癌证治疗新篇章。

　　故欣然为之序。

河南中医药大学校长

中华中药药学会仲景学术传承与创新联盟理事长

前　言

　　我从事肿瘤临床工作已三十余年，多次想执笔撰写一本有关肿瘤的书籍，但迟迟未能动笔。浏览市面上热销的相关书籍，内容自然是丰富多彩，但总觉得少些什么。抛却临床医生的专业身份，仅作为一个日常接触肿瘤患者的普通医生来说，我深知想要解决肿瘤患者内心的恐慌与迷惑，任重而道远。通俗讲话能使高深的问题简易明了，20世纪60年代新中国刚建立不久，当时中国在一穷二白的情况下搞原子弹，许多领导意见不统一，毛主席用"乞丐再穷也要制一个打狗棍"的通俗讲话，大家马上意见统一了，才有了新中国原子弹的成功研制。通俗讲话有时候能让人明白开天辟地的大道理。本书对肿瘤重大问题采取通俗讲话、深入浅出、比类取象，旨在使复杂问题简单化，使一般人能看懂肿瘤专业问题，这就是大智慧。

　　谈癌色变，是大多数人的反应，究其原因，在于人们对于癌症认识的缺乏。癌症是可怕的，对个人、家庭、社会，无疑是毁灭性的影响。因此，对于癌症的躲避和防范也是世世代代人类的愿望。肿瘤患者的世界里，什么是重要的？他们最关心什么问题？哪些东西是可以切实帮助到他们的？当然，生存必然是第一大问题，也是最重要的问题，几乎所有的肿瘤患者都会询问大夫"我还能活多久？"有人把低分化的肿瘤比喻成小孩子，形态幼稚不成熟、生长发育快，因此低分化癌恶性程度高；把高分化的肿瘤比喻成成年人，形态成熟、成长稳定，因此恶性程度低；良性肿瘤就像老年人，没有成长性，不会转移。防治癌症也要像"陶瓷店里抓老鼠，既要抓住老鼠，又要保护好瓷器"，也就是精准防控癌细胞，不损伤正常人体细胞，这就是通俗讲话。

　　而医生能做的除了应用最合适、最恰当的方案，以延长他们的生存期、提高生活质量之外，似乎也爱莫能助了。可是除了与医疗相关的问题外，我发现患者最关心的是确诊为癌症后的日常生活该如何度过。日常生活不外乎衣食住行，对于肿瘤患者来说，当然是重中之重。

关于恶性肿瘤的治疗，美国前总统奥巴马在任上提出癌症研究的登月计划和精准医学。我们深刻认识到，面对肿瘤研究激烈的国际竞争，没有核心竞争力，就会落后挨打；面对"卡脖子"难题，不能破解攻克，就会被钳制、封杀。应对和解决好这些问题，是我们肿瘤科技工作者的重大责任和崇高使命。

而大多数临床医生在看病时，并没有给予患者一些除治疗外的建议。患者拿着药离开医院之后，他们对于肿瘤的恐惧，对未来的无措，对生活的迷茫，都没有得到解决。而这些，恰恰是影响肿瘤患者生存质量非常重要的一面。想清楚这些，我便毅然决然开始动手写下这本书。

行万里路，读万卷书。笔者本科毕业后攻读硕士和博士研究生，又游学美国，万里云天万里路。数十年如一日穷理尽性、深入探索、实践总结，进行一些基本的肿瘤知识普及，使患者能够更好地认识肿瘤，并有效选择合适的治疗方案，不错过治疗的最佳时期，也不轻易放弃放、化疗方法。本书介绍了中医药如何应用于肿瘤治疗，并将西医的靶向治疗与中医药的辨证治疗相结合，给广大临床医生提供宝贵的肿瘤治疗经验。书中也详细介绍了肿瘤患者的日常饮食注意、药食同源的药物及常见疾病的药食同源治疗方法，从饮食上为肿瘤患者提供一定的建议与帮助，进而延长生存期，提高生存质量，为患者、家庭及社会减轻沉重的负担。

肿瘤是人类健康永恒的敌人。在这场战役中，有些人渡过难关，赢得了胜利，有些人则最终战败，消失在这场无息的战役中。我能做的就是尽自己的力量，为这场战役中的战士们提供更多、更有效的武器，为他们呐喊助威。只要不轻言放弃，生命就会出现奇迹。人民至上、生命至上、健康第一、守正创新、中西医结合，不断为人民健康事业、为构建人类卫生共同体做出新贡献。在新的起点上，追风逐雨，仗剑前行！"敢叫日月换新天""仗剑征途任纵横，关山万里越从容。自信人生三百年，一路高吟唱大风"！

书非悟无以集医学之大成，术非练无以济百姓之大急，心非诚无以施仁爱于人。

"可上九天揽月，可下五洋捉鳖"，希望本书趣味性、启发性、实用性、艺术性和资料性并重的特色对临床医疗、授课讲座、科研科普、养生保健等具有参考价值。

全书无泛泛浮言、无悬揣臆度、无假借旁代,篇篇明晰。回忆撰写本书的初心、展望未来理想,特别感谢我的撰写合作团队,情深者泪满衣巾、志刚者拍案称奇、技高者感慨万千、迷蒙者茅塞顿开,真可谓"路漫漫其修远兮,吾将上下而求索"。愿本书可以为广大的肿瘤患者带去福音,让他们更有力量和信心战胜癌症。

把抗癌经验记录在案,春种一粒粟,秋收万颗子。今天播种抗癌希望、播撒心血和汗水,明天收获丰硕的成果。秦时明月汉时关,万里长征人在行,抗癌在行动,我们必将杀出绝地,最后征服癌症。

刘俊保

目 录

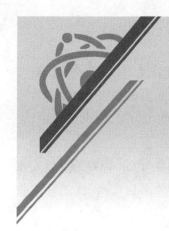

第一讲
治疗肿瘤用药如用兵

一、用药如用兵有关原文

古人云：不为良相，当为良医。此何以说？盖良医保命治病，无异于良相保王克贼，间当论之。国家无事，内安外宁，如人、天、君泰然，百体从令，元气充实，外患不侵。倘元气稍亏，急宜培补，如嗣主閽（《说文》曰"闭门也"。引申为"愚昧，糊涂"之义）弱，宜辅弼多贤。

仓廪空虚，宜储财节用，务使君明臣良，民殷国富，始无境内之忧也。设不幸而满夷窃发，扰乱边疆，如人偶为风寒外侵，一汗可愈。使纯用补药收敛，是谓关门逐贼，贼必深入。夫贼既深入，为良相者，必先荐贤保主，然后兴兵讨贼。如善医者，必先审胃气，然后用药攻邪。更不幸而兵围城下，粮绝君危，惟有保主出奔，再图恢复。如人元气将脱，且缓治病，而急保命，命存而病可徐图也。盖行军以粮食为先，用药以胃气为本，军无粮食必困，药非胃气不行。

庸医不先固本，一意攻邪，何异姜伯约九伐中原，粮食不继，出师未捷，而昏主馋臣反纳降，于邓艾可借鉴焉。大将讨贼，内顾虽已无忧，而用兵尤贵知法，如人气血未亏，却病不难，不善医者，杂乱用药，自相矛盾，反坏胃，而引贼何异？赵括将兵，漫无纪律，反折兵而丧国乎。良医用药必如诸葛将兵，运筹帷幄，决胜千里，心有主宰而不惑，兵有纪律而不乱，阵有变化而不拘，相天时，察地理，乘机势，大军对垒，奇兵埋伏，进可讨贼，退可自守。虽三军之士，性情不同，而我驾驭有法，同心克敌则一也。虽然敌难克矣，国家元气必因此而耗伤，城池关隘或因此而崩坍。为良相者，安我人民，实我仓库，固我封疆，所必然也。如人病后不服补药营卫，其何以固元气，其何以复乎？至于内伤诸症，不过三阴亏损，本无外邪入寇，善医者，如伊尹相太甲，但使之，处仁迁义救弊，扶偏调变阴阳而已矣。何用霸功征伐，以扰我境内耶。若食积痰火，虫瘀痈疽，诸实症，又如国有大奸，急宜剪除，不可纯用王道之剂，姑息以养奸也。试观元首股肱，君臣同歌一体，忠言良药，救正信有同途。良相之以道事君,何异良医之以药疗病,良医之以切脉审症,何异良相之区画筹谋。

良相之陈善辟邪,何异良医之延年却病。故岐伯相黄帝,即推此意以作《灵枢》,观仲景《伤寒》,用药如讲兵法。他如兵法云:知己知彼,百战百胜。兵不在多,贵于善用,皆与医道无二理也。吁上医医国,良相知医,用药如用兵。古人先我而言矣,保命如保主,庸医不能识也。诚能引申触类,举一反三,则于医道岂复有余蕴哉。

圣人之所以全民生也,五谷为养,五果为助,五畜为益,五菜为充。而毒药则以之攻邪,故虽甘草、人参,误用致害,皆毒药之类也。古人好服食者,必生奇疾,犹之好战胜者,必有奇殃。是故兵之设也以除暴,不得已而后兴;药之设也以攻疾,亦不得已而后用,其道同也。故病之为患也,小则耗精,大则伤命,隐然一敌国也。以草木偏性,攻脏腑之偏胜,必能知彼知己。多方以制之,而后无丧身殒命之忧。是故传经之邪,而先夺其未至,则所以断敌之要道也;横暴之疾,而急保其未病,则所以守我之岩疆也。挟宿食而病者,先除其食,则敌之资粮已焚;合旧疾而发者,必防其并,则敌之内应既绝。引经络而无泛用之药,此之谓向导之师;因寒热而有反用之方,此之谓行间之术。一病而分治之,则用寡可以胜众,使前后不相救,而势自衰;数病而合治之,则并力捣其中坚,使离散无所统,而众悉溃。病方进,则不治其太甚,固守元气,所以老其师;病方衰,则必穷其所之,更益精锐,所以捣其穴。若夫虚邪之体,攻不可过,本和平之药,而以峻药补之,衰敝之日不可穷民力也;实邪之伤,攻不可缓,用峻厉之药,而以常药和之,富强之国可以振威武也。然而选材必当,器械必良,克期不愆,布阵有方,此又不可更仆数也。孙武子十三篇,治病之法尽之矣。

二、用药如用兵案例

电视剧《亮剑》第26集中,李云龙、丁伟两位将军反复朗诵:"不谋万世者,不足谋一时;不谋全局者,不足谋一域……故为兵之事,在于顺降敌之意,并敌一向,千里杀将,此谓巧能成事者也……良将用兵,若良医疗病,病万变,药亦万变。"看到此处,不禁感慨万千,多数影视剧均在力挺中医。

清代名医徐大椿有著名的《用药如用兵论》云:"是故兵之设以除暴,不得已而后兴;药之设以攻疾,亦不得已而后用,其道同也。"明代著名医家张景岳更是按照兵法的模式,把中药排出了《古方八阵》和《新方八阵》,摆出一副领兵打仗的阵式。

"医者,意也",医生治疗疾病时在获取大量临床资料的基础上,认真分析现象与本质、一般与特殊,通过殚精竭虑的思考,从而对疾病做出正确的判断。"兵者,诡道也",用兵打仗是一种变化无常之术,需要用各种方法欺骗迷惑敌人。用药如用兵,在临床实践中要抓住转瞬即逝的战机,抓住疾病发展过程中的主要矛盾,敢于亮剑,解决掉对手。

《亮剑》中，李云龙将军打仗，似乎就像一个高明的中医治病，他虽没读过几天书，却充分地运用了中医学中的"整体观念""辨证论治""同病异治""急则治其标，缓则治其本""因时、因地、因人制宜"等基本原理，依靠低劣的装备，简单而实用的战术、战法，准确地把握战机，依靠顽强的意志力，勇于亮剑，打了一个又一个胜仗，令敌人闻风丧胆。看李云龙将军打仗，就似乎在读一本中医书籍，读了一遍又一遍，一遍较一遍更有味。包括他与田雨的爱情故事，亦较好地运用了中医治法中的"补益""温里""清热""和解""消导"等法则，令观众拍案叫绝。

同行多有抱怨条件艰苦，想想亮剑精神，更要多从意志力、持之以恒的精神方面下功夫。

张宗昌为山东督军时，带领杂凑起来的数十万队伍，称霸一方。张氏骄横昏庸，人称"三不将军"。某年夏月，因事路过宁波，适值天气酷热，暑湿内陷，张宗昌头脑昏重，神疲乏力，时有低热，遂延范文甫诊视。持脉察舌后，即挥笔书清震汤一方（升麻、苍术、荷叶3味）。张接阅后，嫌范氏案语简短，药味太少，颇为不悦，出言不逊。范闻后毫不畏惧，直言讥笑之："用药如用兵，将在谋而不在勇，兵贵精而不在多，乌合之众，虽多何用？治病亦然，贵在辨证明，用药精耳！"四座皆惊，先生则旁若无人，谈笑自若。范文甫手书楹联：云喷笔花腾虎豹，风翻金浪走龙蛇。果然药到病除，张督军服药3天后康复如初（《范文甫专辑》）。

药贵精而不在多，是诸多如范文甫这样的名医所崇尚的处方原则。衡量一个医家的水平，有个简单而可靠的办法，不用看他药开得如何，只看他的方子药味多少。药味少者水平高，药味越多，水平越低。《洺医汇讲》有一句话说得很精彩："用方简者，其术曰精；用方繁者，其术曰粗。世医动辄以简为粗，以繁为精，衰矣哉。"——是说用药少者，其医术越精；用药多者，医术越粗陋。俗医动辄以用药少为粗疏，以用药繁多为精当，那差得太多了。俗语说"药过十二三，大夫必不沾。"——开方若超过十二三味药，这个大夫肯定不靠谱。其意与"用方简者，其术曰精"异曲同工。

经方就是用药精简的典范，113方仅用药93味，平均药味为4～18味，由3～8味药组成的方剂最为常见，占82.3%。其药味加减也是十分严谨的。明代韩飞霞说："处方正不必多品，但看仲景方何等简净。""简净"二字说得传神。"今人遇病立方，动辄二十余品，少亦不下十数品，岂知仲景诸名医之心法哉！吾观古人率用成方，加减不过一二味，非有违戾，未尝轻易"（《上池杂说》）。

张介宾指出："凡看病施治，贵乎精一……是以凡诊病者，必须先探病本，然后用药；若见有未的，宁为少待，再加详察。既得其要，但用一味二味，便可拔之；即或深固，则五六味、七八味，亦已多矣。然虽用至七八味，亦不过帮助之、导引之，而其意则一也，方为高手。"

许多名医对"用方繁者"，都曾提出尖锐的批评甚至讥讽，称为"混沌汤""糊涂汤"。

"今人不能别脉,莫识病原,以情臆度,多安药味,譬之于猎,多发人马,空地遮围,或冀一人偶然逢也,如此疗疾,不亦疏乎?"(唐·许胤宗语)朱丹溪讥为"广络原野,冀获一兔"。叶天士则云:"近之医者,茫无定识,假兼备以幸中,借和平以藏拙。""假兼备以幸中"一句,指责医家不能精审病情,只知多开药味,靠包打围攻,侥幸取胜,认为不是"以药治人,实以人试药"。一个方子若是开出二三十味来,肯定不足观。那是"大包围""广络原野",根本就不清楚病机要害在哪里。试看以下病例。

病例1:药方取纯最忌杂

某子,疟久伤元气而热不退,时时欲厥,松馆先生治方用白虎加象贝之类不愈。召余治,余即于其原方除掉加味药,入党参15克,合成人参白虎汤。一服瘥,二服霍然。盖药方须取纯耳,最忌杂也。药杂而互相牵制,力反弱也。松老于医,功夫非不深,而好参己见于古方中,故而不效(《范文甫专辑》)。

须知随意多安药味,非但不能起到一加一大于二的合力作用,反而可能小于二,原因就在于那些药物互相掣肘。"夫病之与药有正相当者,惟须单用一味,直攻彼病,药力既纯,病即立愈……假令一药,偶然当病,他味相制,气势不行,所以难瘥(愈病之意),谅由于此。"(顾炎武语)说明用药贵精不在多。

病例2:频繁呕吐三味药

秦伯未曾治一呕吐患者,频繁呕吐数月,食已即吐,吐不尽胃,甚则闻到食味、药味即吐。检视前方,有健脾养胃之剂,有清胃化浊之剂,药量均较重。舌中根苔黄薄,脉关弦滑小数。秦氏处方:黄连0.3克,竹茹1.5克,佛手0.6克,药后呕吐即平。有人问所用之药前医均已用过,何以此效而彼不效?秦氏答曰:"效在用量之轻。"

病例3:小青龙汤原方更好用

广东弟子张某,其儿子2岁,因肺炎高热入院,经治疗后热退,咳减,大便日3～4行,带药出院调理。出院第1天,服用抗生素后便泻加剧,至次晨,日夜达20余次,皆为水状及不消化食物,时伴呕吐。中药用藿香正气汤、参苓白术散均未收效。第2天下午见小儿神情疲惫,无汗,时有咳嗽,并闻及喉中痰鸣,背部可触及痰鸣振动,因思当系外寒内饮为患,拟小青龙汤原方:麻黄5克,桂枝10克,炙甘草10克,半夏30克,白芍10克,细辛5克,北五味子3克,干姜5克。煎成60毫升,当晚8时服20毫升后,熟睡一夜,大便仅泻一次,次晨大便成形,咳嗽大减,喉中痰鸣消失。(《关东火神张存悌医案医话选》)

三、用药如用兵感悟

毛主席用兵如神,对手下兵将了如指掌。医生也要像一个军事家,熟悉药物的四气五味、功能及主治范围以外的性能。我们中药配伍中的刚柔相济,燥湿相济,中医方证理论中的君臣佐使理论也是这个道理。内科医生治病的武器是药物，不熟悉自己的武器怎能当好医生。20世纪80年代医学生实习还要到药房轮转，实践证明是正确的。癌细胞太强大了，一般的药物是无效的，因此化疗药派上用场。化疗药像军事上的核武器，消灭了敌人癌细胞，同时也造成许多不良反应。原子弹用后地上不长庄稼，类似化疗药用后患者不长头发、骨髓不造血了。

急诊抢救，医生要像军事家一样，保持静思，不急不躁，做出正确决策。革命战争年代，决策就是党的生命，急救医生的决策可真关乎生命。电视台曾有节目考过国民应掌握的急救原则，结果大部分人决策不正确。例如问在野外遇到晕倒休克患者该如何处理，大部分人说打120，等急救车，这是绝对错误的决策，等急救车到了心脏停搏太长时间，医生也无力回天。正确的决策是先心肺复苏，现场抢救，再打120。在医院急诊室患者喜欢医生慌里慌张，觉得这样才是重视患者，即使患者没救过来，家属也理解。我认为这样的急诊医生不合格，什么是急诊好医生，应该是先思考抢救原则，定下方案，指挥抢救的医生。可能家属看不惯医生不急，但这才是能遇事不惊，做出正确救命决策的上医。

医生在做出决策前应像一个军事家指挥战争一样，要学会利用集体智慧。肿瘤治疗用手术、放疗、化疗、中医、靶向治疗前要经过内科主任医师、外科主任医师、中医主任医师会诊。若三人都同意手术，一般选择手术不会错，如内科、外科、中医3位主任中有1位反对手术就要慎重考虑。这就是发挥集体智慧，为肿瘤患者制定最佳治疗方案。近几年提出的抗肿瘤血管生成，阻断癌细胞血液供应方法取得了一定效果，这个在军事上相当于截敌人的粮草、饿死癌细胞，也叫釜底抽薪法。

自癌细胞1863年被发现以来，对于癌症的治疗直指向杀灭癌细胞，包括化疗、放疗、手术、分子靶向治疗，消灭癌细胞发展。借鉴孙子兵法强调非战取胜，就是预防癌症发生。有位院士提出消灭和改造并重原则，也是兵法上说的不战而屈人之兵，这才是上策。就是少用化疗、放疗、手术、分子靶向治疗消灭的办法，可以用改造癌细胞的方法，化敌为友。改造癌症的方法目前有免疫疗法、中医疗法。改善了肿瘤微环境，可以带瘤生存，就像战争上军事家优待俘虏一样。这在军事上更像水浒传里宋朝对梁山采取的招安理论。抗癌战是持久战，可以借鉴毛泽东主席的论持久战。还要重视游击战，毛主席提出根据地建设也可用于控癌，也就是把身体锻炼好，《黄帝内经》中"云正气存内，邪不可干"，道理就在于此。

治则即是治疗疾病的法则，具有普遍的指导意义。例如扶正，祛邪，急则治标，缓则治本，因人、因时、因地用药。与具体的治疗方法不同，这就像兵法上的战略一样，带有方向性、全局性，治疗原则就像打仗的战略方针。医生在确定具体治疗方法之前必须先制定大的方略。以肺癌为例，先定下来是手术加化疗原则，还是单一化疗、单一放疗，然后再定具体治疗方法、具体药物。免疫力是人体第一生命力，免疫治疗是目前比较热门的癌症治疗方法，近年来免疫学研究飞速发展，免疫结合中药是晚期癌症的重要治疗方案之一。中药一是直接杀灭癌细胞,二是通过调节人体免疫具有抗肿瘤作用。这些具有循证医学证据。免疫治疗也验证了癌症患者保持乐观积极的心态能使免疫细胞发挥作用,可延长生存时间、提高生活质量。目前治疗癌症有手术、放疗、化疗、靶向治疗、免疫治疗、中药六种方法,以上六种治疗癌症方法应灵活运用,需要优秀的医生才能制订最优方案。明代医学家张景岳的《用药如用兵论》认为在战场上制定好的用兵方略需要优秀的指战员,像中国历史上著名的长平之战,面对强大的秦军,赵国老将军廉颇制定的坚守堡垒、避敌锐气的方案无比正确,可惜的是赵王嫌廉颇太保守,换上毫无作战经验的赵括,赵括用攻法,结果六国中唯一能与强秦抗衡的赵军在长平之战中大败。长平之战中赵军几十万大军被消灭,从此秦军几乎没有对手,最终六国亡。而后来三国东吴陆逊在彝陵之战之中开始用守法,居关御敌,把刘备打得大败。同时司马懿面对诸葛亮的进攻也是避其锐气。诸葛亮甚至送个女人衣服羞辱司马懿,结果司马懿不仅大笑穿上红衣服不生气,而且仍然不出战,据险固守,结果把诸葛亮耗死,最终司马懿建立晋朝,三国归晋。这些说明廉颇将军制定的方案最终也能把秦军耗到无粮而退。医生在癌症治疗中制定方案要像廉颇将军那样制定最佳方案,有时候最佳方案就是“带瘤生存”,不一定把肿瘤干掉。带瘤生存的学术思想是守法,即患者活着而肿瘤存在,反而能延长生命。多学科综合研究治疗,中西医结合、中西药并用是我们治疗恶性肿瘤的宝贵经验。

中医诊察肿瘤的脉诊容易被夸大作用,下面谈中医诊脉。笔者想到上研究生时跟一名中医老师实习,他通过诊脉直接诊断一个患者为高血压,并且靠诊脉说出了患者具体的血压数据 170/100 mmHg。在场西医学进修生目瞪口呆,说中医这么神,诊脉代替了血压计。后来老师又通过诊脉诊断患者为大脑中动脉硬化,比 CT、磁共振还准。笔者临证,常有患者让我给他开核磁共振找找身体什么地方患病,记得有一位患者说:“听说省医院有台机器,人站在仪器前便知病情在何处”。磁共振成像(MRI)是现代医学先进的影像诊断仪器,但是其功能远没有患者想的那么强大,脉诊和磁共振的功能均被无限夸大,在此做一说明。

中医诊察疾病方法是望、闻、问、切,四诊合参。切脉是四诊之一,起源于《黄帝内经》,发展于王叔和,成熟于近代。古言:“熟读王叔和,不如临证多”,晋代王叔和著《脉诀》,是我国第一部脉学专著,近代成熟经验的二十八脉源于此书。二十八脉首辨六纲脉,浮脉主表证,沉脉主里证;迟脉主寒证,数脉主热证;虚脉主虚证,实脉主实证。其他如弦脉主肝胆病、痛证、痰饮,滑脉主痰积、食积、实热、妊娠。可见中医脉象仅能判断患者某一方面的证,而且笼统,病位不定。不能仅靠脉象进行中医辨证,脉象能帮助中医辨证,但绝对不能据脉象辨证,更不能诊脉判断西医的病名。切脉诊断出高血压,大脑中动脉硬化就更荒谬,还有切脉判断妊娠及生男生女都是不科学的。

磁共振能获得横轴位、冠状位、矢状位断层图像,从立体角度对病变做出精确诊断,是先进的影像学诊断方法,但不是万能的,每次仅能做一个部位。有些部位像心脏、胃、食管等空腔脏器效果就不佳,不像老百姓传说那样,人向上一站便知病在何处。需要医生判断病位,针对病位做 MRI。MRI 绝不是有特异功能的机器人。综上所述,过分夸大中医脉诊和西医 MRI 的作用,都是错误的。笔者常遇一些疑难病,久治不愈的患者直接伸出手,不配合问诊,让我诊脉说出他病情,带有考察医生医术的意思,这是不符合医理的,临证应多做解释。近年来医学飞速发展,高精尖检查技术给人类带来福音。无创伤诊断简称无创诊断,过去我当医学生时诊断脑梗及出血等脑病时经常是通过穿刺来诊断,但是这样也不能完全确定病灶具体是在什么部位,也不知道是梗死还是出血,自从发明 CT 及 MRI 以来,患者无任何痛苦就知道疾病的诊断及部位,这就是无创伤诊断。为了诊断疾病尽量不要给患者带来痛苦就是无创诊断。以前为了诊断胃、食管、小肠的疾病往往需要插胃管,大家都知道插胃管十分难受,现在省医院已引进胶囊内镜。它其实是一种微型照像机,把胶囊像吃糖一样吃进去,然后从肛门排出,可以把消化道全照相下来。这就大大减轻了患者的痛苦。64 排 CT 可以用于心血管造影,准确达 98%,但患者无痛苦,不像心血管介入造影还要向心脏插管子,患者像经历一次手术,费用还比造影便宜 2 倍。3.0 T 核磁共振脑血管造影、肾血管造影都比介入造影便宜,患者还无痛苦。

可以预见,不久的将来内窥镜,即膀胱镜、宫腔镜,都可以用糖豆代替,糖豆即微型照相机。医学科学必将给人带来幸福。当然无创诊断不是精准诊断,对癌症诊断要做活检才能进行精准诊治。

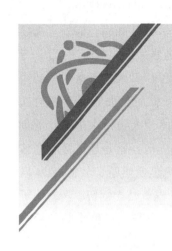

第二讲
肿瘤的个体化治疗

　　个体化治疗是从精准医学发展而来,精准医学是在美国制定治疗癌症登月计划的时候由前总统奥巴马在任上提出。精准医疗是以个体的基因组信息为基础,先运用分子诊断等高科技手段对疾病进行精准分类,继而为患者提供针对性的个体化治疗。可以说,精准医疗是实现个体化治疗必不可少的一部分。精准医疗最初被成功应用于肿瘤的靶向治疗中,通过以肿瘤的分子特征为基础创制靶向治疗药物,同时开发肿瘤细胞模型预测药物的治疗效果和肿瘤的耐药机制,实现针对特定肿瘤亚型的精准化靶向治疗。精准医疗和个体化治疗的理论和实践基础是个体间在分子遗传学上的差异,这种差异被认为是人类疾病易感性和药物治疗不同反应的决定性因素。个体化治疗犹如量体裁衣,一人一方案。

一、肿瘤治疗的个体化

　　肿瘤治疗指南是医生的口袋书和指南针,大规模随机对照的高级别临床研究证据是制定指南的关键依据。要兼顾证据与推荐级别规范化,也要考虑个体化。由于常用的化疗药物对肿瘤患者的治疗有效率常常低于70%,且缺乏化疗药物个体化治疗的遗传学分析,导致临床上20%～40%的患者甚至有可能接受了错误的药物治疗,因此肿瘤的个体化治疗将是肿瘤治疗的发展方向。

　　随着肿瘤防治研究的进一步深入,精确化及个体化在肿瘤治疗上显示出一定的优势。例如吉非替尼治疗非小细胞肺癌,亚洲与西方人群的疗效差别很大,分析发现疗效与表皮生长因子受体的突变有关。有突变者疗效可达50%,而无突变者疗效仅为20%,亚洲人群的突变率高于西方人群,故疗效也优于西方人群。这种对患者群体进行基因层面分类,进而选择优势药物的方法,极大地提高了药物治疗肿瘤的有效性。

　　近年来化疗在肿瘤治疗方面取得了相当大的进展,但在不同种族人群或个体间仍存在显著的化疗敏感性和不良反应的差异。随着人类基因组学的研究进展,分析和鉴别患者之间存在的个体差异,并利用这些差异来合理地指导临床用药及药物组合已经成为日益关注的一个焦点。在临床上,通过对患者进行药物敏感性的检查,选择敏感的药物进行化疗,是个体化治疗在肿瘤化疗方面的应用。这也是个体化疗在肿瘤治疗方面的进一步精细化和发展方向。

(一)分子分型与肿瘤个体化治疗

药物遗传学是研究遗传学多态性对药物反应(包括药物吸收、代谢、分布和排泄;药物安全性、耐受性、有效性)影响的一门科学。药物基因组学是在药物遗传学的基础上发展起来的,以功能基因组学与分子药理学为基础的一门科学,它应用基因组学来对药物反应的个体差异进行研究,从分子水平证明和阐述药物疗效及药物作用的靶位、作用模式和不良反应。通过药物基因组和药物遗传学研究,可以筛选并发现不同肿瘤患者对同种药物治疗存在个体差异的遗传指标,预测患者个体间或群体间存在药物疗效、不良反应和安全性的个体间差异,并通过检测这些遗传指标向临床医生提供实验数据,从而使临床医生在治疗药物的选择上有更大的空间,提高化疗药物的用药安全性,并有效地降低患者的治疗费用,起到量体裁衣、精准用药的效果。药物基因组和药物遗传学在个体化治疗中的运用,像导弹制导——靶向药物固定目标,只杀死有特定基因突变的肿瘤细胞。由于个体差异大,并非所有的肿瘤都有靶标,长期用药可能会出现耐药,这将使肿瘤治疗更趋规范和有效,从而形成新的治疗指南和专家共识。在过去的几十年里白血病的治疗取得了重大进展,部分归功于药物基因组学的研究和应用。个性化的治疗方案与治疗模式应该基于对药代动力学和药效动力学的深入研究,再结合基因检测等手段帮助我们更好地提高治疗效果和避免不良反应。除此之外,药物基因组学还可帮助增加首剂处方的有效性,并降低医药费用。随着药物基因组学研究的进展和应用的推广,将为临床个体化用药提供更多的参考依据。

目前大部分研究只分析参与药物代谢途径的一个或几个位点对临床疗效的影响,然而药物的疗效可能是跟多个途径的多个基因有关,因而对药物疗效有影响的多个基因多态性位点的联合分析是未来药理遗传学和药物基因组学在个体化治疗中的发展方向。

(二)先进诊断技术与肿瘤个体化治疗

我们经常做完病理后要求再做免疫组化,其结果直接决定化疗和靶向方案的制定,这就是精准医学。分子诊断技术能够实现从分子级别对肿瘤细胞进行更加细微的分析与划分,从而更加精确地判断出肿瘤细胞的生物学特征。此外,分子诊断技术还可为医护人员提供肿瘤患者基因结构和表达水平等遗传信息,辅助医护人员判断肿瘤发展,对患者的预后情况进行评估,从而指导最终的个体化临床治疗。个体化治疗的前提是对恶性肿瘤进行精确的免疫组化和基因检测,只有对肿瘤的生物学特征进行微观探究,才能更好地实施个体化治疗,取得较好的临床疗效。分子生物学发展日新月异,基因测序使恶性肿瘤预防、治疗飞速发展,临床医学已证明恶性肿瘤细胞的基因结构、染色体结构等会随着恶性肿瘤的不同发展而不断变化。其中基因改变可表现为突变、扩增和融合等变异类型。恶性肿瘤分子诊断则是以 DNA、RNA 和蛋白质分子等为依据,检测恶性肿瘤细胞中基因出现的表达异常和缺陷。医生诊断疾病也要这样,要利用先进技术手段,一旦确诊后,不能被推翻。传统的分子诊断方法如荧光原位杂交(FISH)、飞行质谱(Sequenom MassAR-RAY)、一代测序(Sanger 测序法)和扩增阻滞突变系统(ARMS-PCR)等都可以用于检测肿瘤基因变异的类型。第二代高通量测序技术也称为下一代测序技术(next generation sequencing,NGS),其能够同时对上百万甚至数十亿个 DNA 片段进行测序,可实现在较低的成本下一次对多至上百个肿瘤相关基因、全外显子及全基因组进行检测。因 NGS 具有高通量和高灵敏度等特性,可为肿瘤患者提供精准的变异全景,显示突变丰度、伴随突变及非常规突变等,能为患者快速寻找到有效的靶向药物基因,实现个体化治疗。其在实体肿瘤细胞基因突变中展现了广阔的应用前景。NGS 分析可以预测与化疗和靶向治疗相关的总生存期和无进展生存期。基于 NGS 的诊断,具有高肿瘤突变负荷的非小细胞肺癌患者在接受靶向治疗和化疗后可获得更长的无进展生存期。同样,基于 NGS 的诊断,在化疗的基础上增加靶向治疗可以提高具有高肿瘤突变负荷的转移性结直肠癌患者以及具有野生型 KRAS 和 NRAS 基因患者的存活率。此外,NGS 检测还可以预测乳腺癌、卵巢癌、急性髓系白血病和几种难治性肿瘤与化疗和靶向治疗相关的总生存期和无进展生存期。个体化治疗的成功依赖于精确可靠的基因检测技术,安全和有效的个体化诊断试剂则是实施肿瘤个体化治疗的基本条件。个体化治疗方法,可更好地控制疾病进展甚至预防疾病发生,从而实现最佳的医学治疗效果。

“人类基因组计划”为一项规模宏大,跨国、跨学科的科学探索工程。其宗旨在于测定组成人类染色体中所包含的30亿个碱基对组成的核苷酸序列,从而绘制图谱,并且辨识其载有的基因及其序列,达到破译人类遗传信息的最终目的。

“人类基因组计划”在研究人类过程中建立起来的策略、思想与技术,构成了生命科学领域新的学科——基因组学,可以用于研究微生物、植物及其他动物。人类基因组计划与曼哈顿原子弹计划和阿波罗计划并称为三大科学计划,是人类科学史上的又一个伟大工程,被誉为生命科学的“登月计划”。

人类基因组计划由美国科学家于1985年率先提出,于1990年正式启动。美国、英国、法国、德国、日本和我国科学家共同参与了这一预算达30亿美元的人类基因组计划。按照这个计划的设想,在2005年,要把人体内约2.5万个基因的密码全部解开,同时绘制出人类基因的图谱。换句话说,就是要揭开组成人体2.5万个基因的30亿个碱基对的秘密。截至2003年4月14日,人类基因组计划的测序工作已经完成。其中,2001年人类基因组工作草图的发表(由公共基金资助的国际人类基因组计划和私人企业塞雷拉基因组公司各自独立完成,并分别公开发表)被认为是人类基因组计划成功的里程碑。

(三) 个体化营养食疗在肿瘤治疗中的应用

"癌"字三个口,说明癌症与饮食关系密切,病从口入是癌症发病重要的因素。个体化治疗是一个全方位的方案制订,需要结合疾病本身、患者本身及外部环境等多方面因素来决定治疗方案的概念。除了精确化探究疾病分子类型及患者本身的基因差异性外,患者所处的外部环境及自身营养状态也是个体化治疗方案制订需要考虑的方面。

手术、放疗、化疗、靶向、免疫等方法是目前现代医学治疗肿瘤的主要手段,只是它们在杀灭肿瘤的同时难免会给机体造成一定的伤害。"元气大伤"可能是每个肿瘤患者的经历,轻者疲乏、恶心、食少等,重者消瘦、乏力、气急、呕吐、不思饮食等。虽然现在有越来越多的药物可以减轻这些伤害,但要完全快速地康复,则离不开饮食的调养。

1. 中医食疗及药膳

饮食调养中的高境界当首推中医食疗,中医早就认识到"治病当论药功,养病方可食补"的说法,正如《内经》云:"毒药攻邪,五谷为养,五果为助,五畜为益,五菜为充,气味合而服之,以补精益气。"中医认为食物与中药一样均具有偏性,都有四气五味,食疗正是利用食物性味的偏颇去纠正病变机体的偏颇,从而达到调整阴阳平衡,加速机体康复的作用。而药膳则是食疗中的更高境界,它是在中医理论指导下,将中药与食物相配伍,运用传统的饮食烹调技术和现代加工方法制成具有治疗作用的食品。如果能对不同治疗阶段、不同体质的肿瘤患者施用合理适当的药膳进行调补,无疑对于肿瘤患者的治疗效果大有裨益。

2. 药膳的四性五味

药膳有别于普通饮食,应用时首先须掌握药膳内中药及食材的性味,相伍合用。病证有寒、热、虚、实之分,药物有四性五味之别。只有根据病证的性质,结合药物及食物的性味归经,选用相宜者配膳,做到寒热协调,五味不偏,才有益于肿瘤病后的康复。

四性:温、热、寒、凉。温性、热性的食疗中药,如附子、肉桂、生姜、大葱、红枣、核桃、羊肉、小茴香等,具有温里、散寒、助阳的作用,可以用来治疗寒证、阴证;凉性、寒性的食疗中药,如黄芩、大黄、绿豆、藕、西瓜、梨、荸荠、马齿苋、菊花等,具有清热、泻火、凉血、解毒的作用,可以用来治疗热证、阳证。

五味:酸、甘、苦、辛、咸。酸味食疗中药(如乌梅、五味子、石榴等)能收敛、固涩;苦味食疗中药(如黄连、苦瓜、杏仁)能清热、降气、泻火、燥湿;甘味食疗中药(如黄芪、甘草、大枣、蜂蜜、饴糖)能补养、调和、缓急、止痛;辛味食疗中药(如桂枝、生姜、大葱)有发散和行气等作用;咸味食疗中药(如海藻、海带等)则能软坚散结。

3. 辨证施膳更能体现个体化治疗

辨证论治是祖国医学治疗肿瘤精髓之一,也是辨证施膳的依据。它是根据肿瘤的病因、病理及临床症状、脉象、舌苔的变化,结合各种辨证方法,分析归纳出证候,提出对临床立法、处方、遣药(膳)具有普遍指导意义的治疗大法。强调脾胃乃后天之本,气血生化之源,脾胃旺则四季不受邪。合理的药膳调护对于扶正抑癌及病中、病后的康复尤为重要。

4.察舌苔、巧辨证

中医望诊中有一项绝活就是望舌诊病。舌苔是人体内脏器官的一面镜子,中医认为舌为心之苗,脾胃之外候,气血和五脏六腑的变化都可从舌象反映出来。舌苔的变化可反映脏腑的寒、热、虚、实,病邪的性质和病位的深浅。舌苔的望诊包括望苔色、望苔质两部分。舌红主热,舌淡主寒;苔黄主热,苔白主寒。

(1)热毒雍盛型——舌红苔黄

伴随症状:发热喜凉、口渴饮冷、面红耳赤、烦躁不安、小便短赤、大便燥结、脉细数,多由于邪盛而正气不衰所致。

治则:清热解毒。

药膳举例如下。

马齿苋粥:清热解毒,调理肠胃。

油炒苦瓜:解毒消肿,收敛泄热。

冬瓜生鱼汤:生鱼 500 克,冬瓜 600 克,赤小豆 60 克,蜜枣 20 克,生姜 2 片,食盐适量。冬瓜连皮洗净,切块,生鱼、赤小豆(泡软)、蜜枣洗净。烧锅下花生油、姜片,将生鱼煎至金黄色。放适量清水煮沸,再放入以上所有材料煮沸后改慢火煲 3 小时,加盐调味即可。具有清热解毒、利尿通便功效。

(2)气滞血瘀型——舌紫或有斑点

伴随症状:胸胁、脘腹胀闷疼痛,偶有刺痛,或有痞块,时消时聚,脉弦涩等,多由于气机不畅,络脉瘀阻所致。

治则:行气活血。

药膳举例如下。

桃仁香附粥:桃仁 10 克,香附 20 克,大米 80 克,红糖 5 克。香附入锅,加水适量,烧开后小火煎煮 30 分钟,捞出药渣,药汁入大米,加入桃仁(捣碎)、红糖,熬煮至粥黏稠即可。

山楂桂枝红糖汤:山楂肉 15 克,桂枝 5 克,红糖 30～50 克。将山楂肉、桂枝装入瓦煲内,加清水 2 碗,用文火煎剩 1 碗时,加入红糖,调匀,煮沸即可。具有温经通脉,化瘀止痛功效。适用于肿瘤化疗后引起的末梢神经炎,手足畏寒、麻木等。

(3)痰湿蕴结型——苔白厚腻

伴随症状:脘腹痞塞不舒、胸膈满闷、头晕目眩、身重倦怠、呕恶纳呆、口淡不渴、小便不利、脉沉滑,多由于脾虚失运,痰湿内蕴所致。

治则:祛湿化痰。

药膳举例如下。

薏仁枇杷粥:薏苡仁500克,鲜枇杷果(去皮)50克,鲜枇杷叶10克。将药材洗净,枇杷果去核,切块;枇杷叶切碎。先将枇杷叶加清水煮沸15分钟后,去渣取汁,加入薏苡仁煮粥,烂熟后加入枇杷果块,拌匀煮熟即可食用。功效健脾祛湿,化痰止咳。

山药冬瓜排骨汤:排骨500克,冬瓜300克,山药50克,生姜2片,大料1个,盐、胡椒粉、味精各适量。排骨切块,洗净沥干;冬瓜、山药切块。将排骨放在开水锅中烫5分钟,捞出后洗净。将排骨、生姜、大料和适量清水上旺火烧沸,改用小火炖约60分钟,放入冬瓜、山药炖20分钟,捞出姜片、大料,再加盐、胡椒粉、味精调味即可。功效利水渗湿,健脾益气。

(4)脾胃虚弱型——舌淡或舌边有齿印、苔白

伴随症状:食少纳呆、脘腹胀满或呕恶厌食、大便稀溏、脉细,见于手术或放、化疗后,由于脾胃虚弱,中阳不振,运化不及所致。

治则:健脾和胃。

药膳举例如下。

山药炒鸡蛋:鲜山药,鸡蛋。山药去皮洗净,切片;鸡蛋打匀。将锅内油加热七成热时,放入生姜丝,煸至香气大出,下山药片,炒至软,将山药拨向一边,将鸡蛋倒入另一边,待结成块,再与山药一并炒匀,放入盐和味精炒拌几下,即可食用。功效健脾开胃,可增加食欲。

健脾开胃粥:山楂10克,陈皮5克,西洋参5克,大米100克。先取大米50克铁锅内炒黄,再与上述原料加适量清水煮40分钟即可食用。每日1次,连服5天。

(5)津液不足型——舌燥少津

伴随症状:咽干、咽痛、唇焦口渴、大便秘结,多见于放疗后及化疗过程中伤津所致。

治则:养阴生津。

药膳举例如下。

银耳蛋清冰糖羹:银耳10克,鸡蛋1个,冰糖60克,银耳水发洗净,加水适量,急火煮沸改用文火煮至银耳酥烂,加入冰糖,搅拌至溶化。鸡蛋取蛋清加少许水搅匀后入锅中,再以文火令沸即成。

玉竹山药黄瓜汤:玉竹15克,山药15克,黄瓜100克。把山药切片,黄瓜切块。然后把玉竹、山药片、黄瓜块放在锅内,加入适量的水和食盐,用武火烧沸,再改用文火煮30分钟即可,吃山药、黄瓜,喝汤。

(6)气血两虚型——舌淡而嫩、苔薄白

伴随症状:少气懒言、乏力自汗、面色苍白、心悸失眠、脉细弱,多见于久病或化疗后期。

治则:益气养血。

药膳举例如下。

当归炖乌骨鸡:当归30克,红枣15克,生姜30克,乌鸡1只,炖食。用于肿瘤术后、化疗后气血虚弱者的调补。

乌豆桂圆大枣汤:乌豆50克,桂圆肉15克,大枣50克,冰糖适量。乌豆(浸软)、桂圆肉、大枣分别洗净;放入砂锅中,加入适量清水,小火慢煲3小时后放入冰糖,拌匀即可。

(7)肝肾阴虚型——舌质红或绛,少津,少苔

伴随症状:形体消瘦、口燥咽干、眩晕失眠、脉细数或五心烦热、潮热盗汗,多为癌症晚期。

治则:滋补肝肾。

药膳举例如下。

参芪炖乳鸽:黄芪15克,枸杞子10克,北沙参15克,放入乳鸽肚中,加姜、盐、酒等调料适当,蒸熟后食用。

虫草淮山鸭汤:冬虫草10克,淮山药20克,枸杞子15克,鸭1只。放入锅内隔水炖熟,加点调味即可。每周可食用1~2次。

芦笋海参汤:芦笋50克,水发海参100克,均切片,将油放入锅中烧热,投入葱、姜,待出葱香味后加入芦笋、海参,快速翻炒后,加入开水200毫升,小火煨30分钟后,加入盐、味精即可。

(8)脾肾阳虚型——舌质胖淡,苔薄白

伴随症状:神疲乏力、少气懒言、倦卧嗜睡、脉微无力,或口淡不渴、尿清便溏、面白,或尿少肿胀、脉细弱。

治则:温补脾肾。

药膳举例如下。

附子粥:附子5克,大米100克,葱白2茎,红糖适量。将附子水煎取汁,加大米煮粥,待熟时调入红糖、葱白细末,再煮沸即成,每日1次,连用3~5天。

羊肉附子汤:羊肉750克,熟附子5克,当归10克,甘草片10克,八角和桂皮少许,生姜2片。将羊肉洗净、切块,与熟附子、当归、甘草片、生姜(去皮)等备用料一齐放入砂煲内,加清水适量,武火煮沸后,改用慢火煲3小时,调味供用。

益智炖花胶:益智仁10克,巴戟天15克,杞子10克,花胶75克,生姜2片,红枣2枚(去核),盐少许。花胶预先浸透发开,切块,与益智仁、巴戟天、杞子、生姜、红枣同放入炖盅内,加水适量盖上盅盖,放入锅中,隔水温火炖5小时后取出,加入盐调味即可。

药膳是建立在中医的理论基础上,符合中医的阴阳五行,辨证施治学说。药膳是取药物之性,用食物之味,食借药力,药助食威,相辅相成,相得益彰的一种食疗方法。药膳

中选用的药材宜精而少,不宜味杂量多;食材最好选用药食两用的。药膳配合肿瘤治疗时进行调补是非常好的选择,但不能代替肿瘤的治疗。纠偏即止,过则无益。

二、中医辨证治疗与肿瘤个体化治疗的联系

现代医学模式已经由单纯的生物医学模式转变为"生物-心理-社会"医学模式,在治疗时也不仅仅只针对疾病进行治疗,而是考虑个体的差异性,制订个体化的治疗方案。恶性肿瘤作为医学界较难攻克的疾病之一,提高其临床疗效一直是广大临床及科研工作者孜孜不倦的研究目标。个体化治疗在肿瘤领域也越来越受到重视,精确医疗的兴起将肿瘤治疗向个体化治疗迈向了一大步。从精确的分子诊断技术的应用,到对患者自身对药物反应性及代谢等多方面的基因差异研究,使肿瘤治疗越来越精细化、精准化、个体化,大大提高了临床疗效。

辨证论治和整体观念是中医学的基本特点,最能体现个体化治疗的特色。相同的肿瘤,由于辨证分型不同,治疗方药亦不同,不同的肿瘤,由于辨证分型相同,亦可以采用相同的方药治疗,证同治亦同、证异治亦异,即"同病异治""异病同治"。中、西医从宏观与微观两个不同的发展方向得到一个共同概念——个体化医学,即人体疾病的诊断与治疗应采用个体化方案。西医个体化治疗针对基因的易感性或危险性,决定针对疾病所需采取的预防和(或)治疗措施,这些措施是针对特异性靶点、针对某种特定人群的,相当于亚组或亚群患者的治疗。中医把人体当成一个黑箱来研究,中医的方法是不打开黑箱,西医是打开黑箱。这与中医"同病异治"和"异病同治"的辨证论治的宏观概念存在一定的差别,但是两者的共同之处在于都认识到治疗疾病要以患者为中心,而不是以单纯治疗所患病为目的。两者在治疗肿瘤的观念上形成了交融,中医实践的个体化特征取决于中医整体观和辨证论治的学术思想,而现代医学的个体化治疗是基于生物学、生理学等多种学科基础上的。只有充分了解中西医的优势所在,探索最佳的结合模式,才能制订合理的肿瘤个体化治疗方案,最大限度地维护患者的利益,得到最佳的治疗效果。

恶性肿瘤具有异质性的特点,要求对恶性肿瘤患者必须提供个性化治疗,中医药辨证论治做到一人一方案。传统辨证论治局限性、针对性不足,无法解决无症可辨问题,中医症状改善与病理变化有时缺乏统一性,肿瘤的个体化治疗是提高临床疗效的根本途径,其本质是坚持以人为本,在最佳的循证肿瘤学证据的指引下,从生物学、经济学和社会学等角度,个体化地制订患者的综合治疗方案,开展规范化治疗。基于肿瘤标志物的分子分型、分子诊断和分子预后是个性化治疗的前提,高效低毒的分子靶向药物治疗是个性化治疗的关键,基因组学技术则为大量开发肿瘤标志物和新的靶向药物提供了有效的方法和手段。个体化治疗是一项需要多学科、多部门全方位参与的工作,多学科会诊,它不仅涉及医院内部如肿瘤外科、放疗科、肿瘤内科、中医科、医学影像科、病理科、介

入科、护理和心理治疗科等,同时也涉及卫生行政部门、医疗保险机构、社会工作者、患者甚至家属等。我们需要做的工作还有很多,任重而道远。但毫无疑问的是,我们正处在一个"个体化治疗"的新时代。个体化治疗是以每位患者的信息为基础决定治疗方针,从基因组成或表达变化的差异来把握治疗效果或毒副作用,个体化方案还要考虑每位患者家庭经济承受力,才能得出最适宜的治疗方案。再科学的方案,最后患者家庭垮了,人也没了,患者家属是不接受的。随着肿瘤防治研究的逐步深入,靶向治疗疗效突显,个体化治疗的理念越来越受到重视和推广。辨证论治是中医学的精髓,是根据每个患者的不同临床表现,决定不同的治疗措施,是个体化的治疗。在此过程中,肿瘤"证"的获得和"中药"的辨证是个体化治疗的具体体现。中医治疗做好病、症、证的结合,探索最佳个体化方案。

中西医两种个体化治疗理念有丰富的科学内涵和实践意义。其中之一,就是可以指导中医肿瘤基础研究的策略和方向。迄今为止所进行的肿瘤证型及中药的基础研究是否坚持了中医的辨证论治思想,体现了个体化治疗的理念,值得回顾和总结。跟大家分享一个案例,故事的主人公是任某,65 岁,他这样说道:"得食管癌症 11 年,我最大的收获就是对癌症的认识。很多人,包括我,最初总是想打败癌症;几天之后我就改了,我要和癌症做全面的抗击,因为癌症是打不败的;再过 1 个礼拜,全面抗击也抗击不了了,我要和癌症做最后一场关于生死的战役。癌细胞是有记忆的,是有哲学思想的。我就开始思考,癌细胞从你生命开始时就存在,如果你要把癌细胞杀死,你的生命也就结束了。我意识到我要跟癌症好好相处。"这就是"带瘤生存"的理念。

"癌症可怕吗? 不。癌症就是生命的知己,你生命的合作伙伴。它没有独立颠覆或扼杀我们生命的能力,必须借助他人的能量,这个能量就是化学物质。实际上,我们完全可以和癌症和谐共处。医治癌症的方法,应该回到生命最初的自然状态,走出家门,到大自然中去。要有信仰,要缓慢地以最自然的方法恢复。"

现在老任每天 5 点半起床,喝点普洱茶,然后上上网,写写日记,再接着就是在地上爬 200 步,运动运动。午睡一个多小时,之后领着两条狗去田野,走一到一个半小时,走出一身汗回来。下午 5 点多开始做晚饭、吃饭。吃什么,不吃什么,如今是生活中最重要的事情。根据这几年的摸索,他觉得土豆、胡萝卜、白萝卜、长茄子、紫皮洋葱是必须吃的,还有海里的海带、海芥菜、海藻。"我主要吃种子,埋在地里就能长出。吃有生命的东西。而且粮食要好,我找到了适合我自己的二十五六种粮食配比:有黄豆、花生米、江米、黑豆、紫米、黑米、大麦、荞麦、小麦、糙米,还有十几种豆。"

"我觉得吃素食以后,心平气和了,思维又恢复到以前了。我曾经有段时间记忆力突然间就没有了,因为我酗酒,失忆,现在我记忆力特别好,什么东西都能够想起来。而且,在我看来做饭是很开心的事……感觉很幸福。"

老任苦行僧一般的生活似乎并不是一般人能做到的。他说要想活得健康,就必须坚持,必须改变。对于生癌或没有生癌的人来说,人生的"痛苦"莫过于改变自我。殊不知,自己身体这片沃土,就是要靠修正本性来还原的。

"癌症说到底,是生活方式与思想的一种疾病。我们对待癌症,不能祈求神奇的、快速的、一次性的解决方案,慢生活、少欲望是必须的。"

现在,老任身体的其他各项指标都好于正常人。他自信地说:"我与其他癌症患者唯一的区别就是我的心态和生活方式。我不是不治癌症,而是不像别人那样医治,而且做到能吃能睡,恬淡虚无。"

几年下来,老任养生获得了诸多体会:"养生分 3 个层面。最基础的是养身,然后是养心,养心就是心平气和,最后是养神。现代人信仰缺失,忙着挣钱,忙着造假,贪念太重。我们中的大多数人把什么都当作财富,车、股票、房子、名利……唯独没有健康。"老任现在认为,活着就是生命最大的幸福。

"表面看起来我的生活很简单,其实很难做到。自然疗法也叫绿色疗法,就是缓慢地恢复简单的想法、简单的生活、简单的维护,以一个幼稚园孩子的心灵看这个世界,不攀比、不嫉妒、不仇恨、不抱怨,积极正视当下生活的状态与现实。"其实,这段话与《黄帝内经》所言,可谓是异曲同工。

"每个人不在身处绝境的时候是不会改变的。我现在能改变,是因为我与死神打了个照面,然后我扭头就走,我幸福了……我觉得总是有一些事情出现才使我们认识自己,了解自己,认识生命。我现在把我自己对生命的感悟拿出来跟大家分享,癌症不可怕。我认为我这一生最有意义的就是患癌症的这些岁月。"

癌症也许是个噩耗,但是对于老任而言,未尝不是一次新生。"生命无常,常于善人",先要善待自己,善待自己的生命,才能善待别人、善待自然。

三、中药治疗肿瘤研究中的个体化理念

手术可以铲除一大片杂草及周围的土壤,有时会对好的植物构成干扰,并残留一些杂草根;化疗好比在整个花园喷洒除草剂,这种方法也许未必能杀死所有杂草,同时也可能损害部分好的植物;放疗好比使用放大镜针对杂草增强阳光照射,从而使杂草干枯,但这种方法有时候也会损伤一些好的植物;使用靶向治疗好比直接对杂草喷洒除草剂,但好的植物仍然有可能受到损害;与前述针对杂草的方法不同,免疫治疗好比往土壤里添加除草肥料,这种肥料能够使土壤肥沃,改善土壤环境帮助控制杂草,继而使花园恢复健康,但是土壤中肥料过多也可能会对花园造成损害。

中医中药在防治肿瘤研究中取得了巨大成就。分离的单种抗肿瘤化学成分达425 种,16 种得以在临床应用,而且在治疗肿瘤中药研究的过程当中,一定程度上体现了中医辨证论治的个体化特征。辨证论治是中医防治恶性肿瘤的最基本特点,中医认为肿

瘤的发生发展,属于本虚标实,离不开"虚、毒、瘀、痰"4种病理因素,在不同个体及不同病期,这些病理因素所占的权重有所不同,治疗是根据这些病理因素的权重不同,进行补益精气药、活血化瘀药、清热解毒药、祛湿化痰药及软坚散结药的合理配伍。所以,在肿瘤中药的基础研究方面,对于不同治则中药的作用机制研究各有侧重,这是基于辨证论治基础上的个体化理念的一种体现和实际应用。可喜的是,这种个体化研究模式的成果不仅证明了不同治则中药对肿瘤的生长均有控制作用,而且还得出了不同治则中药从不同角度对肿瘤生长进行干预调控的结论,从另一个侧面验证了中医的个体化,一人一方案治疗的科学性。

(一)中医中药治疗肿瘤的个体化研究举例

1. 中医辨证与手术

患者李某某,女,84岁。因咳嗽、右肺结节在我院行胸腔镜下手术切除,病理示腺癌,分期为Ⅰ期,术后无须放、化疗,临床治愈,出院回家。但是患者术后半年多咳嗽未减,且伴气短,动则气喘,自汗盗汗,夜卧不安,两次全身CT未见异常,西医对症治疗无效,转求中医,诊为气阴两虚,肺失清肃,予益气养阴,清肃肺气剂14付后,告愈。

手术前患者由于肿瘤因素、心理应激因素等,往往出现失眠、心烦、易怒、易哭等心神不宁症状;手术前应补血养心、疏肝理气。

手术后患者出现疲乏无力、心悸气短、自汗盗汗、食欲不振等气血亏虚症状。手术后应益气养血、健脾益胃。术后并发症如胃瘫、梗阻、腹泻等都可中医治疗。

2. 中医辨证论治与放疗

患者孟某,女,54岁。因宫颈癌行放射治疗15次后出现腹痛、腹泻稀水样便伴出血,每日10余次,肛门坠痛,坐卧不安,西药对症治疗效微,放疗被迫停止。请中医会诊,诊为放射性肠炎,予中药健脾益剂口服,康炎洗剂外用熏洗,1周后诸症缓解,继续中药治疗同时完成放疗。

放疗可以引起食欲不振、疲乏无力、血象下降、口舌干燥、五心烦热、小便赤黄、大便干结、舌红苔黄等热盛伤津表现。胸部放疗可引起放射性肺炎、食管炎、心脏毒性反应等,从而产生刺激性干咳、心悸气短、吞咽困难、胸骨后疼痛等症状。治疗以养阴生津、活血解毒、补气凉血为主要原则。

3. 中医辨证与化疗

患者蒋某,女,65岁。因胃癌在我院行胃癌根治术,术后病理示腺癌,浸及胃壁全层,周围淋巴结有转移,术后恢复可。1个月后在当地医院行化疗1次,结果化疗后20多天内呕吐不止,不能进食,消瘦10余斤,西医对症治疗无效,又转来我院找手术主任,建议中医治疗,患者及家属存疑。予健脾和胃,降逆止呕剂14付后,呕止食增,体重增加。随后欣然接受中西医结合治疗。

化疗的不良反应主要包括:骨髓抑制(白细胞减少、血红蛋白下降、血小板降低等)、胃肠道反应(恶心、呕吐、腹泻等)、皮肤毛囊损害、肝损害、肾损害、末梢神经炎等。原则:减轻化疗的不良反应,增强化疗疗效。治疗以补气养血、健脾和胃、滋补肝肾。

4. 中医与靶向治疗

患者王某,男,62 岁。因下咽癌行新辅助化疗+爱必妥靶向治疗 1 次后,出现头、颈、胸部皮肤大量红色皮疹,瘙痒伴疼痛,部分溃破渗液,难以愈合,多药治疗无效,影响继续治疗。求助中医,予清热解毒,祛风燥湿(康炎洗剂)剂涂敷后,皮疹很快愈合退缩。并在后续新辅助化疗+西妥昔单抗(爱必妥)靶向治疗中持续使用,起到了保驾护航作用。

靶向治疗常见不良反应:皮疹(皮肤干燥、脱屑、痤疮样皮疹,甚至起脓疱)、手足综合征(手足皲裂、甲沟炎)、腹泻、乏力。中药可以纠正这些不良反应。

5. 中医与免疫治疗

免疫治疗为一种治疗癌症的新方法。当各种原因导致人体免疫系统障碍、免疫力下降的时候,体内的肿瘤细胞就逃脱了免疫系统的追捕,潜伏起来并复制壮大。为了防止免疫系统发现,聪明的肿瘤细胞会在细胞产生一些误导免疫系统的物质,好像癌细胞自己穿上了外衣。肿瘤细胞再靠这些物质伪装成自己人,逃脱免疫系统的攻击。免疫治疗就是针对这些物质治疗,把癌细胞的外衣剥下来,把癌细胞的本性暴露出来,使人体免疫发挥作用治疗癌症。因此癌症的免疫治疗并不是简单的增强人体免疫力,要借助分子检测精准应用。

患者李某,男,56 岁。因肺癌行化疗多次后进展,遂加用 PD-1 免疫治疗 2 次后,出现免疫性甲状腺炎,表现为无力怕冷、不思饮食,欲放弃继续治疗。后家人带来求助中医,予重剂补益脾肾剂后,症状逐渐好转,3 周后又继续开始原方案治疗。

免疫炎性反应:皮炎(斑丘疹、皮肤红斑、皮肤瘙痒、水疱、剥脱性皮炎、白癜风)、肠炎(恶心、呕吐、腹泻、便秘、腹痛、黏液血便,可伴或不伴发热,严重者甚至可发生肠穿孔或肠梗阻)、肝炎[转氨酶(ALT/AST)升高、黄疸,可伴或不伴有右上腹痛、恶心、呕吐、食欲下降等肝功能损伤的症状]、内分泌腺体损伤(垂体功能减退、肾上腺皮质功能减退、甲状腺功能亢进或者减退等)、肺炎、神经系统毒性。免疫炎性反应可重可轻,若未及时发现并妥善处理可能致命。肿瘤的病机是本虚标实,虚证是肿瘤发病的最根本病机,而免疫功能状态水平可能是这种物质基础中主要的一方面。所以在补益药防治肿瘤的机制研究中,对机体免疫状态的干预作用成为研究的重点,补益类中药可以通过调节机体的免疫功能来发挥其控制恶性肿瘤生长的能力。实验研究表明,人参多糖能增强巨噬细胞吞噬能力并诱导机体效应细胞白细胞介素-2 的表达;人参皂苷可增强细胞对肿瘤细胞的杀伤能力;黄芪可以调节肺癌细胞株及肺癌患者的免疫反应;冬虫夏草通过免疫因子的调节作用,增强单核吞噬细胞的杀伤和吞噬作用,阻止癌细胞的生长和复发。

6.中医单纯治疗

患者孙某,女,54岁,江苏连云港籍人。2016年不明原因出现黄疸,进行性加重,2016年11月14日至淮安市第一人民医院就诊,查CT示:肝脏右叶占位,考虑原发性肝癌,并侵犯下腔静脉及右心房。2016年11月29日至南京鼓楼医院就诊,查CT示:①肝内多发占位,考虑原发性肝癌伴肝内转移;②门静脉右侧支及肝右静脉局部显示不清,下腔静脉及右心房充盈缺损,考虑癌栓可能;③两肺多发结节,考虑转移。查甲胎蛋白:>1 000 μg/mL。外院预估生存期3个月左右。家人放弃治疗返回当地。

患者很快全身黄染加重,疲倦乏力,腹胀难忍,病重卧床不起,家属经人介绍来我处代诊。因未见过患者,小心处方,予健脾和肝,利湿退黄剂+复方斑蝥胶囊口服试用。半年后家属再诊,述患者服药后1周黄退痛止,精神体力好转,现犹如常人,遂守方加减继服。今年9月,患者亲诊,并带来外院复查报告。以毒攻毒、清热解毒中药的研究认为,肿瘤的形成与热毒的关系密切。恶性肿瘤患者经常在临床上表现出不同程度瘀毒蕴结的表现,所以清热解毒中药在肿瘤的治疗中应用十分广泛,而对其机制的研究,主要集中在对肿瘤细胞的直接抑制及与炎症相关的研究方面。在中药单体方面也取得了举世瞩目的成绩,砷剂、苦参碱、靛玉红等从各种植物药中分离的单种抗肿瘤化学成分均作为"以毒攻毒、清热解毒"的药物而被应用于临床。高龄恶性肿瘤单纯用中药治疗,效果满意,不良反应患者可以耐受。

手术后或放化疗后的维持治疗,不适合或不愿意接受手术、放疗、化疗的患者可选择中医药治疗,以控制肿瘤、稳定病情、改善症状、提高生存质量、延长生存期。治疗原则以扶正抗癌为主。

中医中药的优势凸显,它在治疗肿瘤的同时可以针对西医治疗手段可能出现的不良反应进行有效的防控,增效减毒,改善生存质量,提升生存时间。中西医互有优势,互为补充,两者结合好!在肿瘤综合治疗过程中,中医治疗可全程参与,增效解毒,保障治疗。在其他综合治疗结束后,中医药继续调理善后,并扶正抗癌,防复发、转移,发挥维持治疗的作用。对因各种原因不能采取综合治疗的患者,中医治疗仍然可以给患者希望。

(二)中医治疗肿瘤个体化科学研究

武力制裁——手术是目前很多肿瘤首选的治疗方法,适用于早、中期实体肿瘤,直截了当,但有可能会有漏网之鱼,且手术可能降低免疫力,给残留肿瘤细胞提供存活和转移的可乘之机。生化武器——化疗可用于实体和血液肿瘤,杀敌一千,自损八百,免疫器官受损,且存在恶心、呕吐等不良反应。核武器——放疗,局部治疗,无须全身性暴露,伤害正常细胞,破坏免疫系统,但治疗结束后健康细胞可逐渐恢复。导弹制导——靶向药物固定目标,只杀死有特定基因突变的肿瘤细胞,个体差异大,并非所有的肿瘤都有靶标,长期用药可能会出现耐药。强化特种部队——免疫治疗。什么是免疫治疗?免疫治疗是利用患者自身免疫系统杀伤或抑制肿瘤细胞。治疗肿瘤中药的研究在一定程度上体现了中医的个体化治疗特点,但还不够突出。一方面是药物在抑制肿瘤方面具有广谱性,而特异性研究不足。例如,有一系列的研究证实苦参碱和氧化苦参碱可抑制肿瘤的增殖和转移,包括白血病细胞、肝癌细胞、胶质瘤细胞、人胃腺癌细胞、人卵巢癌细胞,而且作用机制集中在诱导肿瘤细胞分化、促进肿瘤细胞凋亡及对分化和凋亡基因的调控上,然而却没有见到苦参提取物对不同肿瘤的敏感性差异、作用途径差异、药物代谢的差异及作用靶点差异等的研究。另一方面是中医个体化治疗辨证论治同时,还体现在中药的配伍应用上,然而在中药治疗肿瘤的基础研究方面,却很少见到对于不同治则中药联合应用的报告。如半枝莲醇提取物具有抑制癌细胞增殖的作用,榄香烯、莪术挥发油能明显抑制癌细胞增殖;人参提取物能抑制胶质瘤、肝癌细胞及黑色素瘤细胞的增殖。

中医中药个体化治疗研究的方向基础不仅是肿瘤的异质性,还涉及患者类型的个体化,如年龄、性别、人种、证型等。如今针对肿瘤的靶向治疗新药研究大多是特定肿瘤的表型,还没有涉及患者的个体化特征。中医辨证论治的核心,是将患者看作一个整体,中医思维方法是唯象思维模型,功能观察方法和辨证逻辑方法。中医脏腑理论也叫藏象理论,中医学强调患者的个体化特征。因此针对肿瘤的中药研究方向,不可以仅仅着眼于消灭肿瘤细胞、调节免疫、抑制新生血管生成等,还应该从肿瘤患者的个体特征入手,如年龄、性别、人种、证型等,在这些方面突出体现中药个体化的作用途径,有可能取得突破。

中医中药治疗肿瘤的研究方法中缺乏反映中医个体化的动物模型,是限制中药个体化治疗研究的最大瓶颈,不能引入动物实验,就不能从中医治疗肿瘤理论上有创新。目前可以借助于高科技的技术平台来解决此类问题,例如,系统建模和计算机仿真技术,可以建立中药模型库、方剂模型库、病因模型库、生理模型库、病证模型库。病因模型库作用于生理模型库,就可以模拟出在某些致病因素下人体生理的变化;中药模型库和方剂模型库作用于病证模型库,就可以模拟出对于某种病证的最佳治疗方案,选择最佳药物。中医方剂配伍讲君臣佐使,君药是针对主证病因起主要治疗作用的药物;臣药是协助君药起加强作用的药物;佐药是治疗次要证候的药物,制约君药的毒性;使药是引经药,调和诸药的药物。一个方子的配伍非常讲究,君药就像过去治理国家的君王,臣药像宰相,佐药像一个言官,使药像使者。所以此后在研究方法上,不但要借鉴于分子生物学、细胞遗传学及免疫学进展的医学专用技术,还可以科学地、合理地应用现代最新的研究手段,在中医药研究方法上更好地体现中药的个体化。临床上用中药治病既符合中医辨证论治,又符合现代药理研究结果,效果最佳,这就是双符合原则。

四、个体化治疗与肿瘤"证"的研究

中医的个体化治疗离不开辨证,要用辨病论治和辨证论治相结合来指导恶性肿瘤的治疗。而辨证的核心就是"证"的获得。证和症截然不同,肿瘤的中医证候能全面地反映肿瘤发生过程中某一阶段的病理变化本质,依据这一本质进行患者个体化治法的确立,然后在治法的统领下,遣方用药,最终使患者得到与其病理变化本质相对应的正确治疗。

早年,中医界开展了脾虚和肾虚本质的研究,并取得了一定的成绩。由于研究方法和中医证候自身的特殊性,在肿瘤证的研究方面目前还缺乏公认的指标和技术,没有公认的在实验室建立肿瘤证候模型的方法。近些年来在肿瘤微观辨证方面进展较快,在一些研究者的努力下,已经有了很好的苗头和方向,如方肇勤根据荷瘤小鼠瘤径(瘤重)、体重、悬尾反应、尾爪毛外观、生存期等,利用中医八纲辨证的原则,将荷瘤小鼠分为 4 种证型,利用计算机图像软件对荷瘤小鼠爪色进行分析,观察小鼠不同时期典型的血瘀证、气阴两虚证、阳虚证典型的后爪图像及其演变。在此基础上,对荷瘤小鼠实施辨证论治实现了计量化的四诊和辨证。他进行的动物辨证方法的研究和尝试,为肿瘤中医证候研究提出了很好的研究方向。

中医强调功能表象,中医把人体看成一个没有打开的黑箱,研究方法是司外揣内、由表知里,称为"黑箱法"。中医学是不打开黑箱进行研究,西医是打开黑箱研究。方法学上各有利弊,打开黑箱能进行精准医学研究,缺点是打开黑箱后黑箱的东西发生了变化,而中医能保留黑箱原貌研究,称为自然疗法、绿色疗法。因此中医在恶性肿瘤治疗上有"带瘤生存",与肿瘤共存的理念。随着肿瘤个体化研究的深入,人们发现与肿瘤个体化差异相关的基因表型、蛋白表型、代谢表型数量巨大。单就肿瘤细胞的生长方面就包括控制细胞生长必需的基因组,与微环境相关的基因组,宿主对细胞系统调控相关的基因组等。如何将这些反映"个体化差异"的海量数据进行收集、分析、整合,最后得到能反映"证候实质"的清晰明了的规律性成果,是摆在研究者面前的极大挑战。中医眼中的人,不是单纯的生物学躯体,而是形与神俱、形神合一的人。如今,现代系统生物学的逐渐成熟,为这种现代医学"个体化差异"和传统中医"证候实质"的相关性研究提供了方法学上的支撑,我们可以利用现代系统生物学方法,把"证候"作为机体的一种"异常功能态",从遗传信息到整体功能实现所涉及的多个层面(细胞—器官—整体)的具体的功能网络,来探索"证候"的科学内涵。这可能是"个体化医学"与"中医证候"研究最终将走向统一的一条途径。

"观其脉证,知犯何逆,随证治之。"辨证的核心是"证"的获得,而中医的病大多以症状命名,在病名下进行进一步的精准辨证。随着现代医学的引入,中医治疗肿瘤提倡辨病论治与辨证论治相结合及微观辨证与中医辨证相结合,所以在某一种肿瘤名下,应该有其相对应的证候类型。然而,至今国内尚未形成公认的恶性肿瘤的证候诊断指标体系,由于各家对肿瘤证型的分类和所采用的标准不尽一致,导致了临床操作无据可依、无章可循、过度个体化的现状。在科研方面,课题设计时采用的证候标准严重不统一,所以出现不同的研究结果在所难免,其结果也无法重复和推广。中医肿瘤证研究的当务之急是制定公认的肿瘤的证候诊断指标体系,首先实现标准化,最终达到个体化。

五、食管癌的个体化治疗

CYP2C19 是细胞色素 P450(cytochrome P450,CYP 450)酶系的重要一员。P450 同工酶也称药酶,是由一系列结构和功能相关的酶组成的超家族,是体内药物代谢的主要酶系。P450 酶系组成复杂,由基因多样性控制,称为 P450 基因超家族。目前已知至少有12 个亚族。许多 P450 酶具有遗传多态性,使得相应的酶活性表现出差异,对药物的代谢能力也不同。根据对药物代谢能力的差异将人群分为:超快代谢(UM)、快代谢(EM)、中等代谢(IM)、慢代谢(PM)4 种类型。

通过 CYP2C19 代谢的药物随患者基因型不同,其疗效和不良反应也有明显不同。有报道,用相关试剂盒检测患者基因组 DNA 中 CYP2C19 基因型,通过对患者基因分型检测,判定患者的药物代谢速率类型,从而帮助医生正确选择药物并合理调整药物剂量,提高药物使用有效性,并降低毒副作用。在中国人中,CYP2C19 等位基因主要是 *1,*2,*3 型。*2、*3 等位基因编码的酶无活性,由此导致的慢代谢在中国人中的发生率约为 35%。

1993 年 Wrighton 等从人类肝脏中分离获得了一种可参与美芬妥英羟化的酶,并将其命名为 CYP2C19。cDNA 原位杂交法发现与美芬妥英羟化代谢有关的多基因家族定位于10 号染色体,其中 CYP2C 基因群跨度约 500 kB,只含有 4 个基因,其排列顺序由着丝粒端向外依次为 Cen – CYP2C18 – CYP2C19 – CYP2C9 – CYP2C8 – Tel。除 CYP2C18 外,CYP2C8、CYP2C9、CYP2C19 均含有 GRE、ERE、HPE–1 调控元件,CYP2C19 潜在转录因子结合位点主要有 TATA、HPE – 1、GRE、ERE、PPAR 和 CAR。CYP2C19 cDNA 全长1 940 bp,其中编码区为 1 473 bp,始于 ATG 而终止于 TGA,共编码 490 个氨基酸,其中第421～432 位氨基酸是血红蛋白结合位点,基因启动子区域有一个 15 bp 的保守序列,可能与巴比妥的诱导表达有关。CYP2C19 主要参与代谢的药物谱也较为广泛,其大致有质子泵抑制剂、三环类抗抑郁药、抗癫痫药、抗精神病药、降糖药、抗凝药、抗疟疾药以及一些抗癌药物。目前发现 CYP2C19 存在 14 种突变基因和 18 种等位基因,为常染色体隐性遗传。CYP2C19 *1 为具有催化活性的野生型基因,而其余突变型均无催化活性;CYP2C19 *2 和 CYP2C19 *3 在亚洲发生突变的频率较高,与药物代谢关系最为密切,

CYP2C19 * 2 是由于外显子 5 第 681 位碱基发生 G→A 突变,形成一个异常剪切位点,使得在转录时外显子 5 起始端丢失 40 个碱基对(643 ~ 682 bp),从而在核糖体翻译时丢失了第 215 ~ 227 位氨基酸,导致第 215 位氨基酸起始阅读框架发生移动,由此在第 215 位氨基酸下游第 20 个氨基酸处提前产生 1 个终止密码子,使得蛋白合成过早被终止,导致这一含 234 个氨基酸的蛋白质丧失了催化活性;CYP2C19 * 3 是由于外显子 4 第 636 位碱基发生 G→A 突变,从而提前产生的终止密码子使得蛋白合成也提前终止,最终导致酶催化活性降低;CYP2C19 * 4 主要发现于高加索人群,是由于启始密码子发生 A→G 突变,从一个起始密码子蛋氨酸(ATG)转变为缬氨酸(GTG)密码子,从而抑制了蛋白质的翻译;CYP2C19 * 5 是由于外显子 9 第 1 297 位碱基发生 C→T 突变,使得血红蛋白结合位点中一个精氨酸残基转变为色氨酸残基,导致酶活性丧失;CYP2C19 * 6 是由于外显子 3 第 395 位碱基发生 G→A 突变,导致氨基酸发生改变(Arg132Gln);CYP2C19 * 7 是由于第 5 内含子发生 T→A 碱基突变,从而使得剪接位点发生改变;CYP2C19 * 8 是由于外显子 3 第 358 位碱基发生 T→C 突变,使得氨基酸发生改变(Trp120Arg)。而其余突变基因的发生频率极低,与药物代谢个体性差异临床意义的关系不大。在 CYP2C19 基因多态性中尚未发现基因复制现象。与 CYP2D6 类似,CYP2C19 基因多态性分布也具有明显的种族和地域差异。CYP2C19 基因慢代谢型在高加索、非洲和美国人群中占 3% ~ 5%,在亚洲人群中占 18% ~ 23%。日本人群 CYP2C19 * 3 的发生频率要高于中国人群,免疫印迹分析法发现人肝脏微粒体中 CYP2C19 蛋白含量在日本人群和白种人群中分别占 CYP450 酶系总量的 0.8% 和 1.4%。此外,以往研究发现 CYP2C19 基因变异还存在着性别差异,但现在一般认为这种差异不明显,CYP2C19 酶活性主要与年龄呈负相关,其随着年龄的增长而降低。2002 年 10 月,一项新的科学规划——国际人类基因组单倍型图谱(haplotypes map,Hapmap)计划正式开始实施。2007 年 Nakamoto 等对 85 例欧美个体 CYP2C19 基因的 16 个 cSNP 进行基因分型并构建了单倍型,为今后的临床和基础研究提供了良好的依据。随着人类基因组计划(HGP)历史性的突破发展和 Hapmap 计划的启动,从药物基因组学(pharmcogenomics)水平开展 SNP 分析的个体化药物治疗研究也取得了更新的进展。合理用药的核心就是根据个体基因变异与药效差异的关系设计临床个体化用药方案,以充分发挥药物对机体的作用效应,从而依据自身基因型安全、有效地选用药品。这样不仅可增加首剂处方的有效性,减少无效处方的可能性,还能减少者就诊次数并避免毒副反应。

我国食管癌发病率约为男性 31.66/10 万,女性 15.93/10 万,居据消化道癌死亡率的第 2 位,5 年生存率还不到 14%,而我国是世界上食管癌高发区之一。食管癌相当于中医的噎膈,主要是七情内伤,酒食不节,久病年老,导致气、痰、瘀交阻,津气耗伤,胃失通降。李建生基于计算机智能理论技术与方法,构建证候诊断信息处理系统及与之相关的方法选择、模型建立、算法设计与分析样本预处理、数据挖掘等关键技术的研究和应用,将是证候标准研究的关键所在。疾病相关基因的多态性与中医证候的关系研究取得了突破,两千多年前,中医学就有体质差异与易感疾病、多发疾病关系的记载,这样的认识一直延续下来。体质是证候形成的重要基础之一,体质与证候之间存在着固有的相关性、相应性,证候常常具有体质的特点。基因多态性是指一种基因在人群中至少有 2 种表型,它反映了进化过程中基因组与内、外环境相互作用的结果,是不同个体生物学性状和对疾病的易感性差别的原因之一。中医证候的微观研究应当结合中医证候的客观化、标准化研究,中医证候与有关基因、基因表达谱的关系的研究,是从微观分子水平来揭示中医证候的本质。该研究的前提之一,是对中医证候和辨证论治理论与实践有一个完整、准确的认识,能够准确地辨证,从而保证纳入研究的患者和实验动物具有代表性。

个体化治疗一词最早见于 1956 年美国德州大学生化研究所所长 Williams 教授的专著《生化学个体性》一书的最后一章节中,Williams 教授大力提倡生物学个体性的个体化医学,但一直未引起医学界的足够重视。随着人类基因组学计划的实施,出现了一个有趣的现象:医学越向微观发展越要向个体化迈进,如药物基因组学提出为每个人治病"量体裁衣""个体化治疗",环境基因组学提出了人与环境的相互作用问题等。肿瘤的个体化治疗是指同样的肿瘤,同样的病理分型,因为个体的差异如基因型、评分、性别和酶分泌的不同,对于同一种治疗方案,可产生不同的疗效和毒副作用。在规范治疗的前提下,应针对不同的特殊个体采取不同的治疗方案。随着分子检测技术的提高,精确化及个体化治疗在肿瘤治疗上均显示出优势。"微观辨证"概念的提出是循证医学发展的需要,也是中西医结合治疗肿瘤发展的必然结果。同病异治、异病同治是辨证论治的基本特性。中医的辨证论治在肿瘤治疗中的应用是根据四诊收集的资料,判断肿瘤的证型,通过辨证分型来确定治疗法则,再组方用药。同样的肿瘤,因其患病个体不同,可表现为不同的证,其治疗也就不同;不同的肿瘤,有相同的证,也可用同样的方药治疗,这就是中医的同病异治、异病同治。1986 年沈自尹首次提出"微观辨证"的概念,并定义为:微观辨证是临床收集辨证素材过程中,引进现代科学,特别是现代医学的先进技术,发挥它们善于在较深的层次上微观地认识机体的结构、代谢和功能的特点,更完整、更准确、更本质地阐明证的物质基础,从而为临床诊断治疗提供一定客观依据的辨证方法。可见,"微观辨证"对于中医传统四诊司外揣内的"宏观辨证"是一种很好的补充,不仅有助于提高中医临床的早期诊断水平、促进中医证候诊断的规范化,也有助于中医药临床疗效的客观评价。张国强认为华蟾素联合化疗治疗食管癌可提高疗效,通过治疗组与对照组比较,华蟾素联合化疗是一种安全有效的治疗方法,可以明显提高患者生活质量,降低化疗的毒副反应。李立凤等认为食管反流病是食管癌的影响因素,采用中西结合的治疗方法,既可以减少西医药物的不良反应,又可以用中药抑制胃气上逆,减少反流,其疗效都优于单纯的中医或西医治疗。传统中药的作用是宏观的描述,是长期以来人们在实践中的经验总结,这种总结是人们从感官中得来的,往往带有偏差,药理研究则能证实并纠正偏差。中药成分复杂,所以大部分中药的药理作用是多方面的,中药的药理作用是每种成分的综合作用。但随着对有机化学、无机化学、分析化学、中草药化学、生物化学、药理学及毒理学等学科研究的不断深入,其中有效成分的药理作用及其综合作用已逐渐被揭示,且还有了新发现。如研究表明,姜黄、丹参、鸡血藤具有抗肿瘤转移作用,水蛭对肿瘤转移具有双向调节作用,甘草中的许多成分具有抗艾滋病毒作用。

随着食管癌发病率的上升,其致病因素在人群个体差异性方面的特征也引起越来越多的关注。杜宁研究组主要从瘀血质、痰郁质等方面开展了食管癌证候、病机理论和药效的研究。王琦等采用痰湿体质量化判定标准,选用 Affymetrix 人类全基因组芯片痰湿肥胖人和非痰湿肥胖人外周血进行基因表达谱研究,结果表明肥胖痰湿体质者在外周血中有区别于肥胖非痰湿体质者的基因表达特征。进一步对二者之间的 115 个差异表达探针组进行生物功能主题分析,发现 Janus 蛋白激酶 2、蛋白 tyrosine 去磷酸化酶、核受体结合蛋白等基因在两组间有显著性差异,提示肥胖痰湿体质者外周血细胞可能存在某些生物功能的紊乱;高洁等发现,与血瘀证相关的差异基因共有 48 个,其中上调基因 26 个,下调基因 22 个;研究表明,血瘀证的前期或早期阶段,其表现可能为 *c-fos* 和(或)*c-jun* 基因转录和翻译水平均明显增强;陈蔚文等采用实时荧光定量 PCR 等分子生物学方法检测相关基因,发现脾虚患者胃黏膜差异表达基因 54 条,72.2% 下调;其中与营养物质代谢和免疫调节相关差异表达基因 45 条,71.1% 下调;差异基因中有 4 条显著差异表达基因;实时定量 PCR 检测差异基因 5 条,4 条与芯片结果一致,论证了脾气虚证特征性的基因差异表达图谱主要表现为与营养物质代谢及免疫调节相关基因呈下调趋势。检测 CYP2C19 酶对药物代谢速率的快、慢,合理调整药物剂量,提高疗效、降低毒副反应发生概率。临床上有许多药物经过 CYP2C19 的代谢,但较少进行抗肿瘤的中药特定药物的个体化治疗临床研究。目前国内外有关基因型与个体化治疗的临床科研正成为前沿热点。

目前,食管癌的病因及发病机制尚不明确,因此给预防和治疗带来很大困难,发病率和死亡率居高不下,5 年生存率还不到 14% ,而中医在治疗食管癌中,抑制癌肿生长、降低肿瘤临床分期、延长生存期、提高生存质量等方面具有一定的疗效。中医辨证论治是理法方药一脉相承的桥梁和关键。食管癌相当于中医的噎膈,主要是七情内伤,酒食不节,久病年老,导致气痰瘀交阻,津气耗伤,胃失通降,以痰瘀内结证为主。应用现代医学理论和分子生物学技术阐明中医证候本质是实现中医药现代化的基础和关键,具有重大科学意义,从分子水平对食管癌中医证候进行分析研究,揭示食管癌中医证候的规律和特点,将对食管癌的诊断、治疗有重要的作用。

六、重视"带瘤生存"理念

肿瘤个体化治疗虽展示激动人心的前景,同时面临巨大的挑战,毕竟肿瘤是系统性和全身性疾病,某个靶向药能阻断某条细胞传导通路,但必须对细胞多条通路全面干预才有较好效果,在为患者确定分子标志物选择靶向药时,还要考虑内脏功能、心理素质等整体状况。亦在临床中积累经验,不断提高,通过细化,逐渐规范,可以说规范化治疗(综合治疗)是临床基础,个体化治疗(靶向治疗)是基础的深化。

中医治疗癌瘤的学术精华分散记载于古医经、内外妇儿杂病各科医著和民间验方中。殷墟甲骨文上已有"瘤"字的记录,《黄帝内经》录有"昔瘤""筋瘤""积聚"等肿瘤病名。东汉张仲景于《伤寒杂病论》创立一套以脏腑经络学说为核心的辨证方法,奠定了中医肿瘤学临床论治规范,强调治疗肿瘤应"观其脉证,知犯何逆,随证治之"。历代医学从理论到临床实践繁荣了肿瘤学科,至现代不断充实发展,使中医肿瘤学在中医内科、外科、妇科、杂病等学科中脱颖而出,成为中医学的崭新临床分科。

中医学辨证包括辨病、辨证、辨症三层含义。首层辨病,《金匮要略》各篇章皆冠以"某某病脉证并治"来论治,即是先认病后辨证。张仲景开创了辨病论治和辨证论治相结合的先河,证(症)是由病所派生的,只讲证不认病,有如皮之不存,毛将安附?如肺癌和上呼吸道感染者皆可见咳嗽,肺癌咳嗽属毒发内脏,上感咳嗽则是外感风邪。古代中医仅凭丰富的临床经验辨治,现代中医可以吸取自然科学的技术进步,结合微观诊断丰富宏观认病辨证,如病理活检为腺癌多属痰湿,鳞癌多属热毒,低分化或未分化癌、肉瘤等多属湿毒,恶性度越高,则毒邪越深,正气愈虚。肿瘤患者可能是合并不同疾病的内科患者,同时又出现不同程度的精神紧张、心态焦躁、精神忧虑等精神或心理病症,然后才是癌病者,辨病首先要把患者从精神和内科层面中分辨出来。第二层辨证是辨某肿瘤在某阶段表现的证候群,如肺癌咳嗽痰多、气短疲乏、脘闷纳呆、苔白腻、脉濡或滑者属脾虚痰湿,在相对的时间段治疗着重益气除痰,改善生活质量,提高患者就诊的信心。在治病过程中限制干预范围,改变攻击性和破坏性的医疗理念,提倡建设性和自然性的治疗理念,中医学治疗称为自然疗法、绿色疗法。由于国人对中医药的信仰和巨大的晚期非小细胞肺癌(NSCLC)患者群体治疗的需求,单纯中医治疗亦常可获得较好的临床受益,中药配合靶向治疗已有相当多的报道,中药可减轻皮疹、腹泻、高血压等副作用,EGFR蛋白第20号外显子($T790M$)突变是EGFR-TKI耐药的重要特征,中医药正尝试对$T790M$的调控治疗作用。中药配合靶向药有如靶向药配合化疗的交替治疗,这些新型联合治疗模式成为延缓靶向药耐药时间、保持临床疗效的有效探索。发扬中医辨证论治肿瘤的特点和彰显临床疗效,有赖于逐步完善宏观与微观的辨证体系,通过循证医学的实践,建立体现中医学术优势的疗效评价标准,发展中医的自然疗法。

笔者长期从事中医肿瘤临床并获准成立名医工作室,多年经历不同癌症患者的诊疗过程,患者或因西医诊治复发或转移而转诊中医,部分晚期癌症则是惧怕化疗而坚信中医者,这些患者出自于对中医的信赖而依从性好,经过细心诊疗,有些患者获得症状和体质状况改善,生存时间延长,这是中医辨证论治中值得重视的临床现象。中医强调癌瘤是局部属实、整体属虚的慢性疾病,病机是"毒发五脏,毒根深藏",指内脏病变在局部的表现,病灶由里及表,隐蔽又广泛。在肿瘤辨治的过程中,当邪(肿瘤)正(机体)对峙、邪难压正的状态下,病情相对稳定,可以出现"带瘤生存"的特殊阶段。古人曾在大量的临床实践中归纳和分析了肿瘤相关病证,认识到有些肿瘤较难治愈。清代·高秉钧《疡科心得集》谓:"疡科中亦有四绝证,谓失荣、舌疳、乳岩、肾岩翻花是也……如失荣、舌疳、乳岩之类,治之得法,止可带疾终天而已。"失荣、舌疳、乳岩中部分为鼻咽癌或淋巴癌、舌癌、乳腺癌等。"带疾终天"就是"带瘤生存"治疗理念的雏形,对于无法消除癌瘤的中晚期癌症,带瘤生存观念体现整个抗癌过程中的务实态度,避免过度治疗对整体的伤害,而不失为晚期患者正气已大虚时的最后选择。

带瘤生存是中医肿瘤个体化治疗的智慧,与靶向治疗药有机理和疗效上的相似,在中医辨证规范中,部分患者切中病机,正气增强肿瘤受抑,症状缓解,达到人与肿瘤共存的状态,属肿瘤无进展生存期。一味中药含有多种化学成分,一条方剂则是多种化学成分的总和,其多因素、多层面、多靶点特色可以通过辨证论治影响病机或内环境,成为表现遗传调控剂治疗肿瘤的转移和复发,使者获得较好的生活质量,较长的生存时间,带瘤生存。

七、中西医结合与肿瘤个体化

中国是中医药的原产地,理应成为中医药创新的故乡。如果光吃老本,死捧着老祖宗的金饭碗讨饭吃,会越吃越穷。跳出窠臼,不断创新,岐黄之术才能生生不息。中西医结合、中西药并用是我们治疗恶性肿瘤的基本经验,更能体现肿瘤的个体化治疗。

中西医结合贡献最大的医家是张锡纯、王清任。清末民初,张锡纯所著《医学衷中参西录》大概是我国比较早期的中西医思想融通的启蒙,其中有部分气血运行理论和近代医学的相互解释,也有少数用中医中药加入西医治疗的方法。王清任著《医林改错》。有专家说王清任拿西医解剖学套中医学的五脏整体概念,属于概念混淆、越改越错。尽管如此,王清任提出血府逐瘀汤、通窍活血汤、膈下逐瘀汤、少腹逐瘀汤等活血化瘀方剂成为了今天研究心、脑、血管肿瘤的名方。因为中医心、肝、脾、肺、肾的概念与西医的心、肝、脾、肺、肾不能用等号,如中医的心主血脉、主藏神,与西医循环系统功能有关,更与神经系统有关,因此中国文化中"用心学习""专心致志""呕心沥血",中医医生很好理解。昔日读高中时候有位同学十分勤奋钻研,问了全县特级语文老师一个问题:"老师,专心致志错了,应该是专脑致志,呕心沥血应该是呕脑沥血。"特级教师所有的问题都回答了,这个问题我等到毕业他也没回答。考上中医药大学第一年学完中医学基础,豁然开朗,原来中医学认为心主神明,说白了那位特级老师根本不会回答这个问题。有一次一位西医的外科朋友问我:"刘主任,中医不是说脾为后天之本、气血生化之源吗? 今天切除了一个患者的后天之本,患者安然出院了,你解释下中医理论是不是胡说八道。"我回答说:"中医脾主运化,跟西医脾概念不同,你切除的是西医的脾,中医脾包括整个消化系统,你说切除了中医后天之本,那是把整个消化系统都切除,这样患者能生存吗?"1956年,毛主席提出:"把中医中药的知识和西医西药的知识结合起来,创造中国统一的新医学、新药学。"自此在我国医学界开始形成"中西医结合"的概念,并相继开展了西学中的热潮。数十年来,中西医结合工作经历了临床研究、中医中药与现代实验研究、中医基础理论现代科学内涵及其本质研究、中西医结合学科建设以及人才培养等多个阶段,取得了积极的成果。

我国中医事业发展方针包括:中西医并重、实现中医现代化和促进中西医结合,这是一项长期的卫生政策。虽然迄今为止,在中西医结合的认识和见解上还存在着分歧,在理论和概念上阐释不清,中西医结合融合点还没有到来,但在实际临床工作中,中西医之间的互补形式却在眼前的时代背景下大量表现,其根本原因是我国有两种不同体系的医学并存,并共同发挥作用。

目前,应把中西医结合学科建设的重点放在提高临床疗效方面,以解决临床问题为目标,以提高疗效为目的。一般来说,单纯用中医或西医的疗效较好,可以治好的疾病,不需要中西药并用,严格意义上说,简单的中药加西药,不仅是医疗资源的浪费,它也不属于中西医结合需要的范畴,而尤易被医者视为"不中不西",缺少定见。准确地说,对于某些疑难病证,或在疾病的某一阶段,单独以一种医学方法不能提供更好的疗效,而另一种医学方法则能够弥补前者的不足,从而取得互补后的协同效果,这才是中西医结合最重要的原则。就临床而言,选择适合于中西医结合的病种,准确把握结合点的问题,是十分重要的。笔者认为,无重点、无目标、无原则的普遍开展结合,不但是不现实的,也是没有必要的。

中西医结合需要选择的重点病种,一是目前以一种医学尚不能解决的、对人类健康和生命安全产生严重威胁的疑难、危重及重大疾病和新发传染病,诸如恶性肿瘤、心脑血管疾病、慢性肾病、肺心病、慢性肝病、糖尿病及其并发症等。由于医学研究必须面向社会重大需求,这些疾病在治疗上有艰难性,需要中西医结合联合攻关,提高治效。二是某些疾病在治疗的阶段性上,两种医学各有优势,结合后可以取长补短,促进治愈,而且方法简易,成本不高,相对成熟。以上所举,可以看作是中西医结合的优势病种。

新中国成立后确立了中西医结合的卫生工作方针,关于结合点的选择,则是两种医学方法在结合过程中的具体运用,其中也有两点:①首先考虑是否需要结合? 如果证明不能增加其疗效,则不需叠加重复。②如果需要结合,则应明确在疾病的某一阶段,掌握好相应的结合时机。中西医汇通实是汇而不通,理论上不能融通,主要是中医西医语言上不可通约,方法上可以并用。例如免疫疾病用激素加用中药够明显增加疗效,缩短病程,特别对激素控制不够满意的患者,中西医结合尤为必要。而在缓解期,以脾虚为主,则以中医药预防复发及改善症状见长。再如,恶性肿瘤手术化疗后到患者复发转移及至死亡的时段内,是西医治疗上的空白期。在这一阶段,有手术创伤、化疗的毒副反应、机体免疫功能低下、癌栓形成、潜在的癌细胞逃逸,为术后复发转移留下隐患。中医药在减轻化疗的毒副反应、增强机体免疫功能、促进血液循环、溶化潜伏的微小癌栓、降低肿瘤复发转移的风险等方面,形成了专家共识和治疗指南,有其相应的优势,对传染病及肿瘤这类重大疾病的不同阶段,中西医结合的运用已为医学界所公认。

中西医结合理论目前还没有系统的理论,在中国,人们得了病,自然会考虑看中医还是看西医,这个问题说明中国存在两种医学,可供人们随意选择。两种医学体系的形成和特点不同,相互之间的取代也是不可能的,但两者之间的互补作用却是可行的。中西医结合有工作上的合作、有诊断上辨证和辨病相结合,治疗上中西药并用。如果要将中西医结合这一学科形成系统的理论,则不是一件轻而易举的事情。从事物发展的规律来看,任何理论的建立都是以实践为源泉的,强调由长期的临床实践积累经验,而后逐渐形成系统理论。当然,理论也必须符合实际,能够指导临床,并以确定的疗效来证明它的有效性和可行性。中西医结合,不能是中西医凑合,一般不会改变西医的诊断和治疗方法,相反在结合的过程中容易用西医的思维改变中医的思辨。其一,两种医学向往和追求的方向不同,中医是溯源,你想学好中医,得看古籍,时间越久远越能引起乐知者的狂热,这也是为什么推崇《内经》《伤寒》《难经》《针灸甲乙经》,甚至《周易》《河图洛书》等,这些经典能让你构筑整个框架,然后再完善细节,去看各家,看到明清,看到各种杂说。而西医追寻的永远是远方,是未来,是最新的思想、最新的研究发现、最新的技术应用。放在一条时间线上看,你会发现完全是两个极端,一个在过去,一个在未来,又怎么可能相合?其二,思维完全不同,不论是理论构建思维、研究思维、诊断思维等,都完全不同。中医是"形而上"的思维,注重看不见摸不着的东西,比如阴阳,比如气,比如取类比象中的象,这些在相当一部分现代人看来,显得玄乎、不科学。西医是"形而下"的思维,注重具体实物,比如会去丈量器官的尺寸(如小肠的长度),而绝没有中医想过去量经络的长度,一次次的试验、一组组的数据、一篇篇的论文,显得非常严谨和科学。辨证论治是中医的精髓所在,脱离了中医理论指导下的辨证治疗,疗效则差,失去优势。可以用辨病论治和辨证论治相结合,五十多年前,秦伯未先生在所著《谦斋医学讲稿》中有这样一段话:"中西医是两个理论体系,目前还没有汇通……中医绝不能按西医的诊断用药。正如西医的治疗必须根据西医的理论做出确切的诊断后才能进行。比如西医诊断的高血压病,根据这个诊断用药,那自然是可以用降血压药物治疗;反之,如果按这个诊断用中药,那简直无从下手,因为中药里哪些是降血压的呢? 这是目前的事实。"书中又说:"西医诊断为癌肿,便认作毒瘤,用攻毒、解毒的方法;遇到炎症,便用银花、连翘清热……特别是对有些经过西医诊断认为缺少治法或预后不良的病证,我们既要参考西医诊断而又不受其束缚,要有信心和勇气使用中医理法方药进行治疗。"尤其指出,不能走"废医存药"的道路。我在临床上在辨证主方基础上加上现代药理证实的针对疾病的中药效果更佳,温习前贤医家所言,迄今对中西医结合临床仍有较强针对性和指导意义。中西医结合有中西医汇通论,改进中医理论,中医科学化论。

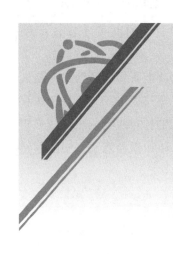

第三讲
肿瘤的转移机制

肿瘤转移是指恶性肿瘤细胞脱离原发部位,对瘤体邻近组织产生浸润性破坏,同时由浸润部位进入静脉、淋巴或神经鞘膜等体内的自然管道到达继发组织或器官继续增殖生长,形成与原发肿瘤性质相同的继发肿瘤的全过程。肿瘤转移是恶性肿瘤的重要生物学特征,也是临床恶性肿瘤治疗的主要障碍和肿瘤患者死亡的根本原因。因此,有关肿瘤转移机制的研究对于临床恶性肿瘤的预防、诊断、治疗和预后判断等均具有十分重要的意义。

肿瘤转移的机制十分复杂,转移过程的每一个步骤均涉及肿瘤细胞与宿主细胞及细胞外基质的相互作用。本节拟从细胞水平和分子调控两个层面分别予以介绍。

良性肿瘤和恶性肿瘤的区别:良性肿瘤就像雪里埋块砖头,把砖头(良性肿瘤)拿走(切除)就行了,不会再长砖头(复发转移)。恶性肿瘤就像棵树,树冠会长得很大,树根也会长得很深(恶性肿瘤侵袭性生长),还会掉籽(癌细胞脱落),落到哪长到哪(恶性肿瘤转移)。如果树很大,挖掉树房子也挖倒了(恶性肿瘤侵犯重要器官),就不能挖树(手术)了,或者树籽掉得到处都是,长了很多小树(恶性肿瘤转移),也不能挖树(手术)了。恶性肿瘤根治性切除就是挖个大坑将树连根挖走(将恶性肿瘤和周围组织一起切除),如果树不大(恶性肿瘤不大),也没有掉籽长小树(没有转移),那就将这棵树连根铲除了(根治性手术后治愈);如果树比较大(恶性肿瘤比较大),将树挖走后树坑里还有细根(恶性肿瘤残留),树坑里还会长小树(恶性肿瘤复发);如果这棵树挖走前已经掉过树籽(癌细胞已经转移),挖走树(根治性手术)后还会长小树(恶性肿瘤转移)。

一、肿瘤转移的细胞机制

(一)细胞黏附分子与肿瘤转移

细胞黏附分子(cell adhesion molecules,CAMs)是指由细胞合成并组装于细胞表面或分泌至细胞外基质(extracellular matrix,ECM)可促进细胞黏附的一类分子。它们介导细胞之间或细胞与 ECM 之间的选择性黏附,在机体胚胎发育、形态发生、炎症反应、凝血和维持组织结构完整等方面起重要作用。肿瘤转移过程中存在 CAMs 及其介导的黏附行为的改变。下表列举了几类主要 CAMs 及其在相关肿瘤中的变化(表3-1)。

表3-1 CAMs 及其变化

黏附分子	相关肿瘤、肺癌	在肿瘤转移中的改变
整合素		
$\alpha_2 1$	乳腺癌、肺癌	增加或减少
$\alpha_4\beta_1$	黑色素瘤	增加
$\alpha_5\beta_1$	乳腺癌、小细胞肺癌	减少
$\alpha_7\beta_1$	黑色素瘤	增加
$\alpha v\beta_1$	黑色素瘤、乳腺癌	增加或减少
$\alpha_2 IIb\beta_1$	黑色素瘤	增加
$\alpha_6\beta_1$	结肠癌	增加
钙黏蛋白		
E-钙黏蛋白	乳腺癌、头颈部肿瘤	减少
免疫球蛋白超家族		
DCC	结直肠癌	减少
ICAM-1	黑色素瘤	增加
CEA	结肠癌	增加
其他因子		
选择素		增加
CD44	淋巴瘤	增加
67kD 层粘蛋白受体	乳腺癌、结直肠癌、肺癌	增加

1. 整合素

整合素是一类广泛分布的具有二价阳离子依赖性的细胞表面糖蛋白。每种整合素分子都是由亚基以非共价键结合而成的异源二聚体。其配体分别为 ECM 中的 I 型和Ⅳ型胶原、层粘连蛋白(laminin,LN)、纤维连接蛋白(fibronectin,FN)等。整合素主要通过识别"精-甘-天冬氨酸"(Arg-Gly-Asp,GRD)三肽序列与配体特异性结合而介导细胞间或细胞与 ECM 之间的黏附反应。细胞表面的整合素分子与配体结合后,可通过细胞内蛋白激酶 C(PKC)、局灶黏附激酶(focal adhesion kinase,FAK)等传递信号并影响细胞运动。整合素的表达水平或分子结构随肿瘤转移的不同阶段而改变。如在转移早期(瘤细胞从原发肿瘤脱落),某些整合素(如 FN 受体、$\alpha_5\beta_1$)表达减弱,瘤细胞与 ECM 蛋白的黏附作用降低;而当肿瘤细胞进入循环系统后,瘤细胞表面某些整合素分子(如胶原/LN 受体)表达增强,有助于转移灶的最终形成。

2. 钙黏蛋白

钙黏蛋白是一种跨膜糖蛋白家族,参与同型细胞间的黏附,主要分 E-钙黏蛋白、P-钙黏蛋白和 N-钙黏蛋白 3 种。E-钙黏蛋白主要分布于各种上皮组织,P-钙黏蛋白主要分布上皮和胎盘基底层,而 N-钙黏蛋白主要分布在神经组织、心脏等。E-钙黏蛋白是三者中影响肿瘤转移较重要的一种,可能通过促进肿瘤细胞相互之间的紧密相连使之难以脱离原发部位而抑制肿瘤转移的发生。E-钙黏蛋白表达下调是多种上皮源性恶性肿瘤如乳腺癌、头颈部鳞癌等发生淋巴结转移的原因之一。

3. 免疫球蛋白超基因家族

这一类分子结构上同源,在细胞外结构中均含有免疫球蛋白样折叠,因而被视为免疫球蛋白(Ig)的同源类似物。主要包括神经细胞黏附分子(NCAM)、血管细胞黏附分子 1(VCAM-1)、细胞间黏附分子 1(ICAM-1)、癌胚抗原(CEA)、MVC-18 及抑癌蛋白 DCC 等,这类分子中的多数成员参与 Ca^{2+} 依赖性的细胞间黏附反应,与多种类型恶性肿瘤转移有关。

4. 选择素

选择素是一类新发现的以唾液酸化路易斯 a 和 x 抗原(Slea 和 Slex)为识别配体的跨膜蛋白。由于附属调节蛋白的不同可分为 L、E 和 P 3 种。它们均具有一个独特的类似凝集素样的细胞外结构,该结构决定选择素参与糖基介导的识别过程。肿瘤转移的一些关键步骤如进入循环系统内肿瘤细胞的聚集,以及肿瘤细胞与特定脏器血管内皮的锚定黏附都有选择素的参与,认为选择素可能与肿瘤转移的器官选择性有关。

5. CD44

CD44 是一类主要表达于血液细胞和上皮细胞的跨膜糖蛋白分子,家族中不同结构的 CD44 分子均是由同一个基因在不同的外显子(共 10 个外显子)经过不同剪切加工而形成。目前已知至少有 9 种 CD44 变异外显子,特定结构的 CD44 分子表达与肿瘤的恶性程度以及转移潜能之间具有显著相关性。因此,不同种类的 CD44 分子的表达频率和表达水平成为肿瘤诊断和预后判断的重要指标。

(二)细胞外基质降解酶类与肿瘤转移

细胞外基质包括基底膜和间隙基质,主要由胶原(colkgens)和非胶原糖蛋白(noncollagenous glycoproteins)及其他一些大分子组成。胶原共分 Ⅰ、Ⅱ、Ⅲ、Ⅳ型,其中Ⅳ型胶原是构成基底膜的主要成分,Ⅰ、Ⅱ、Ⅲ型胶原主要存在于结缔组织和间隙基质中;非胶原糖蛋白包括 LN、FN、内动蛋白(entactin)和成巢蛋白(nidogen)等。上述 ECM 的各种成分共同构成正常细胞移动的天然屏障。具有转移潜能的肿瘤细胞可产生或诱导产生降解 ECM 的蛋白水解酶,如纤维蛋白溶酶及其酶原活化因子(plasminogen activator,PA)、基质金属蛋白酶(matrix metallo proteinases,MMPs)、弹力蛋白酶、组织蛋白酶 B、L 组织蛋白酶等。ECM 的降解直接导致细胞屏障的崩溃和肿瘤转移的启动,因此各种蛋白水解酶的水平与肿瘤转移潜能相平行。下面介绍 2 个主要的蛋白水解酶。

1. 基质金属蛋白酶类

基质金属蛋白酶类(MMPs)是 ECM 降解酶中最重要的一类蛋白水解酶,目前家族成员已近 20 种,各种 MMPs 之间有序列同源性。此类酶系统具有共同的特点:①以无活性的酶原形式产生,经有限的蛋白水解而被激活;②酶活性部位含有一个 Zn 离子,去除 Zn 离子,酶活性明显抑制;③其活性可被特异性金属蛋白酶组织抑制剂(TIMPs)所抑制。根据其结构功能将 MMPs 分为四大类:①胶原酶,包括间质胶原酶(又称 Ⅰ 型胶原酶或 MMP-1)和多形核细胞胶原酶(MMP-8);②明胶酶,又称 Ⅳ 型胶原酶,有 MMP-2 和 MMP-9 两种;③基质溶解酶(SLs),包括 SL-1(MMP-3),SL-2(MMP-10)和 SL-3 等;④膜类基质金属蛋白酶(MT-MMPs)。各种 MMPs 在不同肿瘤的分布不同,如食管癌和胰腺癌主要含有 MMP-1、MMP-2 和 MMP-3,胃癌中 MT1-MMP 表达较高,MMP-9 在胃癌及肠癌中均高表达。能抑制 MMPs 活性的金属蛋白酶组织抑制物(TIMP-S)有 4 种(TIMP-1～TIMP-4),可抑制所有活化的胶原酶,TIMP-2 能显著抑制 MMP-2 的活性,TIMP-3 和 TIMP-4 分别自乳腺癌和心脏组织 cDNA 文库中克隆,均具有较明显的抑制肿瘤转移的作用。

2. 纤维蛋白酶及其酶原活化因子

酶原活化因子(plasminogen activator,PA)能将纤维蛋白溶酶原转变为纤维蛋白溶酶(plasmin),后者除能引起血凝块溶解外,还可降解 ECM 中的层粘连蛋白(LN)、纤维连接蛋白(FN)及蛋白多糖(PG)的蛋白核心,但不降解胶原和弹力蛋白。PA 有组织型(t-PA)和尿激酶(u-PA)两种结构相似的形式,是一种单链丝氨酸蛋白酶。t-PA 可促使肿瘤细胞降解 ECM,肿瘤组织匀浆中 t-PA 的水平常可作为预后判断的指标之一;u-PA 存在于绝大多数人类肿瘤细胞表面(少数位于胞浆),促进肿瘤转移的效应主要表现在参与细胞分化、血管形成、细胞迁移、ECM 降解和组织重建等。另外 u-PA 还具有非蛋白溶解的特殊功能,如促进细胞黏附、迁移以及与整合素共同传递信号等,因此在肿瘤转移中扮演比 t-PA 更为重要的角色。

PA 的特异性抑制物为 PAI,主要包括 PAI-l、PAI-2 和 PAI-3。PAI-1 分布在肿瘤实质内,也广泛存在肿瘤细胞周边,其高水平表达在大多数肿瘤可提示预后良好;PAI-2 在肿瘤中的表达意义有所不同,在乳腺癌、胃癌、胰腺癌、卵巢癌中 PAI-2 高表达提示预后良好,而在结肠癌和皮肤黑色素瘤则相反。

（三）细胞运动因子与肿瘤转移

细胞运动贯穿于肿瘤转移的每个阶段，尤其是穿入和穿出血管过程。因此活跃的细胞运动能力是影响肿瘤转移过程的重要因素之一。现知许多因子可影响细胞的运动能力，如生长因子及其受体、ECM 成分及扩散因子(SF)等。Liotta 等又发现癌瘤细胞能分泌一种刺激细胞本身运动的促进因子，称为自分泌运动因子(autocrine motility factor，AMF)，其分子量约 60 kD，能特异性增强肿瘤细胞运动能力，其受体则为对百日咳毒素(PT)敏感的分子量为 78 kD 的细胞表面糖蛋白(gp78)。该受体的信号传导受 G 蛋白调节，但 cAMP 不是必需的第二信使。最近又分离出一种新的运动刺激因子 autotaxin (ATX)，其分子量为 120 kD，氨基酸序列与已知的生长因子或其他促运动因子无同源性，可能是 AMF 家族的一个新成员，也是通过 G 蛋白偶联的细胞表面受体介导而发挥作用。

1970 年 Hayashi 提出癌细胞可能有趋化性。后来日本学者从大鼠腹水型肝癌中分离出分子量分别为 78 kD 和 14 kD 的两种趋化因子，合并应用能使癌细胞定向运动。近来证明，层粘连蛋白(LN)作为一种化学趋化物质刺激癌细胞移动，高转移的癌细胞表面具有内源性 LN 受体，而低转移癌细胞表面则缺如。体外培养的癌瘤细胞在外源性 LN 存在时，转移性明显增加。

此外，前面讨论过的许多细胞黏附分子都与细胞骨架蛋白相连，除影响细胞形态外对细胞运动也有重要作用。

（四）肿瘤血管生成因子与转移

许多证据表明，无论是原发肿瘤还是转移性肿瘤的生长和扩散均与血管形成密切相关。转移性瘤细胞到达靶器官静脉周围基质 2～3 小时后开始生长，18 小时后即有新生毛细血管从已存在的小静脉壁长出，以营养新长成的瘤结。瘤细胞之所以能吸引新生的毛细血管长入，是因为宿主细胞和瘤细胞本身能分泌促进血管形成的可溶性物质，即肿瘤血管生成因子(tumor angiogenesis factor，TAF)。这些因子能促进宿主毛细血管和小静脉内皮细胞的分裂并刺激毛细血管的生长，为肿瘤(含转移瘤)提供继续增殖和播散的条件。血管生成因子很多，常见的有肽类细胞因子如 VEGF、EGF、aFGF、bFGF、TGF-α、TGF-β、IL1α、IL8、TNF-α 和非肽类生长因子如肝素、前列腺素 E_7、E_2 等。Fett 等曾从结肠癌细胞株 HT-29 培养上清分离出一种单链蛋白，称为血管生长素(angiogenin)，具有强烈的诱发血管生成作用。

在正常组织和肿瘤组织中还存在抑制血管生成的因子。例如从肿瘤细胞中分离出来的血管抑素(angiostain)，具有强烈的抑制肿瘤血管生成的作用，并表现出明显的抑制肿瘤转移的能力。最近又从鼠内皮细胞分离出一种称为内抑素(endostain)的蛋白质，其效应与血管抑素相似。

二、肿瘤转移的分子机制

　　纵观肿瘤的整个生物学过程,应包括肿瘤的发生、发展、转移、复发等具有密切内在联系的过程。某种意义上说在肿瘤的起源阶段就已决定了肿瘤的转移性状。因此从肿瘤的发生学和基因突变着手研究肿瘤转移的分子机制更有利于揭示肿瘤转移的本质。事实上,癌基因和抑癌基因参与调节肿瘤转移的复杂过程。肿瘤转移相关基因及一系列基因产物的参与,对整个转移过程进行调控,涉及肿瘤细胞的遗传特征、表面结构、抗原性、侵袭能力、黏附能力、血管形成能力及肿瘤细胞与宿主、肿瘤细胞与间质之间相互关系的多步骤、多因素过程。

(一)肿瘤转移促进基因

　　研究表明,肿瘤的转移性和致瘤性是相对独立的,它们应由不同的遗传因子所决定。因此,肿瘤的转移基因不同于癌基因。然而迄今为止尚未发现特异性的转移基因。但却在癌基因研究中发现某些癌基因具有促转移潜能。如活化的 *ras* 基因转化的人、鼠多种类型的细胞不仅能在裸鼠中致瘤,而且还能产生转移;又如 *c-erb-2*,*c-met*,*c-mye*,*c-ets1* 以及突变型的 *p53* 均能使合适的受体细胞产生转化表型。尤其当 2 个或以上癌基因共同转化时,这种作用更为明显。但有些癌基因转染某些细胞时,只能使细胞产生恶性表型而不能产生转移,提示癌基因本身可能与转移没有直接因果关系,而是通过下游途径在肿瘤转移中发挥作用。另外,某些特定的癌基因的促转移作用还取决于宿主细胞的遗传背景。如在 *ras* 转染的细胞模型中确已发现一些能应答癌基因的转移效应基因产物,其中包括蛋白水解酶及其抑制物(如Ⅳ型胶原酶、TIMP 等)、钙结合蛋白以及与细胞运动相关的因子等,这些效应基因被癌基因激活或抑制,以某种协同方式共同诱导转移的形成。同时也发现另外一些癌基因转染的细胞模型,由于一些转移效应基因对癌基因信号不应答或应答错误,使得癌基因无法诱导细胞发生转移。进一步说明癌基因产物作为信号传导者在肿瘤转移过程中起着某些间接的促进作用。

　　由于肿瘤转移是一个多步骤、多因素过程,肿瘤转移促进基因可能作用于不同的环节,作用机制也不尽相同。除癌基因外,黏附分子 CD44、整合素 β1、癌胚抗原(CEA)、ECM 降解酶中的Ⅳ型胶原酶(明胶酶或 MMP-2)、MT-MMP、u-PA 及 12-脂氧合酶[12(s)-HETE]等均作用于肿瘤转移促进基因(metastasis-enhancing gene)(表 3-2)。

表 3-2　影响肿瘤转移基因的因素

作用于基因的因素	相关肿瘤类型
$c-ras$	卵巢癌
$c-myc$	结肠直肠癌
$c-erbB-2/her-2/neu$	卵巢癌
$c-mer$	口腔鳞癌
$c-ets1$	肺癌、乳腺癌、结肠癌
$v-jun$	小鼠乳头瘤细胞系
CD44	结肠直肠癌、黑色素瘤、胰腺癌
整合素 $\beta1$	淋巴癌
癌胚抗原(CEA)	结肠直肠癌
Ⅳ型胶原酶(明胶酶或 MMP-2)	肝细胞癌、胃癌、胶质母细胞瘤、人黑色素瘤、结肠癌
PA	前列腺癌
表皮生长因子受体(EGFR)	非小细胞肺癌、乳腺癌
转化生长因子 $\beta2$(TGF$\beta2$)	黑色素瘤、乳腺癌、结肠直肠癌
巨噬细胞集落刺激因子(CSFs)	乳腺癌
MUC1	结肠直肠癌
12-脂氧合酶	结肠癌、前列腺癌

(二)肿瘤转移抑制基因

在基因表达与肿瘤转移的研究中,也发现一些基因的表达能抑制肿瘤的转移,称之为肿瘤转移抑制基因(metastasis-suppressor gene),包括 nm23、KAI 1 基因、黏附分子、ECM 等(表 3-3)。下面仅对部分较为典型的肿瘤转移抑制基因予以介绍。

表 3-3　肿瘤转移抑制基因

种类	相关肿瘤类型
$nm23/NME1$	胃癌、结肠癌、黑色素瘤、乳腺癌、卵巢癌
$KAI1$	前列腺癌
TIMP-1	肝细胞癌、胃癌、结肠癌、黑色素瘤
E-钙黏素	结肠直肠癌、胰癌、头颈癌、乳腺癌、肾癌、黑色素瘤

续表 3-3

种类	相关肿瘤类型
PAI2	黑色素瘤
Kiss-1	多种肿瘤
IL-12	黑色素瘤
nmb	黑色素瘤
JE/MCP-1	鼠结肠癌
p53	非小细胞肺癌、口腔鳞癌、头颈癌、黑色素瘤、乳腺癌
p16	黑色素瘤

1. *nm23*

nm23 基因是以低转移性和高转移性小鼠黑色素瘤细胞的递减杂交（substractine hybridization）方法克隆筛选获得的，因为来自非转移克隆第 23 号，因此称为 twz23。*nm23* 在低转移性肿瘤的表达水平显著高于高转移性肿瘤的表达水平。将 mn23 导入到转移肿瘤中去表达，能使转移潜能下降 57% ~ 96%。

nm23 的作用机制尚未阐明，迄今仅获得 3 个方面证据。①NM23-H2 蛋白（与转录因子 PuF99 同源）可体外始动基因的转录；②nm23 蛋白具有细胞因子样活性，影响免疫细胞的分化；③表达于细胞表面的 *nm23* 基因产物具有整合素结合基序（integrin binding motif）的功能，其数量变化影响瘤细胞的黏附能力。

2. *KAI1*

KAI1 是继 *nm23* 后发现的又一个具有肿瘤转移抑制功能的基因，定位于染色体 11p11。该基因最早是作为前列腺癌的特异性转移抑制基因被发现的。经多年研究，发现 *KAI1* 基因的表达水平与前列腺癌、肝癌、肺癌、胰腺癌、胃肠肿瘤、黑色素瘤等转移呈负相关，但也有研究认为该基因与肿瘤转移没有联系。

KAI1 基因的作用机制尚不十分清楚。已知 *KAI1* 能与整合素、E-cadherin 等彼此连接，在细胞黏附、细胞运动及侵袭和转移过程中发挥作用。

3. TIMPs

金属蛋白酶组织抑制物（TIMPs）基因分 *TIMP-1* 和 *TIMP-2* 两种，分别编码 28.5 kD 的糖蛋白和 21 kD 非糖蛋白。将 *TIMP-2* 导入肿瘤细胞并表达，可明显降低细胞的转移能力，而用反义 *TIMP-1* RNA 转染小鼠 3T3 细胞，发现在 *TIMP-1* 表达下调的同时，转染细胞体外侵袭力增强，并在裸鼠体内形成转移。这些结果均提示 TIMPs 基因可能是一种转移抑制基因。

4. E-cadherin

钙黏蛋白（cadherin）是一类由近十个家族成员组成的一类 Ca^{2+} 依赖性细胞黏附分

子,其中以 E-cadherin 与肿瘤转移的关系最为密切。目前认为 *E-cadherin* 基因是候选的转移抑制基因之一。该基因定位于染色体 16q22.1,编码由 883 个氨基酸组成的跨膜糖蛋白。在许多上皮源性恶性肿瘤如乳腺癌、头颈部癌、结直肠癌、胰腺癌等均存在表达下调。而将 *E-cadherin* 导入某些肿瘤细胞系能明显抑制转化细胞的恶性表型。

5. Kiss

最近从人类胎盘中分离到一种具有肿瘤转移抑制作用的 Kiss 基因,其基因产物是 G 蛋白结合受体的内源性配体,在它的作用下细胞内钙浓度明显增加,同时 *Kiss-1* 能明显抑制肿瘤细胞的化学趋向性和侵袭性,并限制肿瘤细胞的迁移功能。

(三) 肿瘤干细胞在肿瘤转移中的意义

肿瘤干细胞学说认为肿瘤干细胞是肿瘤的起源,因而检测肿瘤干细胞表面标志物将会提高癌症的早期诊断效率。急性髓性白血病的干细胞标志物 CD34 最早被发现,随后很多实体肿瘤干细胞表面标志物陆续被鉴定出来,这在很大程度上提高了肿瘤诊断的特异性。Stenffensen 等对 117 例卵巢癌患者的 CD44⁺ 细胞与无进展生存时间进行了分析,多数(57.1%)Ⅰ 期患者的 CD44⁺ 细胞数量较多(>20%),而 Ⅱ、Ⅲ 和 Ⅳ 期患者的 CD44⁺ 细胞数量较少;同时在 Ⅰ 期患者中,CD44⁺ 细胞数量多的患者(>20%)无进展生存时间缩短。另外,有研究表明 CD133⁺、ALDH⁺ 卵巢癌患者的预后明显较 CD133⁻、ALDH⁻ 患者差。大量研究表明肿瘤干细胞与多种肿瘤患者临床预后相关,如乳癌卵巢癌和结直肠癌等。肿瘤细胞中肿瘤干细胞的比例有预后意义,比例越高,患者预后越差。这些结果提示肿瘤干细胞是影响肿瘤诊断及预后评价的重要指标。抗癌药物主要杀伤增殖期的肿瘤细胞,而对肿瘤干细胞的杀伤效果不佳。由于肿瘤干细胞主要处于静止期,能够通过改变细胞周期调控点、减弱凋亡途径、增强 DNA 损伤修复能力以及高表达 ABC 转运子把药物转运至胞外,降低细胞内药物积累,导致治疗失败。如果肿瘤干细胞是肿瘤生长的根源,那么综合应用肿瘤干细胞特异性或非特异性杀伤药物将是肿瘤治疗的重大突破。随着分子生物学技术的发展,人们对肿瘤的细胞和分子水平上的发病机制有了进一步认识,肿瘤靶向治疗的研究已经进入一个全新时代。针对肿瘤干细胞靶向治疗的研究也已取得重大进步,主要集中于以下几个方面:调节肿瘤干细胞微环境、逆转肿瘤干细胞抗放化疗特性、靶向作用于肿瘤干细胞的特异性分子标志及信号通路、促进分化疗法、肿瘤干细胞特异性免疫治疗等。近年来,大量肿瘤干细胞研究结果验证了肿瘤干细胞学说,并已取得了很多鼓舞人心的成果。研究证实血液系统肿瘤和大多数实体瘤中存在肿瘤干细胞;CD133、CD44、ALDH 和 Epcam 极有可能是肿瘤干细胞的表面标志物;SOX2、NANOG、OCT4、CMYC、ABCG2、ALDH1A1 等转录因子可能与肿瘤干细胞的生物学特性有关;并且在裸鼠实验中证实了肿瘤干细胞具有很强的致瘤性。这些成果提示了肿瘤干细胞靶向治疗的研究方向。

然而,在肿瘤干细胞的研究领域中还存在许多问题有待探索,如肿瘤干细胞维持干细胞特性及分化能力的机制等。总之,肿瘤干细胞的存在为肿瘤复发和转移提供了一种新的理论解释,也为肿瘤的诊断及预后评价开辟了一条新思路,同时肿瘤干细胞靶向治疗药物和普通肿瘤治疗药物的临床结合应用,将提高肿瘤治愈率。相信通过研究人员的不懈努力,随着肿瘤干细胞研究的不断深入,一定可以找到肿瘤干细胞耐受放化疗的具体机制,从而引发新一轮临床肿瘤治疗模式及靶向治疗药物研发的变革,推动肿瘤干细胞特异性治疗的发展,为人类控制肿瘤、改善肿瘤预后增加希望。糖蛋白 CD44 在上皮细胞、间质细胞或某些肿瘤细胞表面广泛表达。CD44 在恶性黑色素瘤、结直肠癌、前列腺癌、乳腺癌及白血病细胞中高表达,是一个潜在的治疗靶点。Jin 等指出在慢性粒细胞性白血病及急性髓性白血病细胞中,应用 CD44 单克隆抗体阻断 CD44 与肿瘤干细胞的干细胞穴的黏附,可诱导肿瘤干细胞迅速分化,达到清除白血病干细胞的目的。但是 CD44 在一些正常细胞表面上也存在,而且在某些正常细胞表面上的表达还很强,因而在临床中是否能够将 CD44 作为肿瘤干细胞的治疗靶点还有待进一步的研究。ABC 转运蛋白 ABCG2 是脑肿瘤干细胞、黑色素瘤干细胞及肾癌干细胞等的表面标志物之一,因而可能成为肿瘤细胞治疗的新靶点。在多种恶性肿瘤中,如卵巢癌、乳腺癌、前列腺癌、结直肠癌、头颈部肿瘤及胰腺癌细胞等,$ALDH^+$ 细胞具有干细胞特性,是一个潜的治疗靶点。

三、癌细胞的运动

癌细胞具有独立的生命力,擅长打游击,一般来说癌细胞原本是正常细胞,一个叫作 *p53* 的基因负责监控 DNA 是否损坏,发现 DNA 严重受损时启动程序性死亡,将细胞自动清除。每个人细胞里都有两幅基因,有的人通过遗传接收了一幅不正常的 *p53*,另一幅正常,于生命无碍,但这幅正常的 *p53* 因各种外因失去了功能,细胞不能自动凋亡,于是就变成了癌细胞。肿瘤微环境由癌细胞和很多正常细胞及这些细胞产生的各类生物化学物质组成,肿瘤里的正常细胞包括血管细胞、支持组织结构的成纤维细胞、免疫细胞。对于人体而言,癌细胞是异己分子,应该被各种免疫细胞辨认和清除,但与癌细胞接近后的免疫细胞变得敌我不分,而且是近朱者赤,近墨者黑,癌细胞分泌一些生物大分子对正常细胞再教育,改变这些细胞的功能,营造出一个适合癌细胞生长的微环境。初始肿瘤组织没有血管,依靠体液渗透获取氧气和养分,出现缺氧,缺氧的癌细胞刺激周围的毛细血管向癌组织延伸形成血管,使得脱离癌组织的癌细胞能够跟随血液转移到脑、肝、肺、骨等处。

四、Ⅲ型胶原蛋白是癌细胞复活与休眠的开关

为了测试Ⅲ型胶原蛋白是否可以防止癌细胞转移并减少小鼠体内癌细胞的生长,研究人员通过不同方式将Ⅲ型胶原蛋白引入老鼠体内。结果发现,与只注射癌细胞的小鼠相比,同时被注射癌细胞和Ⅲ型胶原蛋白的小鼠体内产生的肿瘤生长得更慢。

在另一项实验中,研究人员将Ⅲ型胶原蛋白制成的支架植入小鼠肿瘤切除区域。结果显示,在被植入支架的小鼠中,只有20%的小鼠在该区域出现癌症复发,而对照组的这一比例为80%。

布拉沃-科尔德罗表示:"在这种情况下,我们可以通过Ⅲ型胶原蛋白的丰度'迫使细胞进入休眠状态'来防止这些肿瘤的复发。"他指出,如果这一方法在人类身上有效,或将成为未来极具潜力的癌症治疗方法。不过,目前的研究发现并不能保证适用于人体,也不能保证Ⅲ型胶原蛋白对多种类型的休眠癌细胞都有相同的作用。"就像癌症患者之间的差异很大一样,几乎可以肯定的是,在休眠机制中会有很大的异质性。"宾夕法尼亚大学佩雷尔曼医学院癌症生物学系主任乔多什(Lewis Chodosh)博士说道。换句话说,癌细胞可能也有几种保持休眠的方式,而这可能只是其中一种。不过他表示,这一新发现开拓了癌症生物学中一个有待研究的领域,让人类离解开癌症生长最神秘、最致命的问题更近了一步。未来的进一步研究将有助于揭开这一系列的谜题。"我们的发现具有潜在的临床意义,可能会出现一种预测肿瘤复发的新生物标志物,以及减少局部和远处复发的治疗干预手段。"布拉沃-科尔德罗表示。随着这一肿瘤休眠生物学被发现及新的特异性药物的开发,休眠诱导治疗和专门针对休眠细胞的治疗结合将最终防止局部复发和转移,并为缓解癌症铺平道路。

五、免疫与肿瘤

免疫系统由免疫器官组成,好比军队的大本营,免疫细胞好像战斗人员,免疫分子好比战斗武器。免疫的三道防线一是免疫的防御功能,二是免疫的稳定功能,三是免疫的监护功能。癌症的发生和转移与免疫的监护功能下降有关。人体很奇妙,免疫很神奇。免疫系统纵向上有内在的指挥系统,从免疫系统到免疫器官,再到免疫细胞,最后到免疫分子。

参考文献

[1]上海市肿瘤防治所.实用抗癌药物手册[M].上海:上海科学技术出版社,1977.

[2]吴葆杰.草药药理学[M].北京:人民卫生出版社,1999.

[3]李锦毅.中医药诱导肿瘤细胞凋亡的免疫学机制[J].中国中医基础学杂志,2001,7
(2):8-10.

[4]曹志然,刘春颖.中药免疫调节及抑瘤作用研究进展[J].河北职工医学院学报,
2004,21(1):24.

第四讲
"补法"在恶性肿瘤治疗中的应用

在中医辨证论治体系中,治法从于治则,一般概以汗、吐、下、和、温、清、消、补八法论之。"补法"即通过滋养、补益,使人体脏腑或气、血、阴、阳之间失调重新归于平衡的一种治疗方法。在目前的肿瘤治疗中补法是较常应用的治法之一。因此应该科学用补法治疗癌症。但根据肿瘤的病因、病机及现代研究,笔者认为临床应用中医药治疗肿瘤应慎用补法,现试论如下。

▌一、"补法"的本质

肿瘤,中医医籍称之为"症瘕""积聚""岩"。其发病如《素问·评热病论》所言,"邪之所凑,其气必虚",《灵枢·百病始生篇》所言:"壮人无积,虚则有之",认为虚证贯穿在肿瘤发生、发展的全过程中。在治疗上,根据中医理论的整体观念和辨证论治,强调正确地处理局部病灶与机体整体的关系。认为肿瘤病灶虽在局部,可它会影响整体,引起全身性功能失调和形态变化。反之,全身整体状况的好坏又往往能左右治疗的成败及局部治疗的效果,重视全身状况对肿瘤治疗作用的影响,因此强调扶正培本,特别是恶性肿瘤后期,身体负荷过重更应重用"补"。

但补法在肿瘤的治疗中应遵循一定的原则,如《医宗必读·积聚》认为"初者,病邪初起,正气尚强,邪气尚浅,则任受攻;中者,受病渐久,邪气较深,正气较弱,任受且攻且补;末者,病魔经久,邪气侵凌,正气消残,则任受补"。"补"即"扶正","攻"即"祛邪",扶正、祛邪是肿瘤治疗的两大基本原则,在肿瘤的治疗中强调攻补结合,扶正祛邪。但是近年来,随着对肿瘤"带瘤生存"认识的提出及人们对放、化疗毒副作用的恐惧心理,临床中很多医家往往忽视片面,强调"扶正"而忽视"祛邪",造成补益药物在肿瘤治疗中的滥用。

二、"补法"的应用

中医认为肿瘤的成因有多种,正气虚损、脏腑失调、外邪侵袭等,最终形成痰、瘀、毒,由这三者凝聚而成肿瘤。在肿瘤的基本分型中补法虽然主要用于气血不足证、脏腑亏虚证、阴阳失调证、气虚血瘀证、阴虚火旺证、阳虚水泛证等虚损证型,但不适当地应用补益方法,会造成气机的阻滞,加重痰、瘀、毒的积聚,在治法中应注意扶正与祛邪的辨证结合。常用治法如下。

1. 温阳化痰法

脾失健运,气机阻滞,痰湿凝聚,而成肿块。"脾为生痰之源,肺为贮痰之器",痰湿凝聚成核成块,是肿瘤形成的重要因素,证属本虚标实。治宜化痰祛湿,虽有脾虚但以理气祛痰化湿为主。方用导痰汤加减,常用化痰祛湿药物有:山慈姑、制半夏、皂角刺、象贝母、前胡、杏仁、生薏仁、藿香、佩兰等。

2. 益气活血法

气血在肿瘤的形成中起到重要的作用,"气为血之帅,血为气之母",气滞、气虚均能导致血瘀,气虚血瘀也是常见证型之一。活血化瘀为治疗肿瘤常用治法,常用的药物有:丹参、五灵脂、全虫、虎杖、桃仁、红花等。现代药理研究表明红花具有抗癌作用,其对肿瘤的抑制率达90%以上。

3. 健脾益肾法

肾藏精,乃人体先天之本,脾主运化,乃人体后天之本。肿瘤日久多有脾肾受损,补益脾肾,扶助正气,有利于正气的恢复和抗邪,又有利于放疗、化疗及手术治疗,提高机体的抗病能力和适应能力,常用于放、化疗的辅助治疗。常用药物有:人参、黄芪、白术、山药、甘草、仙灵脾、锁阳、首乌、鹿角胶等。

4. 滋阴清热法

肿瘤晚期阴津耗伤,阴虚发热治宜滋阴清热抗癌,常用药物有:银柴胡、地骨皮、玄参、生地、麦冬、鳖甲等。

5. 补气养血法

补气养血法用于中晚期肿瘤患者手术、放疗、化疗后气阴两伤证,症见头晕目眩、少气懒言、乏力自汗等,常用药物有当归、川芎、熟地、茯苓、人参、黄芪、枸杞、阿胶等。

前两种方法以化湿、活血为主,后几种治法虽重补益但只宜用于手术、放疗、化疗后的对症治疗,并应注意理气、活血、化湿等药物的配合应用,以免加重痰、瘀、毒的凝聚,而使肿瘤进一步的增大和扩散。

三、现代药理研究

根据现代研究中医药治疗肿瘤的作用可概括为:①提高临床疗效延长生存期;②减轻放化疗的毒副反应;③提高手术效果;④治疗癌前病变;⑤抑癌抗癌;⑥提高机体免疫力。

现代药理研究表明补益类中药具有减毒增效、增强免疫、抑制肿瘤等作用。潘峰临床研究表明,黄芪注射液具有保护骨髓、减轻化疗所致的血液毒性、升高白细胞以保证化疗顺利进行的作用,预防、减轻或纠正化疗不良反应的作用;配合化疗在缓解肿瘤方面优于单纯化疗组。现代药理研究表明甘草的主要药理学活性物质甘草次酸能抑制肿瘤细胞增殖,导致肿瘤细胞凋亡,具有抗肿瘤作用。薏苡仁主要的活性成分薏苡仁酯、薏苡仁油有着很强的抗肿瘤作用,临床应用较多的抗肿瘤药康莱特注射液的主要成分即是薏苡仁脂肪油;叶敏等发现薏苡仁水提液能显著拮抗环磷酰胺所致免疫功能低下小鼠的免疫器官重量减轻和白细胞数量减少,明显增加小鼠腹腔巨噬细胞的吞噬百分率及吞噬指数,显著增加血清溶血素含量。

在这些研究中虽然补益类药物抗肿瘤作用的报道很多,仍有少数报道认为补益药抗肿瘤无明显作用,且和祛邪药物相比无明显优势。而祛邪药特别是清热解毒药物的抗癌作用已被广泛的认可,如药理研究证实苦参可抑制肿瘤细胞增殖,诱导肿瘤细胞分化和凋亡,抗肿瘤细胞黏附并抑制肿瘤细胞转移,并通过免疫机制增强其抗肿瘤活性,苦参素在抗肿瘤临床应用中可提高化疗药物的治疗效果,能减少化疗药物的毒性。因此在抗肿瘤和减毒增效方面,清热解毒药物可能比补益类药物作用更直接,效果更好。陈达理的研究表明,模型动物为荷瘤小鼠(SRS-82),喂服四君子汤组抑瘤率为15.69%,瘤重比空白对照组明显减轻,说明该方在体内可以直接抑制肿瘤生长。但与以攻邪为主的处方比较,攻邪方的抑瘤(抑瘤率达到28.45%)作用要明显强于四君子汤。同一实验的细胞凋亡项目,四君子汤组没有见到典型的凋亡改变,攻邪方组出现了明显的凋亡特征标志。体外血清药理学实验中,含四君子汤的血清对培养的肿瘤细胞虽然没有促进生长作用,但也没有明显的抑制、杀伤和诱导肿瘤细胞凋亡的效果,这说明补气药对体外培养的肿瘤细胞作用较差,并因此认为补益药物是通过间接作用而达到治疗肿瘤的目的,施用补益药的目的应该是补益身体,提高免疫力,而不是靠其直接抑杀肿瘤。人体免疫很奇妙,细胞免疫主要依靠自然杀伤细胞(NK)、吞噬细胞来消灭癌细胞,加拿大科学家斯坦曼1973年发现一种树突状的免疫细胞能够起到信使作用,给自然杀伤细胞和吞噬细胞报信来消灭癌细胞。最恰当的比喻为:树突细胞(相当于巡视组),巡视到人体变坏的癌细胞,然后通知自然杀伤细胞和巨噬细胞(相当于纪委)来查除人体的腐败分子癌细胞。发现树突细胞的科学家2011年获得诺贝尔生理学或医学奖。

黄金昶教授在临证中总结化疗和靶向治疗药的寒热证辨识值得借鉴,紫衫醇、依托泊苷、长春瑞滨、舒尼替尼、伊立替康属于寒药;吉非替尼、呃罗替尼、曲妥珠单抗、贝伐单抗、培美曲塞、吉西他滨、索拉非尼属于热药。我们临床研究发现卡倍他滨具有寒凉性质,在治疗胃癌方面对胃热伤阴证效果比脾胃虚寒证效果明显,阴阳平和胃癌患者用卡倍他滨容易引起不良反应就是腹胀腹泻,恶心呕吐,畏寒,脉虚等寒证。临证中根据恶性肿瘤病理类型来判断药物的寒热燥湿。腺癌多为小的外周病灶,常见于不吸烟患者和女性患者,多属于寒证,容易出现胸腔积液、淋巴结转移。故腺癌多寒湿,首选属于热燥药的培美曲塞效果好。小细胞肺癌多为热症,首选属于寒药的顺铂、依托泊苷。鳞癌多属于热症,选用寒药的紫衫醇效果好。根据药物的不良反应来认识药物的寒热燥湿,紫衫醇容易引起关节肌肉疼痛、白细胞减少、低血压、心动过缓、厌食、水肿,多为寒药;西妥珠单抗易出现全身红色皮疹,因此为热药;易瑞沙容易出现口干、手足裂,多属于燥药。根据骨髓抑制程度认识药物的寒热燥湿,白细胞损伤快者为寒药,因为阳易速升;损伤慢者为热药,因为阴难速成。在辨治肺癌时候的基本经验是中西医结合、中西药并用。

放射治疗属于热,易于伤阴。中医学认为放射线属于外感温热邪气,与温病病因特征相似,温邪上受首先犯肺,热毒伤人,可直达脏腑,损伤阴液,因此益气养阴清肺是治疗放射性肺炎的基本治疗原则,可以用清燥救肺汤加减。常见的放射性皮炎用清热解毒药黄连、黄芩、黄柏、炉甘石制成膏涂患处,效果满意。放射性食管炎常用竹叶石膏汤煎煮,每次200 mL,起到清热解毒、活血化瘀、养阴生津作用。放射性直肠炎可以用经方葛根芩连汤合白头翁汤加减。

四、结论

肿瘤的最可怕之处是转移,根据祖国医学"治未病"理论及著名专家姜春华提出的"截断扭转"学术观点,对于肿瘤的治疗应该抓紧早期治疗,快速控制病情,掌握辩证规律,采取果断措施和特殊功效方药,直捣病巢,迅速祛除病因。如不能迅速祛灭病因,也要断然救危截变,拦截病邪深入,尽可能阻止疾病恶化,为进一步治疗肿瘤争取时间。因此对于已经癌变并经确诊的肿瘤,应采取积极诊断和治疗措施,特别在中、早期应以祛邪抗癌为治疗原则,甚至以手术、放疗、化疗为治疗方法,即使是在晚期也不宜拘泥于补益,过度的补益会助长癌细胞的扩散,贻误治疗的最佳时机。笔者认为中医的补是主动的补,调动性的补,西医的补是被动的补,但中医补的同时正常细胞得到了营养,癌细胞也得到了营养。因此补法仅限于肿瘤放、化疗的辅助疗法,用于减毒增效,而不宜过用补法或单用补法治疗肿瘤,临床上应用"补法"治疗肿瘤应慎重。

参考文献

[1]潘峰.黄芪注射液辅助化疗增效减毒临床研究[J].山东中医药大学学报,2003,27
   (2):137-139.

[2]金敏,吴红金.甘草次酸药理作用的研究进展[J].医学综述,2009,15(11):1715-1721.

[3]胡少华,肖小年,易醒.张建平薏苡仁的研究新进展[J].时珍国医国药,2009,20(5):
   1059-1060.

[4]叶敏.薏苡仁水提液对免疫抑制小鼠免疫功能的影响[J].安徽医药,2006,10
   (10):727.

[5]黄赞松,周喜汉.苦参素药理和抗肿瘤作用研究[J].医学综述,2009,15(11):
   1701-1704.

[6]陈达理.中医补益和攻邪两法治疗肿瘤的探讨[J].中医临床康复,2005,9(1):212.

第五讲
"截断扭转"法在肿瘤治疗中的应用

目前,恶性肿瘤的死亡率逐年上升,防治肿瘤的转移可以大大降低死亡率,温病学中的"截断扭转"理论应用于防治肿瘤转移具有重要意义。

一、"截断扭转"的市质

清代叶天士在《温疫论》中提出卫气营血辨证:"在卫汗之可也,到气才可清气。入营犹可透热转气,入血就恐耗血动血,直须凉血散血。"著名中医专家姜春华根据温病学理论在辨病辨证基础上,提出了"截断扭转"的学术观点,其主要精神是抓紧早期治疗,快速控制病情,掌握辨证规律,采取果断措施和特殊功效方药,直捣病巢,迅速祛除病原,如不能迅速祛灭病因,也要断然救危截变,拦截病邪深入,尽可能阻止疾病恶化,为进一步治疗肿瘤争取时间。

"扭转"是指扭转病势,使之向好的方向发展,具体地说,是通过调整邪正比势和病体动态,使病情由危转安,由重转轻,由急转缓,由逆转顺,进而邪退正复,转入坦途。西医的化疗、放疗、手术俗称治疗癌症的"三斧子",经循证医学证实是"截断扭转"的良法,临床要按指南应用。中西医结合、中西药并用是治疗恶性肿瘤的中国经验。

二、"截断扭转"与肿瘤转移的治法

肿瘤最可怕之处是转移,根据祖国医学"治未病"理论及"截断扭转"治则,提前布局,可使肿瘤转危为安。以下是笔者临床应用"截断扭转"的具体方法。

1. 清热解毒

恶性肿瘤,特别是中晚期患者常有发热、肿块增大、局部灼热、疼痛、口渴、舌红苔黄、脉数,属于邪热内陷证,治宜预防癌毒侵犯肺、肝。自拟清肺保肝汤,方药有百部、白花蛇舌草、败酱草、土茯苓、菊花、七叶一枝花、地丁、半边莲、半枝莲、白头翁、金银花。清热解毒法对肿瘤转移到肺起到扭转作用,肺为娇脏,清肺热可防癌毒向肺转移。

清热解毒抗肿瘤的药理研究报道较多,直接抑制肿瘤,抗癌活性最强,如白花蛇舌草、山豆根、半枝莲、穿心莲、冬凌草均有不同程度的抑瘤作用。另外还有调节机体免疫功能、调节内分泌功能、抗炎排毒作用。清热解毒药能阻断致癌和反突变,有实验证明,七叶一枝花对肝癌有抑制作用;黄连能抑制癌细胞的核酸形成;冬凌草可对肿瘤细胞内钠泵的活性产生灭活作用,还可抑制 DNA 的形成,达到杀瘤作用;白花蛇舌草、半枝莲、半边莲均有一定的抗癌作用。另外放疗用的射线其性属于热毒,易于耗伤阴液,中医可以用清热解毒、滋养阴液治疗放射性皮炎、放射性肺炎、放射性肠炎等。这些疾病基本病机是阴虚为本,热毒为标。

2. 软坚散结法

肿瘤又名石瘕、石疽、乳岩、石瘿、肾岩、石疔,多为有形之肿块。经曰"坚者消之""结者散之",防治肿瘤的转移,可提前布局软坚散结药。常用软坚散结药物有:鳖甲、藤梨根、石见穿、莪术、八月札、海藻、瓜蒌、地龙、土鳖、昆布。现代药理研究证明,软坚散结药物抗肿瘤作用主要在于直接杀伤癌细胞。我们在临床上常常于癌症术后用软坚散结法预防癌细胞转移,已发生一处转移的可预防其多处转移。

3. 化痰祛湿法

脾失健运,气机阻滞,痰湿凝聚,而成肿块,"脾为生痰之源,肺为贮痰之器",痰湿既为病理产物,又为继发性致病因素。痰凝湿聚成核、成块,是肿瘤转移的重要因素。治宜化痰祛湿,方用导痰汤加减。常用的化痰祛湿药物有山慈菇、制半夏、皂角刺、象贝母、葶苈子、海浮石、前胡、杏仁、苍术、青礞石、海浮石、络石藤、独活、藿香、佩兰、生苡仁。现代药理研究证明,化痰祛湿法对肿瘤有直接抑制作用。

4. 活血化瘀

气血在肿瘤的形成中起到重要的作用,"气为血之帅,血为气之母",气滞、气虚均能导致血瘀,而为肿瘤。血瘀既是病理产物,又是肿瘤的病因,活血化瘀治疗肿瘤为常用之法。常用的活血化瘀药物有丹参、五灵脂、王不留行、桃仁、红花、赤芍、三棱、莪术、乳香、没药、蒲黄、水蛭、穿山甲、土鳖、当归、泽兰、虎杖、石见穿、全虫、血竭。现代药理研究证明,活血化瘀药具有抑制癌细胞生长、抗凝与纤溶的作用,可以减少癌栓形成,防止转移,改善微循环及局部缺氧状态;对放化疗有增效,起到提高疗效的作用,可以促进纤维组织软化和吸收,对合并肝硬化等有利。有人用红花做体外实验,发现红花具有抗癌作用,其对肿瘤的抑制率达 90% 以上。穿山甲、莪术可促进纤溶,使转移灶新生毛细血管退化。姜黄素、丹参酮既可诱导细胞分化,促进细胞凋亡,又可杀灭癌细胞。也有学者对活血化瘀在防治肿瘤转移上提出不同观点。在药理研究上张培彤观察川芎嗪、水蛭素、丹参彤和凝血酶对高转移肺巨细胞肺癌 PGCL3 和低转移肺腺癌患者 PAa 细胞侵袭和黏附的影响,结果表明活血中药对肿瘤细胞的侵袭和转移具有促进和抑制的双向作用。夏跃胜报道扶正活血中药能明显提高鼻咽癌患者的远期生存率,单纯活血中药有可能增加远处转移。

5. 以毒攻毒

随着对恶性肿瘤的研究不断深入,现在普遍认为邪毒结于体内,是恶性肿瘤发生的根本原因之一,并且贯穿于恶性肿瘤发生发展的整个过程。古人在治疗恶性肿瘤的临床治疗过程中,采用"以毒攻毒"的方法,例如陈实功的蟾酥丸,王洪绪的小金丹等。中医认为肿瘤的发生与六淫外侵、气血凝结,七情内伤、脏腑亏损,饮食劳伤、正虚邪留,以及先天不足、禀赋异常有关。例如程国华报道蟾酥的有效成分蟾毒内酯类物质对子宫颈癌、腹水型肝癌等有抑制作用,华蟾素对动物移植性肿瘤有抑制作用。朱国民报道马钱子碱抑制 NF-κB 的激活,进而从转录水平抑制 COX-2 的基因表达促进非小细胞肺癌细胞 A549 细胞的凋亡,表明马钱子碱对肿瘤细胞有明显的细胞毒性作用。张珂报道重楼醇提取物对胃癌 SGC-7901 细胞生长有明显抑制作用,并可诱导 SGC-7901 细胞凋亡。蟾酥、马钱子、重楼均是有毒的中药,在肿瘤临床治疗中运用,充分体现了"以毒攻毒"疗法。毒性中药指的是中毒剂量与治疗剂量接近或者相当,用药安全系数较小,容易引起毒性反应的中药,包括半夏、南星、附子、斑蝥等。在恶性肿瘤的临床治疗过程中,"以毒攻毒"疗法运用较广,应当严格把握用药剂量,密切注意用药后反应,可取得预期的治疗效果。历代医家及民间流传许多治疗癌症的方法和药物都是"以毒攻毒"。肿瘤是邪毒瘀积于体内,肉瘤大多表现为阴毒,因此多用辛热有毒的中药,有人用阳和汤治疗肉瘤取得了良好的疗效。"以毒攻毒"方药存在量效关系,治疗剂量与中毒剂量比较接近,牢记治疗剂量和中毒剂量,应用指征为只要中医辨证有癌毒,无论早中晚,也不论对放化疗敏感与否,都可以用以毒攻毒中药。

三、"截断扭转"理论的应用

西医放疗、化疗、手术也属于"截断扭转"。合格的肿瘤医生强调中西医结合,同时十分重视手术、放疗、化疗在肿瘤治疗中的作用,好比打仗一样,手术、放疗好像炸掉敌人的碉堡,为了清扫战场、消灭体内残存癌细胞,一般要进行化疗。随着细胞凋亡研究的深入,中医药诱导肿瘤细胞凋亡的研究显示出良好的势头。在防治肿瘤转移时,可在肿瘤转移之前用清热解毒、祛湿化痰、软坚散结、活血化瘀等法以防止肿瘤细胞向骨、肝、肺及脑等部位转移。临床研究证明,应慎用补益药物,在肿瘤细胞处于相对静止时用补益药,人体免疫提高时,肿瘤细胞也得到了营养,因此不宜用补益药物,应该用上述四法进行"截断扭转"治疗。临床药理研究证明,中药可抑制肿瘤细胞的增殖和转移,可增强化疗药物的疗效,提高机体免疫功能。现代医学在有关靶向治疗方面的研究取得了显著进步。实验表明中药能抑制基质金属蛋白酶的表达,干扰内皮细胞与细胞外基质的相互作用,阻止肿瘤血管网的形成。中药抗肿瘤新生血管的研究为中医"截断扭转"治疗肿瘤转移提供了理论依据。从中药中找到更多有效的抗肿瘤药是肿瘤研究热点,从原来中药复方制剂治疗肿瘤到现在从中药提取单体治疗肿瘤是革命性的进步。中医治病八法汗、吐、下、和、温、清、消、补都可以用于"截断扭转"。消瘤抑瘤属于截断病进,中医和法的应用"带瘤生存",就是与肿瘤和解,人体与肿瘤和平共处,属于更高层次的"截断扭转","带瘤生存"理念是中医学治疗肿瘤的基本特点。

四、"截断扭转"治疗癌痛

(一)癌痛评估

癌痛评估是合理、有效进行止痛治疗的前提,应包含详细的病史、体格检查、心理状况评估,使用适当的疼痛评估工具和诊疗手段评估疼痛严重程度。为了准确和真实评估癌症患者的疼痛情况,应当遵循"常规、量化、全面、动态"的评估原则。

1. 常规评估原则

及时、准确的评估是癌痛治疗的第一步也是关键环节。医护人员应主动询问癌症患者有无疼痛,应当在患者入院后4小时内完成常规疼痛评估并及时进行镇痛治疗,并在患者入院后8小时内完成相应的病历记录。对于有疼痛症状的癌症患者,应当将疼痛评估列入护理常规监测和记录的内容。如果存在肿瘤科急症相关的疼痛,如病理性骨折、脑转移、感染及肠梗阻等急症所致的疼痛,应首先对引起疼痛的相关疾病进行治疗,从而缓解疼痛。即使患者病情稳定,疼痛控制良好,也应该进行常规的疼痛评估。

2. 量化评估原则

癌痛量化评估是指采用疼痛程度评估量表等量化标准来评估患者疼痛主观感受程度,需要患者的密切配合。量化评估疼痛时,应当重点评估最近24小时内患者最严重和最轻的疼痛程度,以及平常情况的疼痛程度。量化评估应当在患者入院后4小时内完成。中、重度疼痛(数字分级法4~10)应该有医护交班记录。在医师和护士的癌痛评分不一致时,应分析具体原因,明确评分标准,力求达到一致。

3. 癌痛的量化评估

通常使用数字分级法(NRS)、面部表情评估量表法及主诉疼痛程度分级法(VRS)3种方法。

(1)数字分级法 使用疼痛程度数字评估量表对患者疼痛程度进行评估。将疼痛程度用0~10个数字依次表示,0表示无疼痛,10表示能够想象的最剧烈疼痛。交由患者自己选择一个最能代表自身疼痛程度的数字,或由医护人员协同患者理解后选择相应的数字描述疼痛。按照疼痛对应的数字,将疼痛程度分为轻度疼痛(1~3),中度疼痛(4~6),

重度疼痛(7~10)。

(2)面部表情疼痛评分量表法 由医护人员根据患者疼痛时的面部表情状态,对照面部表情疼痛评分量表以进行疼痛评估,适用于自己表达困难的患者,如儿童、老年人、存在语言文化差异或其他交流障碍的患者。

(3)主诉疼痛程度分级法 主要是根据患者对疼痛的主诉,可将疼痛程度分为轻度、中度、重度3类。

轻度疼痛:有疼痛,但可忍受,生活正常,睡眠未受到干扰。

中度疼痛:疼痛明显,不能忍受,要求服用镇痛药物,睡眠受到干扰。

重度疼痛:疼痛剧烈,不能忍受,需用镇痛药物,睡眠受到严重干扰,可伴有自主神经功能紊乱或被动体位。

4.全面评估原则

癌痛全面评估是指对癌症患者疼痛及相关病情进行全面评估,包括疼痛病因及类型(躯体性、内脏性或神经病理性)、疼痛发作情况(疼痛性质、加重或减轻的因素)、止痛治疗情况、重要器官功能情况、心理精神情况、家庭及社会支持情况及既往史(如精神病史,药物滥用史)等。患者疼痛的自我报告是全面疼痛评估中最有价值的信息来源,因此把握与癌症患者接触的每次机会进行疼痛评估。如果出现新的、恶化的或持续的疼痛,应进行全面的疼痛评估和重新评估,并将评估结果进行详细的记录。

应当在患者入院后24小时内进行首次全面评估,在治疗过程中,应当在给予止痛治疗48小时内或达到稳健缓解状态时进行再次全面评估,原则上不少于2次/月。癌痛全面评估建议使用简明疼痛评估量表(BPI)。可使用ID Pain量表等辅助诊断神经病理性疼痛。对于门诊患者的全面疼痛评估,可使用门诊疼痛评估量表。

5.动态评估原则

动态评估是指持续、动态评估癌痛患者的疼痛症状变化情况,包括评估疼痛程度、性质变化情况、爆发性疼痛发作情况、疼痛转轻及加重因素及止痛治疗的不良反应等。癌痛的再评估指在给予镇痛干预措施(包括药物和非药物性干预措施)后,再次评估患者的疼痛,以确认疗效及是否需要采取干预措施。动态评估和再评估的频度根据所实施的镇痛干预措施、患者的病情程度、患者疼痛的剧烈程度及不良反应而定。再评估对于药物止痛治疗剂量滴定尤为重要。在止痛治疗期间,应当记录用药种类及剂量滴定、疼痛程度及病情变化。

(二)及早、充分、持续、有效的癌痛治疗

1.治疗原则

癌痛应当采用综合治疗的原则,根据患者的病情和身体状况,应用恰当的止痛治疗手段,及早、充分、持续、有效地消除疼痛,预防和控制药物的不良反应,降低疼痛及治疗

带来的心理负担,以期最大限度地提高患者生活质量和舒适度,延长生存时间。

2. 治疗方法

癌痛的治疗方法包括:病因治疗、药物止痛治疗和非药物治疗。

3. 病因治疗

癌痛的主要病因是癌症本身、并发症等。针对癌症患者给予抗癌治疗,如手术、放射治疗、化学治疗、分子靶向治疗、免疫治疗及中医药等,有可能减轻或解除癌痛。

4. 药物治疗

(1)原则　根据世界卫生组织(WHO)《成人和青少年癌痛的药物治疗和放射治疗管理指南》,癌痛药物止痛治疗的五项基本原则如下。

1)口服给药:口服为首选给药途径。还可以根据患者的具体情况选用其他给药途径,包括静脉、皮下、直肠和经皮给药等。

2)按阶梯用药:指应当根据患者疼痛程度,有针对性地选用不同强度的镇痛药物。①轻度疼痛可选用非甾体抗炎药(NSAID);②中度疼痛可选用弱阿片类药物或低剂量的强阿片类药物,并可联合应用非甾体抗炎药及辅助镇痛药物(镇静剂、抗惊厥类药物和抗抑郁类药物等);③重度疼痛首选强阿片类药,并可合用非甾体抗炎药及辅助镇痛药物(镇静剂、抗惊厥类药物和抗抑郁类药物等)。

在使用阿片类药物治疗的同时,适当地联合应用非甾体抗炎药,可以增强阿片类药物的止痛效果,并可减少阿片类药物用量。如果能达到良好的镇痛效果,且无严重的不良反应,轻度和中度疼痛时也可考虑使用强阿片类药物。如果患者诊断为神经病理性疼痛,应首选三环类抗抑郁药物或抗惊厥类药物等。如果是癌症骨转移引起的疼痛,应该联合使用双膦酸盐类药物,抑制溶骨活动。

3)按时用药:指按规定时间间隔规律性给予止痛药,按时给药有助于维持稳定有效的血药浓度。目前,缓释药物的使用日益广泛,建议以即释阿片类药物进行剂量滴定、缓释阿片药物作为基础用药的止痛方法;出现爆发痛时,可给予即释阿片类药物对症处理。

4)个体化给药:指按照患者病情和癌痛缓解药物剂量,制订个体化用药方案。由于患者个体差异明显,在使用阿片类药物时,并无标准的用药剂量,应当根据患者的病情,使用足够剂量的药物,尽可能使疼痛得到充分缓解。同时,还应鉴别是否有神经病理性疼痛的性质,考虑联合用药的可能。

5)注意具体细节:对使用止痛药的患者要加强监护,密切观察其疼痛缓解程度和机体反应情况,注意药物联合应用时的相互作用,并且及时采取必要措施尽可能地减少药物的不良反应,以提高患者的生活质量。

(2)药物选择与使用方法　应当根据癌症患者疼痛的性质、程度、正在接受的治疗和伴随疾病等情况,合理地选择止痛药物和辅助镇痛药物,个体化调整用药剂量、给药频率,积极防治不良反应,以期获得最佳止痛效果,且减少不良反应。

1)非甾体抗炎药和对乙酰氨基酚:常用于缓解轻度疼痛,或与阿片类药物联合用于缓解中、重度疼痛。非甾体抗炎药会引起消化性溃疡、消化道出血、血小板功能障碍、肾功能损失、肝功能损失及心脏毒性等不良反应。因此使用时要严格控制剂量,日限制剂量为:布洛芬 2 400 mg/d,塞来昔布 400 mg/d,对乙酰氨基酚 1 500 mg/d。如果需要长期使用非甾体抗炎药或对乙酰氨基酚,或日用剂量已达到限制性用量时,应考虑更换为单用阿片类止痛药;如为联合用药,则只增加阿片类止痛药用药剂量,不得增加非甾体抗炎药和对乙酰氨基酚剂量。考虑到对乙酰氨基酚的肝脏毒性,为防止过量,对乙酰氨基酚-阿片复方制剂使用须谨慎。

2)阿片类药物:是中、重度疼痛治疗的首选药物。对于慢性癌痛治疗,推荐选择阿片受体激动剂类药物。长期使用阿片类止痛药时,首选口服给药途径,有明确指征时也可考虑其他给药途径(包括静脉、皮下、直肠、经皮给药等)。目前,临床上常用于癌痛治疗的即效阿片类药物有吗啡即释制剂和羟考酮即释制剂,长效阿片类药物为吗啡缓释片、羟考酮缓释片、芬太尼透皮贴剂等。对于癌症相关神经病理性疼痛,可辅助应用抗抑郁药和抗惊厥药等。

3)阿片类受体混合激动-拮抗剂:不推荐用于癌痛治疗且不应与阿片受体激动剂合用。对于阿片依赖患者,从阿片受体激动剂转向阿片受体混合激动-拮抗剂会引起阿片类依赖患者出现戒断症状。阿片类药物常会引起便秘、恶心、呕吐、嗜睡、瘙痒、头晕、尿潴留、谵妄、认知障碍、呼吸抑制等不良反应,但除便秘外,大多不良反应是暂时性的和可耐受的。便秘症状通常会持续发生于治疗的全过程,因此需注意润肠通便。

• 剂量滴定:阿片类止痛药的疗效及安全性存在较大个体差异,需要逐渐调整剂量,以获得最佳用药剂量,称为剂量滴定。根据欧洲姑息治疗协会(EAPC)发布的基于循证医学证据的《癌痛患者阿片类药物镇痛指南》,吗啡、羟考酮与氢吗啡酮的即释或缓释制剂均可用于滴定,同时给予即释阿片作为补充药物治疗爆发痛。癌痛控制的目标为尽可能在24小时内使疼痛得到稳定控制。

在滴定过程中,中重度癌痛患者可以使用即释阿片类药物进行滴定,也可以使用缓释阿片类药物为背景,同时给予即释阿片类药物进行滴定处理爆发痛(阿片类药物耐受患者是指服用至少以下剂量药物者:口服吗啡 60 mg/d,口服羟考酮 30 mg/d,口服氢吗啡酮 8 mg/d,芬太尼透皮贴剂 25 皮克/小时,或等效剂量其他阿片类药物,持续 1 周或更长时间)。根据患者的疼痛控制情况,缓释药物可考虑 12 小时进行剂量调整,以获得更佳的疗效。

对于重度疼痛或疼痛危象推荐使用即释阿片类药物进行滴定,以便最短时间控制疼痛。疼痛控制稳定后,将即释阿片类药物转换成缓释阿片类药物进行维持治疗。

• 维持治疗:我国常用的长效阿片类药物包括吗啡缓释片、羟考酮缓释片、芬太尼透皮贴剂等。在应用长效阿片类药物期间患者可能发生爆发痛。2009 年英国和爱尔兰姑息治疗学会癌性爆发痛管理推荐中,将爆发痛定义为基础疼痛控制相对稳定和药量充足的前提下,自发的或有相关的可知或不可知的触发因素引发的短暂疼痛加重。所以应当备用即释阿片类药物处理爆发痛(如口服吗啡即释制剂、口服羟考酮即释制剂、吗啡或羟考酮针剂等)。当患者因病情变化,长效(阿片类)药物剂量不足时,或发生爆发痛时,立即给予短效阿片类药物,用于解救治疗及剂量滴定。解救剂量为前 24 小时用药总量的 10% ~20%。每日短效阿片解救用药次数>3 次时,应当考虑将前 24 小时解救用药换算成长效阿片类药按时给药。

阿片类药物之间的剂量换算,可参照换算系数表。换用另一种阿片类药时,仍然需要仔细观察病情,并个体化滴定用药剂量。

如需减少或停用阿片类药物,则采用逐渐减量法,考虑阿片剂量按照 10% ~25% 减少,直到每天剂量相当于 30 mg 口服吗啡的药量,继续服用两天后即可停药。

(3)辅助用药　辅助镇痛药物包括:抗惊厥类药物、抗抑郁类药物、皮质激素、N 甲基-D-天冬氨酸受体(NMDA)拮抗剂和局部麻醉药等。辅助药物能够增强阿片类药物止痛效果,或产生直接镇痛作用。辅助镇痛药常用于辅助治疗神经病理性疼痛、骨痛、内脏痛。辅助用药的种类选择及剂量调整,需要个体化对待。常用于神经病理性疼痛的辅助药物如下。

1)抗惊厥类药物:用于神经损伤所致的撕裂痛、放电样疼痛及烧灼痛,如卡马西平、加巴喷丁、普瑞巴林。

2)三环类抗抑郁药:用于中枢性或外周神经损伤所致的麻木样痛、灼痛,该类药物也可以改善心情、改善睡眠,如阿米替林、度洛西汀、文拉法辛等。药物止痛治疗期间,应当在病历中记录疼痛评分变化及药物的不良反应,以确保患者癌痛安全有效、持续缓解。

5.非药物治疗

用于癌痛治疗的非药物治疗方法,主要有介入治疗、放疗(姑息性止痛放疗)、针灸、经皮穴位电刺激等物理治疗、认知-行为训练以及社会心理支持治疗等。适当地应用非药物疗法可以作为药物止痛治疗的有益补充;而与止痛药物治疗联用,可能增加止痛治疗的效果。

介入治疗是指神经阻滞、神经松解术、经皮椎体成形术、神经损毁性手术、神经刺激疗法及射频消融术等干预性治疗措施。硬膜外、椎管内或神经丛阻滞等途径给药,可通过单神经阻滞而有效控制癌痛,有利于减轻阿片类药物的胃肠道反应,降低阿片类药物的使用剂量。介入治疗前,应当综合评估患者的体能状况、预期生存时间,是否存在抗肿瘤治疗指征、介入治疗适应证潜在获益和风险等。放疗(姑息性止痛放疗)常常用于控制骨转移或者肿瘤压迫引起的癌痛。

6. 门诊癌痛患者管理

门诊癌痛患者管理是癌症疼痛诊疗规范化管理的重要组成部分,是衔接住院管理与居家管理的"桥梁",因此有必要对其进行一定的规范。在门诊癌痛管理中,强阿片药物的使用是其关键。考虑到门诊癌痛患者用药依从性,结合住院癌痛患者药物使用的经验,建议门诊癌痛患者将缓释口服制剂作为首选(示例:缓释盐酸羟考酮),对于门诊患者,推荐使用门诊简化滴定方法。

7. 患者和近亲属宣教随访

患者和近亲属宣教癌痛治疗过程中,患者及其近亲属的理解和配合至关重要,应当有针对性开展止痛知识宣传教育。重点宣教以下内容:鼓励患者主动向医护人员如实描述疼痛的情况,说明止痛治疗是肿瘤综合治疗的重要部分,忍痛对患者有害无益,多数癌痛可以通过药物治疗有效控制,患者应当在医师指导下进行止痛治疗,按要求规律服药,不宜自行调整止痛方案和药物(种类、用法和剂量等);吗啡及其同类药物是癌痛治疗的常用药物,在癌痛治疗时应用吗啡类药物引起"成瘾"的现象极为罕见,应当确保药物妥善放置,保证安全;止痛治疗时,要密切观察、记录疗效和药物的不良反应,及时与医务人员沟通交流,调整治疗目标及治疗措施;应当定期复诊或遵嘱随访。

应当建立健全癌痛患者的随访制度。对于接受癌痛规范化治疗的患者进行定期的随访、疼痛评估并记录用药情况,开展患者教育和指导,注重人文关怀,最大限度满足患者的镇痛需要,保障其获得持续、合理、安全、有效的治疗。

(三) 中医外治法

1. 膏药

一般制成硬膏。其携带方便,局部吸收充分,药量充足,全身及胃肠刺激小,为癌症局部疼痛首选。中医认为癌痛为寒凝血瘀痰结,膏药多选用马前子、川乌、草乌、冰片、白芥子、延胡索、细辛血竭、乳香、没药、全虫、穿山甲等。可以明显缓解重度癌性疼痛的疼痛程度、延长阿片镇痛持续时间、减少爆发痛的次数、减少阿片药物用量、减轻不良反应、提高癌痛患者生活质量。

2. 针灸

我们针灸治疗肿瘤"原创、全面、高效"。针灸治疗肿瘤及其并发症有绝对优势,艾灸可以迅速恢复肿瘤患者免疫功能,可以有效防止肿瘤转移。针灸止痛有循证医学依据,针刺可减少化疗耐药、增加肿瘤局部药物浓度、提高化疗疗效。针与灸可以迅速、简单解决肿瘤疑难并发症,如心包积液、胸腔积液、胸膜转移癌痛与放疗会阴痛、恶性不全肠梗阻、乳腺癌术后上肢肿胀、骨髓抑制。

针灸属于肿瘤的绿色疗法之一。从针灸的微创到电针、微波针及肿瘤放射和热疗等,针灸的有形和无形治疗模式,一直在启发着肿瘤临床治疗领域的发展和完善。WHO

在 2000 年提出让癌症患者不痛的目标,在这一研究趋势中,针灸疗法的进一步发展,必将对中医发展模式的拓展和完善产生积极的现实意义。电热针及各种各样的理疗保健器械都是中医针灸的拓展。临床上我们针刺中脘、上脘、中脘、合谷、内关、关元、足三里配合中药贴敷神阙穴治疗放、化疗引起的恶心、呕吐及食欲不振,效果满意。在肿瘤发生的启动阶段和相持阶段,生活因素是肿瘤启动的主要因素和条件,启动后的相持阶段可以是一个较短的时期,也可是一个很快的变化。中医辨证施治中,同样存在一个相持阶段,同时在这个相持阶段中,"正邪相争"即体质抵抗力的下降和肿瘤的蓄势待发和恶化,也是一个相持阶段。"带瘤生存"就是人体抗病能力和肿瘤处于相持阶段的相对稳定时期。体质、生活、保健、治疗,往往能决定这个阶段的时间长短,即带瘤生存期。针灸研究,从皮肤到分子学说,中医针灸学说面临着质的改进和疗效的飞跃,针灸作为一种肿瘤止痛疗法,也为肿瘤研究提供有益的借鉴。由于肿瘤的并发症及局部病理改变,部分患者疼痛较为严重,晚期患者的止痛效果、胃肠道功能以及平稳的心态是提高带瘤生存质量的重要环节。生活质量和对症治疗是临床治疗的重要措施。中医针灸的止痛作用历来受到临床的重视,一般针刺阿是穴效果佳。随着对皮肤组织及神经末梢和树突状细胞、网状内皮系统研究的深入,肺与皮肤的关系、针灸与皮肤皮下组织的关系、针灸的多重效应越来越受到关注。从基因学说到细胞生理,电子可进一步分解为亚粒子并保有原电子的物理特性。科学家发现新亚原子粒子,将有助于揭开物质结构的奥秘。中医临床治疗的"全息"效应同肿瘤患者间"天人合一"信息的相互作用,必将在基因层次产生治疗效果。科学家发现新亚原子粒子将有助于揭开物质结构奥秘,医易同源,药食同源,针灸同源,针灸的微创意义,引领着中医的电子现代化的潮流。对针灸的相关研究,推动着针灸解剖学及分子生物学的发展。穴位按摩内关、足三里、合谷、关元、中脘对放化疗引起的胃肠道反应如恶心、呕吐、腹痛、腹泻有效。我们针刺中极、曲骨、关元、足三里、三阴交、阴陵泉治疗肿瘤术后尿潴留,效果较好。人体皮肤和内皮细胞同源于外胚层,在"基因信息"层次可能有一定的联系。针灸及中药等保健医疗,都会引发人体各层次的"信息调控",从而改善人体的整个调控状态。针灸微创治疗及腔镜疗法必将对肿瘤治疗产生深远的意义。针灸治疗的应用包括骨髓抑制与肝功能异常(白细胞低、粒细胞低、血小板低、贫血)、恶性肠梗阻、胃瘫、乳腺癌术后上肢肿胀、恶性积液(胸腔积液、脑积水、腹腔积液和心包积液)、癌性疼痛(胸膜肿瘤疼痛、放疗会阴痛)、癌因性疲劳、癌性发热、抑瘤。

3. 热奄包

把加热后的中药药包置于身体的患病部位,利用其温通经脉、调和气血作用,对治疗癌症腹痛、肠梗阻效果满意。

4. 药物外洗

外洗使药物直达病所,起到调和气血的作用,对肿瘤化疗引起的手足麻木、疼痛,可以用足浴方法。

5.耳针

对放化疗引起的胃肠道反应如恶心、呕吐、腹痛、腹泻有效,对肿瘤眩晕有效。主穴选癌症所在脏器,配上交感、神门、耳中、皮质下、三焦等穴位。

第六讲
结节、囊肿、血管瘤、平滑肌瘤、
息肉的治疗

一、肺结节的治疗

随着现代人生活水平的提高，越来越多的人有定期体检的习惯，之前从未发现的问题在细致的体检下浮出水面，其中可能就包括一个常见的病变——肺结节。患者也许之前从来没有咳嗽、胸闷、胸痛等肺部的症状，但是看到这个结节后，开始恐慌，似乎开始有意无意地注意自己是否咳嗽、胸痛，开始担心这个结节会不会长大，会不会恶变。那么肺结节究竟可怕吗？我们需要怎么面对呢？

肺结节是指肺实质内直径≤3 cm的类圆形或不规则病灶，影像学表现为密度增高的阴影，可单发或多发，边界清晰或不清晰。形成肺结节的原因有很多，其中良性的病因包括感染、炎症、血管性、先天性、淋巴管性、肺外、肋骨骨折，恶性原因包括肺癌、转移结节及其他因素如畸胎瘤、平滑肌瘤、浆细胞瘤、神经鞘瘤等。良性的结节对于大多数人来说都是无须担心的，我们最关注的是那些容易恶变的肺结节。那么哪些肺结节恶变的可能性比较大呢？研究表明，直径大的结节、位于肺上叶的结节、部分实性结节、数量较少的结节和具有毛刺征的结节发生恶变的可能性大。此外，老年、女性、肺癌家族史、肺气肿也都是肺结节恶变的高危因素。

在临床上，可以按照不同的标准对肺结节进行分类，最常见的是按照良、恶性分为良性结节和恶性结节。大部分的肺结节都是良性的，80%都是肉芽肿性或肺内淋巴结，10%为错构瘤等良性病变。恶性结节中有75%都是肺癌，其中腺癌最为常见，其次是鳞癌。我们所要做的就是从所有结节中鉴别出那些处于早期或可治愈阶段的肺癌，但是即使是最高明的医生，想要一下就鉴别出来结节是好是坏，也并不是一件简单的事。中华医学会呼吸病学分会肺癌学组及中国肺癌防治联盟专家组最新发布的《肺结节诊治中国专家共识（2018年版）》建议，将肺癌高危人群定义为：≥40岁；吸烟>20包/年或曾经吸烟、戒烟时间<15 年者;有环境或高危职业暴露史(石棉、铍、铀、氡等接触者);合并有慢性阻塞性肺疾病、肺纤维化、肺结核病史;既往有恶性肿瘤及肺癌家族史者。因此对此类人群需要特殊关注,如果此类人群发现肺结节,一定要定期随访,严防发生恶变。

临床上诊断肺结节的方法主要包括影像学、病理细胞学、传统/新型的支气管镜技术和手术及非手术活检技术。当然每一种方法都有各自的优缺点。最常见是首先通过影像学检查初步筛选出肺结节患者,判断其位置、大小及特征,并根据临床医生的经验及对患者的定期检查,判断肺结节的良、恶性。目前临床上主要采用的预测模型是 Mayo 模型:恶性概率$=ex/(1+ex)$,其中 $x=-6.827\ 2+0.039\ 1\times$年龄$+0.791\ 7\times$吸烟史$+1.338\ 8\times$恶性肿瘤$+0.127\ 4\times$直径$+1.040\ 7\times$毛刺征$+0.783\ 8\times$位置,$e$是自然对数的底数。查出肺结节后,最重要的就是随访计划。临床医生一般会根据结节的大小及恶性概率进行随访方案的制订,具体的随访方案如下。

第一,直径≥8 mm 的实性肺结节,首先判断肺结节的恶性概率和患者手术风险。若恶性概率很低(<5%),或者恶性概率为低-中度(5%～65%),但是患者具有高手术风险,则推荐首次检查后 3～6 个月、9～12 个月、18～24 个月行 CT 扫描,严格定期随访。对于不能耐受手术的高度恶性概率的肺结节,PET 评估后可考虑进行消融治疗。对于能耐受手术的低-中度(5%～65%)、高度恶性(>65%)概率的肺结节,使用 PET 扫描评估代谢活性及临床分期后,可选择外科手术治疗、非手术活检及 CT 监测。2021 年 V1 版 NCCN 非小细胞肺癌临床诊治指南建议:单纯磨玻璃结节直径≥6 mm,6 个月及 12 个月进行一次 CT 随访,如果无增大则可每 2 年随访 1 次,直至第 5 年。

第二,对于直径≤5 mm 的磨玻璃结节,通常不需要随访。对于直径为 5～10 mm 的磨玻璃结节,每年复查 1 次高分辨率 CT,至少应复查 3 年。对于直径>10 mm 的磨玻璃结节,首次高分辨率 CT 检查后 3 个月后复查,若病灶持续存在,除非患者不能耐受手术,否则建议行非手术活检或者外科手术。对于直径<8 mm 的部分实性肺结节,应于首次检查后 3、12、24 个月行高分辨率 CT 扫描,严格定期随访。若结节稳定或消失,此后 3 年每年复查 1 次高分辨率 CT。在随访过程中一旦发现实性部分增大,应立即行非手术活检或外科手术治疗。对于直径>8 mm 的部分实性肺结节,需在首次检查 3 个月后复查高分辨率 CT,若病灶持续存在则应行 PET 扫描、非手术活检、外科手术等积极处理。对于直径>15 mm 的亚实性肺结节,无须复查高分辨率 CT,直接进行积极处理。

第三,对于直径小于 8 mm 的结节,需要判断是否有肺癌的危险因素,如果有肺癌的危险因素,则要根据结节大小以及表征选择随访时间,结节大小在 6～8 mm,在 3～6、9～12 及 24 个月随访,如果结节未见明显增长,则每年随访即可。若结节大小在 4～6 mm 之间,在 6～12、18～24 个月随访,如果结节未见明显增长,则每年随访即可。若结节大小≤4 mm,则 12 个月后随访,如果结节未见明显增长,则每年随访即可。如果没有肺癌的危险因素,也要根据结节大小及表征选择随访时间,结节大小在 6～8 mm 之间,在 6～12、

18～24 个月随访,如果结节未见明显增长,则每年随访即可。若结节大小在 4～6 mm 之间,则 12 个月后随访,如果结节未见明显增长,则每年随访即可。结节大小≤4 mm,选择性随访即可。

肺结节在中医学领域中没有确切的病名、病机、证候分类等,但是由于一部分肺结节可能会发展成肺癌,在古代中医学文献中有"积""岩"一类的病名,类似目前的肿瘤。因此可以将肺结节归在"积""岩"范畴下。此外,在临床治疗时也可以根据肺结节所造成的症状将其归类在"咳嗽""喘证""痰核"等疾病范畴。

肺在中医学中被认为是"娇脏",通过口鼻与外界相通,因此极易受到外来之邪的侵袭而发病。尤其是机体本身虚损、正气不足的情况下,更容易遭致邪气侵袭肺脏,损伤肺脏而发病。结合古代中医学对此类疾病的认识,现代中医学家认为肺结节是由于劳逸过度、饮食不节、情志不舒、外感六淫等造成气滞水停的症状,从而导致痰气郁结,再加上长时间血行受到阻滞淤积,然后侵入肺胸,在肺胸中淤积,最终导致肺络痹阻而成。

哪些肺结节适合中医治疗呢? 目前认为对于较小的肺结节,如<5 mm,或者是肺内多发结节,不能手术的患者,或者不能采用西医疗法的患者,可以采用中医治疗,以缩小肺结节、防止肺结节恶变、改善患者生活质量。中医治疗以辨证为其根本,肺结节的主要证型包括气滞痰瘀证、阴虚痰瘀证、风火痰瘀证、血虚痰瘀证、气虚痰瘀证、寒湿痰瘀证 6 种证候。

1. 气滞痰瘀证

本症多见胸胁胀满或胸痛痰黏,肺部结节多为实性或磨玻璃实性混合,舌暗红苔薄腻,脉弦滑。治疗上采用行气化痰、散瘀通络为法,以柴胡、川芎、枳壳、茯苓、法半夏等药物为主。

2. 阴虚痰瘀证

本症多见心烦易急,夜间手足心热,或有盗汗,肺部结节多为实性,舌暗红苔薄黄,脉细弦。治疗上采用滋阴益肺、化痰散瘀通络为法,以麦冬、生地、百合、茯苓、法半夏等药物为主。

3. 风火痰瘀证

本症多伴胸闷,咳嗽,痰黏、难咯出、色黄,多有肺部宿疾,舌暗红苔黄腻,脉弦滑或弦数。治疗上采用清肝泻火、化痰散瘀通络为法,以青黛、蛤蚧、郁金、黄芩、茯苓、法半夏等药物为主。

4. 血虚痰瘀证

本症多见胸胁苦满,脘腹胀满,纳呆,乏力,肺部磨玻璃影或实性结节,常有过敏性疾病史,舌暗红苔薄腻,脉弦重按无力。治疗上采用益气补血、化痰活血通络为法,以生黄芪、当归、党参、灵芝、茯苓、法半夏、桃仁、赤芍、川芎等药物为主。

5. 气虚痰瘀证

本症多见倦怠乏力,多汗,易外感,纳呆,便溏,肺部结节多为磨玻璃样或实性,舌淡胖暗,苔薄白腻,脉细无力。治疗上采用益肺化痰、散瘀通络为法,以生黄芪、党参、灵芝、茯苓、法半夏等药物为主。

6. 寒湿痰瘀证

本症多见胸闷或无特殊不适,寒热不明显,咳喘,痰白量多,肺部多实性结节或部分实性结节,舌淡暗,苔白腻,脉弦。临床治疗中,常采用软坚散结化痰法中药汤剂为基础方,包括法半夏、陈皮、川贝母、浙贝母、夏枯草、天葵子、五味子、泽兰、麦冬等。

从中医的角度来看,哪些人容易产生肺结节呢?有研究者从中医体质角度对易患肺结节的人群进行了分析,认为气虚、气郁、阴虚三类体质的人容易产生肺结节。

气虚之人平素多有气短、乏力、喘息、身体羸弱、容易劳累等症状。气虚之体不能抵抗外邪,最易感染外邪而发病。加之现在的气候环境污染,不利于气虚之体肺脏的护养,因此易产生肺结节。治疗此类患者时多从健脾的角度出发,以土能生金为义,也可以从补肺角度入手,尤其对于平素容易感冒的患者。常用的药方如玉屏风散、六君子汤等。

气郁之人多存在心情不畅,郁郁寡欢、情绪敏感等情志症状。气郁则津液运行不畅,导致血瘀痰凝,痰瘀在肺脏聚集后则会造成肺结节。改善此类患者症状则多采用一些理气疏肝之药,同时配合活血化瘀、化痰通络之品。一般以柴胡疏肝散或逍遥散为基础方,同时配合使用丹参、赤芍、郁金、陈皮、半夏等药物。

阴虚之人多有咽干口燥、手足心热、盗汗失眠等症状。阴虚与燥热常常同时并见,燥热易耗伤津液,津液不足则生痰,燥热同时也会灼伤肺脏,久而久之则会形成肺结节。治疗上以清养肺胃、润燥生津功效的沙参麦冬汤方加味治疗则可取得更好的疗效,发挥祛痰行瘀、消散结节的目的。与此同时,由于补阴药物大多滋腻,因此可在药材中适当加入健脾助运补肺的药材,例如黄芪、党参等。

了解了容易发生肺结节的体质后,可以应用中医药进行提前预防,改善体质,从根本上防止肺结节的发生。对于无法进行手术治疗或者尚未达到手术指征的肺结节,中医药也是不二选择。对于接受手术的患者,术后也可以应用中医药进行护理,促进术后恢复,防止复发。因此,中医药在肺结节的治疗中具有举足轻重的地位,我们要充分发挥中医药在肺结节领域中的优势与特色。

病例:齐某某,男,57 岁,河南周口人,2020 年 9 月 18 日河南省人民医院中医院门诊就诊。河南省人民医院 64 排增强 CT 显示左肺上叶毛玻璃样肺结节,最大面积 22 mm×15 mm。

中医辨证:元气亏虚-痰瘀内结证。

方药:醋鳖甲 15 克,浙贝母 12 克,蜜紫菀 30 克,蜜款冬花 30 克,炒苦杏仁 12 克,蜜旋复花 30 克,黄芩 15 克,法半夏 12 克,炮姜 15 克,人参 12 克,地龙 12 克,夏枯草

12 克,百部 20 克,壁虎 15 克,川贝母 15 克,醋鳖甲 12 克。

水煎口服近 2 年,肺部结节最大面积稳定在 22 mm×15 mm 左右,病情基本稳定。

按语:本例肺部结节直径大于 10 mm,或者是肺内多发结节患者,采用中医辨证治疗以缩小肺结节、防止肺结节恶变,改善患者生活质量。近 2 年病情一直稳定。

二、甲状腺结节及囊肿的治疗

甲状腺位于甲状软骨下方和两侧,有皮肤覆盖,包括甲状腺峡部和侧叶,正常为 15～25 克,正常人甲状腺外观不突出,表面光滑,柔软不易触及。当发生病变时,甲状腺可增大,表面隆起,触诊时极易触及,可见甲状腺随吞咽动作向上移动。甲状腺通过甲状腺腺泡细胞的碘泵主动从血中摄取碘,加工合成甲状腺激素。甲状腺分泌甲状腺激素进入血液循环,甲状腺激素可以促进骨骼、中枢神经系统的生长发育,加快器官代谢速率。因此,甲状腺有着重要的功能。

随着人们健康意识的提高,医疗技术的进步,很多人在进行常规体检时,会通过查体或者超声发现甲状腺结节。甲状腺结节的发生可能与生活习惯、身心压力、遗传、环境等因素有关。尽管甲状腺结节发病率很高,但是多以良性为多,部分患者可能合并甲状腺癌。

一般良性结节不会对患者造成影响,如果结节体积不大,亦不会有临床症状,但是若结节体积大,则会压迫周围组织,出现临床症状。如压迫气管,患者会有呼吸不畅、咳嗽;压迫食管,则会出现吞咽困难、哽噎不顺;压迫喉返神经,则会出现声音嘶哑等症状。若是亚急性甲状腺炎,患者还会有疼痛感,若是能自主分泌甲状腺素的结节则会有心慌、出汗、消瘦等甲状腺功能亢进的症状。大多数良性结节不会对患者造成实质性损害,但是恶性结节会对健康造成一定的影响,需要及时处理,因此需要鉴别甲状腺结节的良、恶性。

甲状腺超声是临床常用的辅助检查手段,甲状腺结节初步确诊也主要依靠超声。如果超声报告描述的是:边界不清、形状不规则、血运丰富、低回声结节,或极低回声结节,结节内可见点状钙化灶,就要怀疑恶性,最好进一步做细胞病理学检查,也就是到病理科做“细针穿刺活检术”,这个活检术是鉴别良、恶性的重要依据。穿刺对于甲状腺结节良、恶性的确诊起着关键性的作用,尤其是一些较小的结节,确诊良性就可以避免手术。如果确诊为恶性,或者不除外恶性等就需要考虑手术。

手术方式的选择则需要根据甲状腺结节的具体情况决定,一般对于单侧单发的恶性结节,需要切除患侧甲状腺和峡部,同时做同侧中央区的清扫,另外可以根据超声结果决定是否进行同侧颈部淋巴结清扫。如果是多个甲状腺癌病灶,则建议做全甲状腺切除,如果是位于一侧的两个病灶,则可以只做一侧甲状腺和峡部切除。如果是两侧的话,则需要进行双侧中央区清扫。而对于一侧是癌另一侧可疑良性的情况下,建议良性侧切除结节术中冰冻化验,如果明确是良性则可以保留。即使结节是良性的,如果体积过大(大于 4 cm 以上),短期内生长迅速,且有严重不适症状,就可以考虑手术。单侧良性结节,只要生长不快,建议观察为主。之所以很多人都有甲状腺结节问题,主要是因为 B 超技术的进步,连 3 mm 结节都能看到。事实上 1 cm 以下的甲状腺结节完全不必担心,也不必做进一步检查,更不会变成甲状腺结癌。甲状腺癌是"惰性肿瘤",很懒不爱转移,也不爱进展。

甲状腺结节在中医学里归属于"瘿瘤""瘿瘕""积聚"等范畴,明代陈实功《外科正宗·瘿瘤论》曰:"夫人生瘿瘤之症,非阴阳正气结肿,耐五脏瘀血、浊气、痰滞而成",明确指出瘿病主要病理基础为气、痰、瘀三气壅结。古代医家根据病因不同将"瘿瘤"进行分类。《千金要方·瘿瘤》将该病分为 5 类,分别为石瘿、气瘿、劳瘿、土瘿、忧瘿。《圣济总录·瘿瘤门》将其分为石瘿、泥瘿、劳瘿、忧瘿、气瘿 5 类。宋代陈无择在《三因方》中有石瘿、肉瘿、筋瘿、血瘿和气瘿 5 种分类的记载,并分别对其进行具体描述:"坚硬不可移者名曰石瘿;皮色不变,即名肉瘿;筋脉结节,名筋瘿;赤脉交络者,名血瘿;随忧愁消失者名气瘿",言"五瘿皆不可妄决破,决破则脓血崩溃,多数夭枉。"中医学"治未病"的思想在治疗甲状腺疾病中有着重要的作用。中医以辨证为依据,运用纯中药活血化瘀、软坚散结、疏肝理气,从根本上治疗。在患者甲状腺功能未出现异常时即进行中药调理,消除结节,结节已出现时又可以缩小结节,遏制病情进展,免除患者反复手术之苦。

中医认为瘿瘤病因病机主要有以下 4 种。①饮食、水土失宜:饮食结构失调,或久居住于高山地区,水土失宜,一则影响脾胃功能,使脾失健运,不能运化水湿,进而聚湿生痰;再则影响气血的正常运行,导致气滞、痰凝、血瘀壅结,故颈前则发为瘿瘤。②情志内伤:瘿瘤的发生与患者不良情绪密切相关。若长期处于愤懑恼怒或忧思郁虑,则会导致气机郁滞,肝气失于条达,进而津液凝聚成痰,气滞痰凝,壅结颈前,形成瘿病。痰气凝滞日久,使血液的运行亦受到障碍进而产生血行瘀滞,则可发瘿肿乃至结节。③体质因素:素体气郁的患者更易发生瘿瘤,尤其是妇女具有经、孕、产、乳等生理特点,如遇有情志、饮食等致病因素,则引起气郁痰结,气滞血瘀,发生瘿病。另外,素体阴虚之人,痰气瘀滞之后易于化火,加重伤阴,故此类患者常病机复杂,病程缠绵。此外不同家族中,有家族病史的后代发病率较无家族史者高。④阳气异常:阳气运作失常则百病丛生,阳气升发过度则导致甲状腺功能亢进,阳气升发不及导致甲状腺功能减退,木郁克土则易致甲状腺结节。

根据病因不同,瘿瘤的证型也不同,一般分为以下 4 类证型。

1.气郁痰阻证

颈前出现肿大结块,质软无痛,颈部觉胀,胸闷不适,善太息,或兼胸胁窜痛,症状的波动大多与情志因素相关,舌苔薄白,脉象弦。

治疗当疏肝理气,化痰散结,方用四海舒郁丸[青木香15克,陈皮、海蛤粉各9克,海带、海藻、昆布、海螵蛸各60克(俱用滚水泡去盐)]加减。

2.痰结血瘀证

颈前出现肿块,触之有结节或较硬,肿块经久难消,胸闷、纳差,舌质暗或紫,苔薄白或白腻,脉弦或涩。

治疗当化痰散结,活血化瘀,方用海藻玉壶汤(海藻30克,昆布15克,贝母15克,半夏10克,青皮6克,陈皮10克,当归15克,川芎10克,连翘10克,甘草6克)加减。

3.肝火旺盛证

颈前喉结两旁轻度或中度肿大,一般光滑、柔软,性情急躁易怒,烦热,面部烘热,易出汗,口苦,眼球突出,手指颤动,舌红,舌苔薄黄,脉弦数。

治疗当清肝泻火,化痰散结,方用栀子清肝汤(柴胡、炒栀子、牡丹皮、茯苓、川芎、炒芍药、当归、炒牛蒡子各七分,甘草二分)合藻药散(海藻30克,黄药子60克)加减。

4.心肝阴虚证

颈前瘿肿质软,起病较缓,或大或小,心悸少寐,心烦,易出汗,倦怠乏力,眼干涩,目眩,手指颤动,舌红,苔少或无苔,舌体颤动,脉弦细数。

治疗当滋阴清热,化痰散结,用天王补心丹(人参、茯苓、玄参、丹参、桔梗、远志各15克,当归、五味子、麦门冬、天门冬、柏子仁、炒酸枣仁各30克,生地黄120克)加减。

除了内治疗法外,也有一些外治疗法用于甲状腺结节,下面介绍几种外治方法。

外敷药膏:①铁箍散膏(天南星、何首乌、半夏等),黑布药膏(蜈蚣、五倍子粉等),主要功效为破瘀、散结、消肿。疗程在3~10个月之间。②化瘤膏(由莪术、冰片、煅牡蛎、法半夏等药物组成)。

针灸疗法:①结节可触及者,局部围刺;不可触及者,采用患侧扶突穴,使用泻法。②针刺膻中、天突为主穴,甲状腺局部针刺点为辅穴,采用捻转泻法,配合雷火神针疗法。

还有一种良性的甲状腺病变就是甲状腺囊肿,这是甲状腺内的良性囊性病变,主要是因局部血液循环障碍,导致甲状腺组织缺血,发生变性坏死、瘀血、水肿、液体积聚而形成。甲状腺囊肿可以呈一侧或双侧分布,随吞咽而上下活动,质地柔软。若体积小多无明显临床症状,若体积较大,可在颈部见到明显包块,也会压迫周围组织,出现吞咽困难、声音嘶哑、呼吸困难等症状。

西医目前临床治疗主要有手术及超声引导下局部硬化等,两种方法各有优劣势。手术具有创伤性,费用较高,术中也可能损伤神经或周围组织,而造成呼吸困难或窒息、喉返神经损伤、喉上神经损伤、甲状旁腺功能减退等并发症。超声引导下局部硬化创伤小,风险较低,但是复发率较高。而中医药在治疗甲状腺囊肿时则具有其独特优势。

中医学中认为甲状腺囊肿的形成病机为阳气虚衰,脏腑机能气化不利,导致体内津液代谢的运行输布、传化失调,水湿壅聚颈前,郁而成囊。治疗应温阳化水、健脾利水、化痰消肿。温阳化水的药物如白术、桂枝、附子、巴戟天、补骨脂、淫羊藿等。健脾利水的常用药物如茯苓皮、泽泻、猪苓、薏苡仁、苍术等。化痰消肿常用药物如法半夏、浙贝母、夏枯草、三棱、莪术、鳖甲等。临证治疗时，要结合患者具体症状及病情变化，通过中医四诊合参，辨证论治，进行药物加减。

三、乳腺结节及囊肿的治疗

近年来随着生活水平的提高和生活方式的改变，乳腺增生在女性中的发病率呈逐年上升的趋势，而且呈现年轻化趋势，已经严重威胁到人民的身体健康和生活质量。乳腺结节就是我们常说的乳腺增生病，是由于乳腺组织导管和乳小叶在结构上的退行性疾病及进行性结缔组织的生长所造成的。不少女性在体检时都可能会发现乳腺增生。有些人可能是在日常生活中感到乳房刺痛、胀痛等进而发现自己患有乳腺增生。乳腺增生的病因目前并没有明确，但是有不少研究表明，乳腺增生可能受工作、婚姻、生活习惯、情绪等方面的影响，或者工作压力大、不顺心、家庭矛盾多、性格内向等，出现抑郁焦虑、易怒烦躁，这些均可导致乳腺增生的发生。

虽然乳腺结节一般都是良性的，但是也有20%～30%可能发展为乳腺癌。临床上乳腺结节一般按照BI-RADS分级分为0～6级，一般而言，级别越高，恶性的可能性越大。0级是指评估不完全，需要补充其他相关影像检查，或需要结合以前的检查结果进行对比来进一步评估。1级表示未发现异常病变。2级为良性病变，可基本排除恶性，如单侧囊肿、乳腺内淋巴结、乳腺植入物、稳定的外科手术后改变和连续超声检查无变化的纤维腺瘤等，这种情况一般定期复查即可。3级则可能是良性病变，恶性率一般<2%，建议3～6个月随访，如果病灶为边缘界限清楚、椭圆形且呈水平方位生长的实质性肿块，纤维腺瘤、不能扪及的复杂囊肿和簇状小囊肿等归于此类，建议密切随访，必要时可进行活组织检查。4级为可疑恶性病变，恶性可能性3%～94%，建议进行活组织检查。此级还可进一步分为4A、4B及4C 3类。其中4A级需要进行活组织检查，但恶性可能性较低，一般低于10%，如活组织检查结果良性可以半年随访；4B级则倾向于恶性，恶性可能性为10%～50%；4C级恶性可能性更高，一般为50%～94%。5级恶性可能性≥95%，需要积极诊断处理。6级已经过活组织检查证实为恶性，但还未进行治疗的病变，也就是乳腺癌，需要采取积极的治疗措施。大部分乳腺结节在超声上提示为低回声病灶，一般归为BI-RADS 3级或4A级。

据调查，中国女性乳腺癌发病率为每10万人28.77人，病死率为每10万6.35人，发病率位居女性罹患癌症首位，病死率第2位。乳腺癌有2个发病高峰，分别为45～55岁和70～74岁，因此这两个年龄段的女性尤其需要重视乳房的定期检查。根据乳腺结节的情况不同，需要采取的措施也有所区别。BI-RADS 4A级的乳腺结节需要积极进行活组织检查,BI-RADS 3 级的乳腺结节处理原则一般是短期随诊,3 ~ 6 个月复查 1 次超声,必要时可进行 MRI 检查,若 BI-RADS 分级升级,则需要进行活组织检查。但是对于年龄 40 岁以上的患者,或者有其他高危因素的患者,即使是 BI-RADS 3 级,也可以考虑做活组织检查。

乳腺结节属于中医的"乳癖"范畴,中医学认为该病的发生与冲任失调、肝气郁滞、气滞血瘀、脾肾亏虚有关,肾虚为病之本,肝郁为病之标,痰、瘀为病理因素。肾虚冲任二脉不足时,再加上情志不节,恼怒伤肝,肝气郁结,肝脾不和,久之气滞血瘀,痰瘀互结,阻滞乳络而成该病。中医治疗当以疏肝理气为主,兼以活血化瘀、软坚散结。

乳腺结节的治疗方法比较多,下面介绍几种常用的方法。

(一)中医治疗

中医治疗乳腺增生的优点是从整体出发,兼顾个体化治疗。现介绍几个专家经验方:①乳腺增生方(柴胡、薤白、香附、枳壳、郁金、莪术、甘草、白芍、连翘、白僵蚕、青皮、全瓜蒌、蒲公英)。②补肾舒肝活血散结汤(熟地黄、枸杞子、女贞子、菟丝子、白术、茯苓、郁金、当归、柴胡、香附、穿山甲、夏枯草、山慈菇、三棱、莪术、海藻、昆布、浙贝母、生牡蛎)。③通络散结汤(炮穿山甲、王不留行、瓜蒌、漏芦、浙贝母、鸡内金、昆布、海藻、鹿角霜、皂角刺、合欢皮、丹参、柴胡、白芍、陈皮、青皮、炙甘草)。④消散汤(柴胡、当归、香附、赤芍、陈皮、白术、枳壳、夏枯草、云苓、桔络、青皮、皂刺)。⑤乳安汤(青皮、柴胡、川芎、枳壳、白芍、香附、甘草、威灵仙、山慈姑、昆布、王不留行、仙灵脾、路路通)。

中药外敷治疗也有很多方法。乳结消膏(七叶一枝花、青核桃枝、公丁香、黄药子、皂角刺、青皮、巴戟天、泽漆、仙灵脾、仙茅、山慈姑、天葵子、白蒺藜、制香附、制没药、急性子、蟾皮、薄荷脑、樟脑)。中药穴位敷贴:穴位取阿是穴、神阙。中药膏(炙香附、延胡索、水蛭、鹿角等制成)睡前贴敷穴位,每次 6 小时,隔天 1 次。

(二)药物治法

三苯氧胺,该药能够和雌二醇竞争雌激素受体,每日口服 2 次,每次 10 mg,3 个月为 1 疗程。主要不良反应为月经紊乱、经量减少。但是该疗法的复发率较高。

溴隐亭,该药能够作用于垂体催乳细胞上的多巴胺受体,通过增加多巴胺释放抑制催乳素的合成与释放。首次每日口服 1 次,每次 1.25 mg,6 日后加量至每日口服 2 次,每次 5 mg,持续服用 3 ~ 5 个月。不良反应为恶心、呕吐、腹痛、血压下降、头晕及失眠。

丹那唑,该药可以抑制促性腺激素,降低雌激素对乳腺组织的作用。患者月经开始后第 2 天开始服药,第 1 个月每日 2 次,每次 100 mg,第 2 个月开始每日 1 次,每次 100 mg,疗程为 5 个月。不良反应为影响月经周期、体重增加、毛发增多、乏力、恶心等症状。

托瑞米芬,该药能够阻止细胞增生分化,减轻患者不适症状。每日口服 1 次,每次 40 mg,连续服用 3 个月。不良反应为可能导致子宫内膜增厚、潮红多汗、体重增加、白带增多、失眠等。

此外还有非激素类药物,如碘剂、甲状腺素等。碘剂可以缓解患者症状,甲状腺素可以调节甲状腺功能。

(三)手术治疗

乳腺增生的手术治疗主要是切除局部增生腺体和扩张的乳腺管,但是手术并不能改变患者的内分泌问题,因此手术治疗容易复发。但是由于部分乳腺增生可能发展为乳腺癌,因此如果经过临床医生评估后需要手术,也一定要积极地进行手术治疗。

当然,除了上述所提及的治疗方法外,最重要的还是要从病因入手,防微杜渐。平时患者可以通过调节情绪和改善饮食,辅助治疗以达到最佳的效果。良好的心情及健康的体格是预防和治疗乳腺增生的有力武器。

除了乳腺结节外,还有一种良性的乳腺疾病,即单纯性乳腺囊肿,这也是一种女性的常见病。乳腺囊肿只有囊性扩张,并不伴随乳腺上皮增生。目前多认为该病是由于体内内分泌紊乱,导致孕激素分泌相对不足,雌激素分泌相对增多,两种激素的比例失调,进而促使乳腺导管上皮过度增生;同时大量上皮细胞脱落及部分导管壁细胞坏死,堵塞管腔,使分泌物在管腔内积聚形成囊肿。乳腺囊肿会随着月经周期的变化出现不同程度的疼痛,会影响患者的情绪,降低患者生活质量。治疗可以选择药物或手术,药物可以缓解患者的不适症状,手术治疗效果尚可,但是对于一些较深部位的囊肿,可能造成创面较大、遗漏病灶等。近年来,经皮穿刺治疗应用比较广泛,也取得了较好的疗效。另外还有超声引导下无水乙醇注射治疗,该操作简便、准确、创伤小,而且没有瘢痕,在部分患者中也疗效较好。

单纯性乳腺囊肿在中医学里属于"乳核""乳癖"等范畴。《疡医大全》记载:"乳癖乃乳中结核,形如丸卵,或坠痛,或不痛,色皮不变,其核随喜怒而消长。"一般认为本病的发生与肝、脾关系密切。情志不畅,肝气郁滞或肝脾不和,导致脾失健运,水湿内停,凝聚为痰,结于乳络,则发乳癖。

祖国医学在治疗单纯性乳腺囊肿方面取得了不错的疗效,根据乳癖的病机,中医学家们在治疗该病时强调疏肝理气,化痰散结。治疗时可以采用逍遥散加减,方中柴胡、香附、郁金、白芍疏肝理气解郁;茯苓、白术健脾渗湿;当归养血柔肝;枳壳、瓜蒌行气化痰;荔枝核、昆布、海藻软坚散结;甘草调和诸药。诸药合用,共奏疏肝理气、化痰散结之功效。还有学者应用柴鹿消肿汤(柴胡、郁金、陈皮、瓜蒌、桔梗、昆布、海藻、白芥子、清半夏、牡蛎、土贝母、鹿角霜),该方在疏肝理气、化痰散结的基础上还加上了补阳的药物鹿角霜,鹿角霜归肝肾经,可以温肾阳、调理冲任,其可以促进黄体素分泌,从而调整乳房局部的雌孕激素比例,防止乳房囊肿的发生。

病例如下。

赵某某,女,38 岁,河南省禹州市人,2015 年 3 月 2 日初诊。

患者 3 年前无明显诱因出现右侧乳房肿块,就诊于肿瘤医院,行穿刺病理诊断"乳腺癌,骨转移",给予"注射用曲妥珠单抗(赫赛汀)"靶向治疗,共用药 18 支后复查发现左侧乳房肿物,行穿刺病理诊断"原发性乳腺癌",给予"紫杉醇+卡铂"方案化疗治疗后,左侧乳房肿物消失。1 年前复查再次发现左侧乳房肿物,再次给予"紫杉醇+卡铂"方案化疗治疗,效果欠佳。今为求中医药治疗来我院门诊。症见:舌质暗红,苔黄稍腻,脉弦细。

西医诊断:乳腺癌;骨转移。

中医诊断:乳岩。

辨证分型:热毒瘀阻证。

治法:清热解毒,化瘀散结,扶正抗癌。

方药:穿山甲 10 克,水蛭 12 克,地龙 12 克,全蝎 12 克,鳖甲 12 克,猫爪草 30 克,山慈菇 30 克,牡蛎 12 克,蒲公英 20 克,夏枯草 40 克,太子参 12 克。水煎服,每日 1 剂,分 2 次早晚分服。

二诊:2015 年 4 月 14 日,患者诉于河南省肿瘤医院行"表柔比星+环磷酰胺"方案化疗治疗,期间一直口服中药治疗,病情平稳。患者诉乏力、胸闷,舌暗红,苔白,脉沉细。

方药:穿山甲 10 克,水蛭 12 克,地龙 12 克,全蝎 12 克,鳖甲 12 克,猫爪草 30 克,山慈菇 30 克,牡蛎 12 克,蒲公英 20 克,夏枯草 40 克,太子参 20 克,黄芪 12 克。水煎服,每日 1 剂,分 2 次早晚分服。

治疗效果:患者持续口服中药 1 年半,病情平稳,肿瘤未见明显扩散。后于肿瘤医院行放疗治疗,放疗 1 疗程后,患者肿瘤多发转移死亡。

按语:乳岩,现代医学称为乳腺癌,为女性常见肿瘤之一。南宋·陈自明在《妇人大全良方》中首次提出"乳岩"之名。该病多见于妇女,因郁怒伤肝,思虑伤脾,以致气滞痰凝而成,或冲任二经失调,气滞血凝而生。患者中青年女性,平素情志不遂,烦躁易怒,郁怒伤肝,肝失调达,郁久化热,热毒瘀阻于乳而发。故治疗以清热解毒、化瘀散结、扶正抗癌为原则。《本草纲目》云:"穿山甲:乳痈、乳岩,炮研酒服。"方中首选穿山甲,取其活血散结,消痈溃坚之效。水蛭 12 克,地龙 12 克,全蝎 12 克,鳖甲 12 克,猫抓草 30 克,山慈菇 30 克,牡蛎 12 克,蒲公英 20 克,夏枯草 40 克,太子参 20 克。

四、卵巢囊肿的治疗

卵巢是女性重要的激素分泌器官之一,卵巢囊肿是一种常见的妇科附件肿瘤,在女性的各个年龄阶段都可见到,尤其是中青年女性(20～50 岁)群体,发病率较高。卵巢囊肿的发生与激素水平紊乱密切相关,内分泌失调,雌、孕激素水平过高导致卵巢产生过度性反应,进而发生囊肿,其他与囊肿发生相关的因素有生活习惯、环境、不洁性生活、滥用激素、遗传等。卵巢囊肿大多数都是良性的,以黏液性及浆液性囊肿多见。如果不及时干预,可能会导致患者出现一些不适症状,如下腹部不适、腰酸、月经淋漓不净等。卵巢囊肿的初期可能会出现下腹部不适,主要是由于囊肿本身有一定的重量,受到体位或者腹腔内压力等影响,可能会导致囊肿移动,影响其他组织,从而导致患者下腹部或者髂窝部位出现下坠感或者不适感。有些患者随着囊肿的体积增加,还会出现腹围增加,腹部可触及肿块,或者腹胀等症状,这些都说明囊肿已经比较严重,建议就医治疗。大部分囊肿不会出现明显的腹痛,但是如果发生卵巢蒂扭转或者囊肿破裂出血引发妇科急腹症,则会出现明显的腹痛,此时一定要及时就医。如果囊肿体积过大,还会因为压迫横膈出现呼吸困难、心悸等症状。

一般情况下,卵巢囊肿甚至是双侧囊肿不会对原本的卵巢组织造成影响或者破坏,所以也不会影响正常的月经。但是如果是恶性卵巢囊肿及内分泌性囊肿则会导致女性月经紊乱。一些内分泌性囊肿还会导致女性自身内分泌异常,出现早衰。如果卵巢囊肿变大或者性质发生变化,就会导致精子、卵子或受精卵难以正常运行,影响女性的生育功能,导致不孕。卵巢囊肿在早孕阶段还容易引起流产,中期妊娠容易出现卵巢蒂扭转,妊娠后期如果囊肿过大可能会导致胎位异常,从而引起难产。因此女性如果在怀孕期间发现卵巢囊肿,一定要及早进行治疗,避免产生其他严重后果。

卵巢囊肿最主要的治疗方法就是手术,手术的方式取决于患者年龄大小,囊肿的性质,囊肿的部位、体积、大小、生长速度,以及是否保留生育功能、患者的主观愿望等。对于良性卵巢囊肿的患者来说,单纯的囊肿切除术比较适用于年轻患者或者绝经前患者,以尽可能地保留正常的卵巢组织。而对于年龄较大(45岁以上)或绝经后患者,可以行一侧或双侧的卵巢切除术。对于恶性卵巢囊肿的患者来说,由于患者在就诊时已多处于晚期,因此需要尽可能地切除原发囊肿及转移灶。

在中医学中没有卵巢囊肿的病名,但是根据其临床症状及体征,将其归属于"癥瘕""痰饮""肠覃"等范畴。该病最早见于《灵枢·百病始生》:"积之始生,得寒乃生",强调了其发生的病因病机。《妇科玉尺》云:"癥瘕者,妇人患此,大约皆胞胎生产、月水往来,血脉精气不调及饮食不节、脾胃亏损、邪正相侵、积于腹中之所生。"现在认为本病多由素体阳虚,或者后天房劳过度、月经期或产后等不注意摄生,感受寒邪之气,脾肾之阳受损,阳失温煦;或者平素不注意饮食或情志不节,忧思伤脾,脾失健运,痰湿内生;或寒邪阻滞胞脉,局部气机不利,气滞血瘀,进而引起湿痰瘀毒蓄积阻滞,结于胞脉,日久形成囊肿。

临床上关于卵巢囊肿的治疗原则主要是活血化瘀、疏肝理气、温经散寒、消瘤散结。中药治疗卵巢囊肿有其独特的优势,临床证明中药能调节患者性激素水平,从根本上阻止卵巢囊肿的生长。如丹黄祛瘀胶囊(黄芪、党参、丹参、白术、山药、土茯苓、当归、鸡血藤、芡实、鱼腥草、三棱、莪术、全蝎、败酱草、肉桂、炮姜、土鳖虫、延胡索、川楝子、苦参）可以活血止痛、软坚散结。还有医者采用自拟温化消癥汤（桂枝 10 克，茯苓 30 克，焦白术 10 克，炙甘草 6 克，鹿角霜 15 克，黄芪 30 克，莪术 10 克，炒薏苡仁 15 克，败酱草 30 克，制香附 10 克）治疗卵巢囊肿，根据患者的具体症状进行加减，每日 1 剂，水煎 2 次，煎取药汁约 300 毫升，分早晚 2 次温服，经期停服。也有医家应用消癥饮（土鳖虫、僵蚕、牡丹皮、焦山楂、白芷、白蔹、茯苓、浙贝母、蒲公英、金银花、甘草）治疗卵巢囊肿。对于卵巢囊肿较大者，或者难以消除者，可以加用炮穿山甲；白带量多、色黄加黄柏、薏苡仁、车前草。对于经 B 超检查确诊为卵巢囊肿，且直径小于 5 cm 的患者，可采用加味桂枝茯苓颗粒治疗，有利于患者康复。另外，像桂枝茯苓胶囊、七制香附丸加味、红金消结片等也常用于卵巢囊肿的治疗中。

除了内治法外，还有不少中医外治方法，如中药灌肠法，其操作方便，不良反应少，患者依从性高，而且还增加了药物的利用度，大大提高了卵巢囊肿患者治愈程度。有医家应用灌肠液（海藻、昆布、滑石粉、车前子、桂枝、茯苓、制鳖甲、生牡蛎、泽泻、肉桂、川牛膝、路路通、荔枝核）治疗卵巢囊肿，认为该药液有温阳化瘀、消癥散结、活血行气、疏通经络之功。还有医家应用当归、白芍、川芎、莪术、茯苓、三棱、皂角刺、车前子等制成灌肠液，联合当归芍药散治疗卵巢囊肿，可以改善患者湿气淤积、气血不畅、肝脾失调等症状，达到治疗目的。此外，还有外敷法，如采用酒精、食醋与"软坚化痰通络方"（透骨草、乳香、没药、麻黄、桂枝、三棱、莪术、红花、羌活、千年健、独活、皂角刺、当归）调和，用布袋包裹，隔水进行加热，待水沸腾 15 分钟后，提出药物，直接作用于患者的脐周腹部。可以改善患者痛经、月经排出量异常等症状，部分患者卵巢囊肿基本消失。

总之，卵巢囊肿虽然多见于育龄期女性群体中，并且多数情况下也并不是一种致命的疾病，癌变概率也非常低，但是仍需要定期复查，防止卵巢囊肿进一步转化为卵巢肿瘤。且需要根据每次复查结果及患者的临床症状，作为判断是否进行治疗的依据，选择针对性的治疗措施，从而更好地保护女性的身体健康。

五、肝囊肿和肝血管瘤的治疗

（一）肝囊肿

随着国民健康意识的提高，肝囊肿的诊断率也越来越高。很多人对于肝囊肿并不了解，误以为是肝脏的肿瘤，其实肝囊肿就是肝脏上的水疱，囊内有液体，位置表浅，大小不一，有些会突出肝脏表面，使肝表面变得不光滑。小的囊肿小如针尖，大的囊肿大小甚至如婴儿头，但是多数还是以数毫米至数厘米者多见。囊肿数目可以是孤立的一个，也可有多个。

肝囊肿是怎么产生的呢？多认为肝囊肿起源于肝内迷走胆管，是胚胎期肝内迷走胆管和淋巴管因炎症增生或阻塞，导致管腔内容物潴留，发育障碍而致囊肿形成；也有认为是在胎儿期患胆管炎或肝内胆管其他病变引起局部增生阻塞，造成近端囊样扩张所致；或由于胚胎发育期肝内胆管在退行性病变过程中未被正常吸收，出现分节状或囊性扩张，扩张的胆管及形成的囊肿随着年龄的增长越来越大，易于被检查发现。肝囊肿是良性病变，绝大多数不会癌变，因此不需要过度担心。肝囊肿的症状和危害，与其大小、位置、病程长短、是否受到外力冲击及囊内有无感染等有关。

一般来说，肝囊肿是指单纯的肝囊肿，肝囊肿生长非常缓慢，所以身体通常感觉不到它的存在，没有临床症状，只有当囊肿的体积越来越大时，身体才可能会出现一些变化。较小的肝囊肿常无症状，或只有轻度上腹部不适。有些患者可能是自己摸到腹部的肿块，前往医院就医，发现囊肿。如果囊肿压迫胆管，则会出现黄疸，压迫胃肠道，则会发生餐后饱胀、食欲减退、恶心、呕吐等症状。少数患者的囊肿会继续扩大，过度挤压正常肝组织，可出现腹水、门静脉高压甚至肝功能衰竭。如果受到外力冲击或囊肿内压力过高，囊肿则可能会发生破裂；囊内液体继发细菌感染，可发生腹膜炎、与肠道形成瘘管或囊肿内出血，使症状变得复杂。

虽然肝囊肿是良性病变，但是为提防其继续增大或者发生癌变，也需要定期随访。B超简便易行，而且无损害，是肝囊肿最常用的检查方法。囊肿小的，可一年复查一次；囊肿比较大的，半年复查一次。最好保留每次的检查结果，以便对比囊肿的变化，如能让同一位B超医生检查更好。一旦患者出现症状或者并发症，一定要及时就诊。

肝囊肿患者在生活中一定要多注意休息，千万不要过度劳累，以免加重肝脏负担，造成更多的危害。除了注意饮食外，肝囊肿的患者也要特别注意避免外力撞击、挤压肝脏及右肋间和右上腹，防止囊肿破裂出血。在饮食上，肝囊肿患者可以多吃蛋白质丰富的食物，但是也不能太过大补，还是应该清淡饮食，少吃刺激性太强的食物，尤其应该戒烟戒酒，以免损害肝脏或增加肝脏负担。此外，要保持愉快的心情。

肝囊肿的治疗应视其大小、性质及有无并发症而定。囊肿较小，患者又没有明显症状的，可不予治疗；直径大于5 cm并出现压迫症状者可在超声引导下穿刺抽液，以缓解压迫症状，此法操作简便，不需剖腹，对不能耐受手术的巨大肝囊肿患者仍不失为一种可行的治疗方法。但抽液后不久囊肿又会增大，需反复抽液。

囊肿若有感染时，需要及时进行引流术，如果囊肿破裂、蒂扭转、囊内出血或囊肿过大压迫周围器官，影响器官正常功能，则需要进行外科手术切除术。目前常用的手术方法包括传统的开刀切除囊肿，即是剥离囊肿或者对囊肿进行开窗引流治疗。但是这种方法创伤重，花费多，且并不能降低囊肿的复发率。另一种是腹腔镜下囊肿切除术，这种方法创伤小，操作快捷简便，术后恢复快，对患者造成的痛苦也最小，是目前最常用的手术方式。

肝囊肿属于中医"胁痛""积聚""痰饮"等范畴。肝囊肿与先天因素有关,因此有些医家认为若母亲怀孕期间情志不节,忧思太过,情志郁结,五志化火,火灼阴精,耗伤正气,气虚不能卫外,邪气有机可乘,聚于肝胆二经,蕴久而成疾。或由于母亲妊娠期间,感受湿热、痰湿邪气,邪毒与气血互结,蕴于肝胆,气血凝滞,脉络瘀阻,气机升降失常,渐渐形成本病的发病基础。

由于单纯的手术切除治疗并不能降低囊肿的复发率,因此中西医结合,即中药联合西医手术是治疗肝囊肿最佳的办法。下面介绍一些医家治疗肝囊肿的中医方法。

(1)归芎散(当归、川芎、苍术各40克,木香、乳香、没药、枳壳、元胡各30克,皂刺20克,三七粉5克)外敷患处治疗囊肿。将上药装入白棉布袋,放入蒸笼文火蒸熟,首次蒸1小时后,放至适合温度,勿烫伤皮肤,将药包热敷于患处。以后使用时,每次蒸40分钟,再热敷于患处即可,1天最少2次,1付药可反复使用蒸敷1周,经济且疗效好。

(2)穴位敷贴-肝舒贴(主要由黄芪、莪术、穿山甲等药物组成)治囊肿造成的肝区疼痛,贴于肝区疼痛部位(期门、日月、章门)和肝俞、足三里处,疗效明显。

(3)也有医家基于肝囊肿为正气不足的基本病机,采用李东垣补中益气汤为基础,使用自拟肝囊肿专方(黄芪20克,炒党参、茯苓、蒲公英各15克,炒白术、陈皮、木香、炒积壳、郁金、炒延胡索、当归、红花、川芎、白芍各10克,升麻3克,柴胡6克)治疗该病。

(4)考虑到肝囊肿本身属"癥瘕""积聚"的范畴,治疗应该活血化瘀,行气散结,因此有医家采用桂枝茯苓丸加味(桂枝10克,茯苓15克,桃仁15克,丹皮15克,赤药15克,郁金10克,川楝子10克,皂角刺10克,大腹皮10克,甘草4克)治疗此病。

(5)此外,还有以温中化湿,健脾通阳为治法,采用苓桂术甘汤加减:茯苓15克,桂枝、白芥子、三棱、莪术、郁金各12克,焦白术、皂角刺各10克,炙甘草6克。加减:胁肋胀满者,加柴胡、香附各10克;肝区疼痛者,加延胡索、川楝子各12克;囊肿偏大者,加浙贝母10克,橘红6克,制半夏9克,泽泻12克,治疗肝囊肿。

(6)也有医家独创专方,以疏肝解郁、活血通络、益气健脾,同时配合针灸治疗。专方如下:昆布15克,海藻15克,娑罗子5~10克,炒山甲10~15克,川楝子6~10克,浙贝母10~15克,皂刺5~10克,延胡索10~15克,郁金10克。生薏米15~30克,莪术15~30克,鹅枳实10克,降香10克,白梅花6~10克,玳玳花6~10克,太子参15~30克。针灸取穴:合谷、曲池、中脘、下脘、梁门、天枢、气海、关元、阳陵泉、足三里、上巨虚、阴陵泉、三阴交、太冲。

(7)自拟消囊散:柴胡、当归、陈皮各20克,郁金、半夏、茯苓、山楂、石榴皮、三棱、莪术、丹皮、丹参各30克,黄芩、白芥子、鹿角霜各40克,冬瓜子、白术、川贝母各50克,莱菔子、百部各60克。共研细末,分30包,每天晚餐后温开水冲服1包。头晕乏力者每天以人参5~10克煎汤送服。

（8）散结消囊汤：山慈姑 12 克，金银花 60 克，莪术 10 克，夏枯草 15 克，防风 10 克，白芷 10 克，赤芍 30 克，浙贝母 12 克，花粉 12 克，乳香 20 克，没药 20 克，当归 10 克，牡蛎 15 克，皂刺 12 克，甘草 10 克，山甲珠 10 克（研末冲服）。另加生水蛭 6 克，蜈蚣 2 条，研粉黄酒冲服。

肝囊肿以先天性原因为常见，虽然该病多为良性病变，但是有时也会对患者的生活造成一定的困扰。尤其是发生并发症如囊肿破裂或感染、囊内出血、囊蒂扭转等，可能会引起危急重症。因此及时诊断，定期复查是必要的。对于已经明确诊断并对患者的器官正常功能造成影响的肝囊肿，可以先行手术治疗，解除症状后，同时结合中医的针药治疗，以增强患者的自身正气，抵御外邪，从根本上防止囊肿的发生。

（二）肝血管瘤

肝血管瘤是肝脏内大量动静脉血管畸形构成的团状结构，与先天性发育异常、雌激素异常、毛细血管感染等因素有关，是常见的肝脏良性肿瘤之一，其中尤以肝海绵状血管瘤最为常见。其发病率为 0.4%～20%，发病机制尚未完全清楚，但是认为可能与胚胎时期肝血窦的发育障碍相关。肝血管瘤可以发生于任何年龄阶段，但是以女性居多。

肝血管瘤多数体积较小，生长缓慢，无恶变潜能，一般不会产生临床症状。但是如果血管瘤逐渐增大，影响肝脏本身或者邻近器官正常功能，则可能出现不适症状。如肝区疼痛、腹胀腹痛、食欲不振、恶心等一系列症状。如果血管瘤破裂，更会导致严重的后果。由于肝血管瘤的肝功能指标和肿瘤标志物都在正常范围内，因此大多数肝血管瘤是通过辅助检查明确诊断，常用的检查如 B 超、CT、MRI、造影等。其中 B 超是临床首选诊断方法。体积小的肝血管瘤在 B 超中常表现为边界清晰的强回声占位，体积较大的肝血管瘤则表现为边界清晰、内部回声杂乱、强弱不均。根据血管瘤直径大小，可以将血管瘤分为小血管瘤（<5 cm）、大血管瘤（5～10 cm）、巨大血管瘤（10～15 cm）和特大血管瘤（>15 cm）。

大多数确诊的肝血管瘤只需要进行定期随访即可，无须特殊处理。肝血管瘤是否需要临床治疗，主要依据患者临床症状，血管瘤的大小、位置、性质，是否有并发症，以及患者的职业、性别和年龄等因素综合考虑。美国胃肠病学会提出对于直径>10 cm 的肝血管瘤或有压迫、疼痛症状的患者可以考虑外科治疗。如果有以下情况，可以考虑手术切除。①肿瘤直径>5 cm，瘤体位于肝脏表面、短期内迅速增大临床症状明显者；②瘤体直径 5～10 cm，位于肝脏边缘，伴有瘤内出血、坏死或感染者；③瘤体直径<10 cm，瘤体位于肝左外叶或右叶边缘者；④瘤体邻近第一、二或三肝门，压迫邻近血管、胆管或胃、十二指肠，出现相应的临床症状者；⑤肿瘤影像学特征与肝癌不易鉴别者。另外对于肝血管瘤的严重并发症（梗阻性黄疸、门静脉高压、巴德-基亚里综合征、自发或外伤性破裂和卡萨巴赫-梅里特综合征）、妊娠伴有巨大肝血管瘤、巨大肝血管瘤患者为重体力劳动者或运

动员等建议进行手术治疗。但是如果肝血管瘤本身危险性不高,且没有明显的临床症状,由于患者过度焦虑,强烈要求进行手术切除血管瘤的,不建议进行手术。

外科手术主要包括瘤体剥除术、肝叶(段)或部分肝脏切除术和瘤体缝扎术、肝脏移植术。但是手术治疗创伤较大,且并发症多;瘤体越大,手术风险也越高。肝切除术适用于占据整个肝段或肝叶的血管瘤,肝移植术适用于血管瘤数目>5 个,弥漫性分布,肿瘤直径小于 50% 肝体积的血管瘤。对于多发的巨大肝血管瘤采用血管瘤剥除术及肝切除术。近年来,以射频消融为代表的局部治疗手段越来越广泛地用于肝血管瘤的临床治疗中,其疗效确切、创伤小、安全性高等优点,有望成为肝血管瘤的首选治疗方案之一。

此外,还有利用 B 超、CT、腹腔镜进行微波固化治疗、氩氦刀冷冻治疗,以及瘤体动脉栓塞或药物注射治疗等方法,这些方法能够以最小创伤,最大限度地消灭肿瘤细胞,控制血管瘤生长。还有一些药物也可以用于肝血管瘤治疗,如索拉菲尼(400 ~ 600 mg/d)、贝伐珠单抗可使巨大肝血管瘤体积显著缩小,但目前尚无完全控制或治愈血管瘤的药物。

肝血管瘤属中医"肝瘤"范畴,多认为其发生是由于情志不畅,肝气郁结,不能鼓动血行,血液瘀结,脉络阻塞,凝结成块;或是肝郁不舒,不能疏泄脾土,脾运不健,痰湿凝结成块。情志抑郁、饮食劳伤及感受邪毒是引起本病的主要原因。其基本病机是瘀血、痰湿凝结而成,内在发病因素为正气亏虚。依据其基本病机病素,将肝血管瘤的中医证型分为以下几种。

1. 肝气郁结证

胁肋胀痛,偏于右胁,胸部满闷,精神抑郁,时时太息,或烦躁易怒,恶心纳呆,厌食油腻,头晕目眩,腹满,或咽中如有物梗阻,经行乳房胀痛,或月经不调,舌苔薄白,脉弦。

治疗以疏肝理气为主,用柴胡疏肝散合越鞠丸加减。处方:柴胡、香附、川芎、白芍、泽泻各 15 克,枳实、苍术、栀子、鸡内金各 12 克,陈皮 10 克等。

2. 痰湿内阻证

胸部闷塞,胁肋胀满,恶心厌油,呕吐不止,纳呆腹满、头身困重、倦怠乏力、舌淡,苔白腻,脉弦滑。

治疗以化痰散结、调肝和胃为主。用二陈汤和消瘰丸加减。处方:法半夏、陈皮、白术、鸡内金、贝母、瓦楞子各 12 克,柴胡、玄参、全瓜蒌、厚朴各 15 克,牡蛎、茯苓各 20 克等。

3. 肝脾两虚证

倦怠乏力,腹胀纳呆,胁肋隐痛,或胀痛绵绵,遇劳则发,大便溏薄,舌淡或胖嫩,苔薄白,脉沉细无力或细弱。

治疗以养血柔肝、益气健脾为主。用参苓白术散合四物汤加减。白术、熟地、当归、陈皮、山萸肉、砂仁各 12 克,茯苓、薏苡仁、山药各 20 克,党参、川芎各 15 克,白芍 18 克等。

4.肝阴亏虚证

胁肋隐痛,头晕目涩,五心烦热,口干苦,不欲饮,盗汗,失眠多梦,小便黄少,大便燥结,或腰酸软,舌红少苔,脉细而数。

治疗以养血柔肝、滋阴凉血为主。用一贯煎加减。处方:生地、白芍、鳖甲、牡丹皮、川楝子各15克,沙参、麦冬、当归、枸杞子各12克等。

此外,还有医家自制中药制剂神农软肝丸治疗肝血管瘤。该药由绞股蓝、黑木耳、黄芪、白术、柴胡、郁金、莪术、丹参、参三七、桃仁、鳖甲、水牛角、生牡蛎等16味组成,每次8克,每日3次。还有用神农化积膏(柴胡、桃仁、丹参、三棱、川芎、莪术、姜黄、白芍、生牡蛎、海藻、王不留行、鳖甲、贝母等17味)贴敷肝区治疗肝血管瘤。用法:贴敷肝区,1次1贴,每日1次,每次贴敷12小时,夜敷昼取。3个月为1个疗程。

六、肾囊肿的治疗

肾囊肿包括单纯性肾囊肿与复杂性肾囊肿,单纯性肾囊肿就是我们一般常说的肾囊肿疾病,也是最常见的肾囊肿类型,多认为该病是由肾小管憩室发展而来。据统计,单纯性肾囊肿患病率为7%～10%,且患病率与年龄、性别、高血压、吸烟和肾功能障碍等有关,囊肿体积往往会随着时间的延长而逐渐增大。肾囊肿可以发于单侧或者双侧肾脏,囊肿与周围的肾脏组织有着清晰的边界,囊肿壁薄,表面光滑。如果肾囊肿的形态与单纯性肾囊肿不太一致,囊肿与周围肾脏组织分界不是很清楚,就要考虑是否为复杂性肾囊肿。复杂性肾囊肿可能是由囊性肾细胞癌及多房囊性肾细胞癌等恶性肿瘤引起的。

临床中还有一种叫作多囊肾的疾病,虽然病名与肾囊肿相似,但是两者的病因与预后截然不同。多囊肾多具有明确的家族史,而且病灶多,对肾脏本身的结构及功能都会产生一定的影响。当患者的肾脏受到囊肿的压迫时,肾单位的分泌功能以及重吸收功能就会受到影响。但是对单纯性肾囊肿而言,除非囊肿体积较大可能会压迫肾脏,出现临床症状,否则一般不会对肾功能造成影响。当肾囊肿体积较大时,可能会出现肾区的胀痛、叩击痛等,有时还会出现血尿,主要是由于患者的集合系统受到了肾囊肿的压迫,导致肾盂或肾盏黏膜毛细血管破裂而出现血尿。此外,肾囊肿也可能会引起肾脏分泌功能的紊乱。肾脏除了排泄作用外,也是机体重要的内分泌器官,可以分泌肾素、促红细胞生成素及前列腺素等,对水盐代谢、血压波动及钙磷代谢等都具有积极的调节作用。若囊肿体积过大,影响肾脏的分泌功能时,则可能导致贫血、高血压、水肿等一系列症状。此外,如果囊肿过大,还可能会压迫腹腔,导致腹胀、消化不良等胃肠道症状。

肾囊肿的西医治疗方法主要包括放射、超声或CT引导下囊肿抽吸或经皮硬化剂治疗,腹腔镜或开放性外科手术,输尿管内窥镜切开引流,腹腔镜下去皮术,根治性或部分性肾切除术治疗。多数情况下,单纯性肾囊肿并不会产生临床症状,囊肿体积较小时,也不会影响肾脏正常的生理功能,所以不需要特殊治疗,只需进行每 6 个月 ~ 1 年 1 次的复查即可。但是若囊肿体积较大,如直径大于 5 cm,囊肿将会对周围组织产生压迫,导致患者出现尿路梗阻的情况,这时就需要进行囊液抽吸术治疗。也有在肾囊肿内部注射硬化剂的疗法,但是这种疗法复发概率极高。腹腔镜手术治疗也是常用的手术疗法,该方法治疗后绝大部分不会复发,若患者的肾囊肿体积较大,直径超过 10 cm,最好进行手术治疗。

肾囊肿属中医"积证""腰痛""尿血"等病的范畴,腰为肾之府,肾主骨生髓,肾精亏损,则腰脊失养,不荣则痛。《诸病源候论》曰:"肾主腰脚,肾经虚损,风冷乘之,故腰痛也。"张仲景曰:"积者,脏病也,终不移。"结合临床经验,一些医家认为肾囊肿的主要原因为先天禀赋不足,情志郁结,操劳过甚而致肝肾受损,气机不通,湿浊内停,凝结为痰,痰瘀交阻,搏结于肾,凝聚不散,而成积证。痰瘀日久,化热伤络,血行脉外随尿而出,则为尿血。因此,该病早期以痰瘀内盛为主,随着病情的进展,郁而化热,伤阴动血而致虚中夹实,疾病的后期,阴损及阳,气血俱虚而为虚劳。

有医家认为疾病早期应以化痰祛瘀为主,虚实夹杂阶段以滋阴清热,兼以活血为主,虚证阶段以滋阴扶阳,补气活血为主。根据肾囊肿的病因病机特点,辨证组方,基本处方如下:莪术 10 克,炒白术 10 克,法半夏 10 克,陈皮 10 克,黄连 6 克,昆布 10 克,海藻 10 克,木香 6 克,厚朴 10 克,生牡蛎 30 克,生龙骨 30 克,西红花 2 克,八月札 10 克,酒白芍 15 克,生黄芪 20 克,党参 20 克,丹参 20 克,桃仁 10 克,琥珀面 3 克,萹蓄 10 克,瞿麦 10 克,红景天 6 克。

也有医家认为囊肿的形成多是由于脾肾亏虚,气血失调,有形毒邪阻滞结聚,毒损肾络而成。脾肾亏虚,正气不足,故治疗应以补益正气为主。气机失调,则水饮、痰湿、瘀血久滞停聚不散,化生浊毒,故须解毒降浊。方用黄芪、紫背天葵、紫花地丁各 30 克,太子参、墨旱莲、蒲公英、蛇六谷(先煎 1 小时)各 20 克,麸炒白术、炒酸枣仁、肉苁蓉片各 15 克,冬凌草 60 克,石韦 12 克,滑石(包煎)、金荞麦、当归、甘草片各 10 克。方中尤以蛇六谷最为重要,其味辛、性温、有毒,具有祛瘀消肿、化痰散结止痛等功效。现代药理学研究发现,蛇六谷具有抗肿瘤、调血脂、降血糖、减肥、预防动脉粥样硬化和抗衰老的作用,在治疗肾囊肿时,可加用蛇六谷,因蛇六谷有毒,故须先煎以消其毒性。

此外,也有医家从活血化瘀的角度出发治疗肾囊肿。应用活血消囊方加味治疗,组成:桃仁 12 克,红花 10 克,川芎 12 克,桂枝 6 克,皂角刺 10 克,王不留行 10 克,生地 15 克,赤芍 10 克,瞿麦 25 克,炮甲片 10 克。肾虚腰酸明显加川断 15 克,杜仲 15 克;气虚加黄芪 30 克,白术 10 克;阴虚内热明显用知母 10 克,黄柏 10 克;脾肾阳虚型加用熟附子 12 克,吴茱萸 6 克,去生地、赤芍;湿热下注加用瞿麦 40 克,大黄 8 克,滑石 15 克;见有血尿加用大小蓟各 15 克,白茅根 30 克。

总之,单纯性肾囊肿在没有达到手术指征时,可以采用中药治疗,防止囊肿继续增大。如果达到手术指征,也一定要积极手术,同时配合中药治疗,防止其复发。

七、动脉瘤的治疗

动脉瘤是由于动脉壁的病变或损伤,形成动脉壁局限性或弥漫性的扩张或膨出。打个比方就像汽车轮胎鼓个包一样。动脉瘤的发生原因包括动脉粥样硬化、损伤、感染、免疫疾病、先天性动脉壁结构异常等。根据动脉瘤出现部位不同,可分为周围动脉瘤、腹主动脉瘤、胸腹主动脉瘤、主动脉夹层动脉瘤、内脏动脉瘤、颅内动脉瘤等。

随着现代检查手段的进步,动脉瘤的检出率也随之增加。彩色多普勒超声检查可以作为筛选和随访的主要方法,它能够明确有无动脉瘤、瘤的部位和大小。CTA 可以确诊动脉瘤,能明确瘤体的大小、部位、与周围组织的关系、动脉壁的钙化、瘤内血栓及动脉瘤破裂后形成的血肿,可以为进一步的手术治疗提供较为精确的信息。磁共振血管成像(MRA)诊断动脉瘤的作用与 CT 血管成像(CTA)大致相同,对于有肾功能损害的患者则可以酌情选择 MRA。若以上 3 种检查仍不能诊断或不能明确动脉瘤与其他重要动脉关系时,应做数字减影血管造影(DSA)检查。

不同部位的动脉瘤在治疗上有所差异。主要治疗为手术治疗、动脉瘤腔内修复术及动脉瘤栓塞术。手术原则为动脉瘤切除、动脉重建。重建方法包括动脉破口修补、动脉补片抑制和动脉端吻合术等。腔内修复术采用覆膜型人工血管内支架进行动脉瘤腔内修复术,创伤小,疗效肯定,但必须严格掌握好适应证。对于一些内脏动脉瘤可使用弹簧圈栓塞的方法使瘤体内形成血栓,避免瘤体进一步扩大破裂出血。下面介绍几种常见的动脉瘤。

(一)颅内动脉瘤

颅内动脉瘤是颅内动脉的异常扩张导致的局限性动脉壁瘤状突起,常发生于动脉分叉部位,是一种临床常见的血管性疾病,在成年人群中的患病率为1%～5%,也是非创伤性蛛网膜下出血(SAH)的最重要原因。按动脉瘤是否破裂可以分为两大类。未破裂颅内动脉瘤可无临床症状,通常是由一些周边症状或体检时发现的,如头痛,或动脉瘤局部占位效应引起的眼睑下垂、视野改变等,或因其他神经系统疾病的检查而被偶然发现,或体检发现等。另一类是破裂后颅内动脉瘤,这类动脉瘤的临床症状常较为明显,因动脉瘤破裂引起的蛛网膜下腔出血可以突发头部剧烈疼痛,伴有恶心、呕吐、面色苍白、抽搐、眩晕、脑膜刺激征等临床表现,病情危重还可出现立即昏迷甚至危及生命,一般多在体力劳动、情绪激动、饮酒、用力排便时发生。当然也有极少数患者颅内动脉瘤破裂的临床表现并不典型,需要临床医生仔细鉴别,避免延误诊治造成不良后果。

对于症状性未破裂颅内动脉瘤患者,如果出现神经系统的临床症状或体征需积极进行手术干预,提示动脉瘤发生破裂出血的概率较大。目前颅内动脉瘤的治疗以显微外科手术夹闭和血管内介入治疗为主,两种方法的选择仍有较大的争议,现在多认为对技术上同时适用这两种治疗方法的患者,首选血管内介入治疗;后循环动脉瘤、高龄(>70岁)、重症蛛网膜下腔出血(Hunt Hess Ⅳ~Ⅴ级)及处于脑血管痉挛期患者,应优先考虑介入治疗;脑实质内血肿量较大(>30 mL)、严重颅内压增高及大脑中动脉瘤患者,优先考虑选择手术夹闭清除血肿,同时根据手术情况判断是否进行去骨瓣减压手术。

但是也有一部分患者不适合接受手术治疗,对于这部分患者可以通过药物进行控制。阿司匹林在颅内动脉瘤治疗中有潜在价值,是目前相关研究最多的一种药物。多项研究表明阿司匹林能够降低动脉瘤破裂的风险,在延缓颅内动脉瘤发生发展中有重要作用,具有较大治疗前景。另外临床上常用于降低血清胆固醇的他汀类药物可以通过改善血管内皮细胞功能,减轻血管壁氧化应激和炎症反应,进而延缓颅内动脉瘤进展,但是不同种类他汀类药物用于颅内动脉瘤的作用机制尚需进一步研究,同时需进一步明确对颅内动脉瘤有效的他汀类药物种类及其安全有效的剂量范围。近期研究表明,降糖药可能具有抑制颅内动脉瘤扩张的作用,但也需要更多基础实验、动物实验揭示其作用机制,以及临床研究的进一步验证。

颅内动脉瘤破裂后造成的蛛网膜下腔出血属于急症,因此在临床上中医直接进行干预的比较少,多以西医手术为主,或是术后的中西医联合干预治疗。蛛网膜下腔出血的主要表现为急性起病的剧烈头痛、呕吐、脑膜刺激征、意识障碍。从文献来看,符合上述表现的中医病名有真头痛、中风、类中风等。蛛网膜下腔出血具有起病急骤、证候多端、变化迅速、预后难测等特点,与风性善行数变的特征相似。约半数以上患者可出现不同程度的意识障碍,多表现为一过性意识不清,重者可昏迷、抽搐、谵妄,部分患者出现瘫痪、失语,死亡率较高。后期部分患者遗留瘫痪、癫痫发作。上述临床表现符合"中风"的证候特点,因此有很多医家将其归属为"中风"范畴。但是随着近现代以来,西方医学理念及技术的引进,对于蛛网膜下腔出血也有了更确切的认识,王永炎院士首次将本病归属真头痛范畴,周绍华等人则主张无意识障碍时按照真头痛辨治,有意识障碍或出现瘫痪时按中风论治。其病位在脑,与心、肝、肾关系密切。病性急性期以实证居多,恢复期多虚实夹杂。最常见的诱发因素是情志内伤,风、火、痰、瘀是其重要的病理因素,常相兼互化,相互影响,互为因果。病势急骤,复杂多变,急性期心肝俱病,恢复期肝脾肾受损。若有严重并发症,则可导致脑之元神败脱,神志昏迷甚至死亡。

动脉瘤造成的蛛网膜下腔出血的中医治疗并未形成统一的规范,但是有较多的临床研究证实部分药物可能对该病有一定的疗效。如李向荣等人采用安宫牛黄丸治疗该病,发现安宫牛黄丸可以改善脑血流速度,对早期动脉瘤中发生形态学改变的脑血管壁有一定的保护作用。贵建平等人采用丹参注射液治疗急性蛛网膜下腔出血患者,结果显示该药对脑脊液恢复正常疗效较为明显。周崇伦等人使用单味大黄进行治疗,结果显示大黄对患者的头痛、呕吐、便秘等症状改善及舌苔转变较为明显,且服用大黄的患者均未出现上消化道出血,这也提示我们中药可能在预防蛛网膜下腔的并发症中具有一定的潜力。熊录、张学文等人主张将本病分为4期,即先兆期、急性期、稳定期及恢复期。先兆期以肝肾阴虚、肝经藏热为主,治疗以滋阴清热、凉血化瘀为主;急性期络破血溢、颅脑水瘀为其病理之关键,治疗以清肝凉血、活血化瘀、通络利水为主,对预防和治疗脑血管痉挛及再出血具有重要意义;稳定期以活血化瘀、滋补肝肾为主;恢复期以扶正培本、防止复发为治疗原则。

(二)主动脉夹层动脉瘤

主动脉夹层是最常见的主动脉疾病之一,也是心血管领域最凶险的疾病。年均发病率约为0.03‰,且有20%～30%的患者在入院前已死亡,院内死亡率亦高达10%～18%。造成夹层发病的最主要因素是主动脉内膜在血流冲击下的疲劳性撕裂,而夹层相关死亡的主要原因是撕裂口的持续进展导致的主动脉破裂或器官受累。高血压是其最常见的危险因素,45%～100%的夹层患者有高血压病史。

主动脉夹层动脉瘤是一种致命性疾病,该病十分凶险,具有发病急、进展快、预后凶险、误诊率高等特点,短期即可致患者死亡,因此临床上以手术治疗为主。药物治疗主动脉夹层的中长期结局并不乐观。但是无论是否需要手术,控制心率和血压是主动脉夹层治疗的基石。2014年欧洲心脏病协会指南建议使用β受体阻滞剂或其他药物减慢心率并降低收缩压至100～120 mmHg,但是目前仍缺乏高等级证据的支持。由于该病常伴随撕裂样疼痛,患者十分痛苦,而且需要手术治疗,手术风险又极大,患者常有恐惧、焦虑等心理,因此医护人员要重视疏导患者焦虑的心情,耐心回答患者的疑虑,帮忙解决力所能及的困难。

脑血管痉挛是主动脉夹层动脉瘤患者严重的并发症,可引起脑组织缺血缺氧,是主动脉夹层动脉瘤致死、致残的重要因素。据报道,主动脉夹层动脉瘤继发脑血管痉挛患者的死亡率达80%以上。因此,加强对主动脉夹层动脉瘤的护理尤其是并发症的预防工作,对患者的预后与康复具有重要意义。目前,西医主要以控制血压、改善局部微循环等药物治疗为主,费用昂贵,患者依从性差。近年来,祖国传统医学在危重症治疗中的价值日益显现,但关于主动脉夹层动脉瘤患者并发血管痉挛方面的研究尚少。

主动脉夹层在祖国医学中属"心痹""心痛"范畴。其病因为饮食不节,过食肥甘厚味,暴饮暴食,引起痰浊内生,而气血郁滞,或情志失调,忧思恼怒,肝脾受损,肝失疏泄,造成血瘀气滞,脉络瘀阻,气血不能循经而行,或先天禀赋不足,脏腑气血亏虚,脉络失养,脉道破损,血液外溢,气血双脱,甚则阴阳离决。其病理因素主要为血热、瘀血和阴亏,治疗以通络止痛、活血化瘀、散血凉血为主。主动脉夹层的治疗仍以手术为主,因此中医治疗主要作为手术的辅助或者预防并发症。有学者采用舒肝活血止痉汤(牛黄、水牛角、龙胆草、虎杖、白芍、木瓜、葛根、红花、桃仁、水蛭)预防主动脉夹层动脉瘤患者血管痉挛,结果显示中药组患者血管痉挛发生率显著低于非中药组。方中牛黄可解热、解毒、息风止痉、化痰开窍,水牛角清热凉血、解毒,龙胆草清肝热、存肝阴,虎杖清热解毒、散瘀利湿,白芍平肝止痛、养血敛阴,木瓜养肝柔肝,葛根化瘀柔肝止痉,红花活血,桃仁活血祛瘀,水蛭破血逐瘀,全方以清热祛痰、凉血散瘀为主,兼以养肝化瘀。提示中医药在预防主动脉夹层动脉瘤患者血管痉挛方面具有一定的潜力。也有学者采用救心散对主动脉夹层患者进行干预,方中有三七、川芎、丹参、灵芝、黄芪、冰片等,全方以活血化瘀、通经止痛为主,同时兼以补气开窍。

(三)腹主动脉瘤

腹主动脉瘤是引起主动脉节段性扩张和破裂的常见疾病。未经治疗的腹主动脉瘤,瘤腔会不可逆性持续扩大,其破裂风险也会逐步升高。一旦动脉瘤破裂,患者的病死率高达90%。老年男性、吸烟、高血压和高脂血症等均是腹主动脉瘤的危险因素。随着中国人口老龄化的日趋加重及高血压和高脂血症患者的进一步增多,腹主动脉瘤的患者也在迅速增多。由于瘤体直径较大的腹主动脉瘤破裂风险较高,因此一般推荐手术修复治疗,而瘤体直径相对较小的腹主动脉瘤目前还没有十分有效的治疗手段,一般建议密切随访。

随着现代医学的发展,被检出的腹主动脉瘤患者明显增多。目前针对腹主动脉瘤治疗的药物还较少,多数只是在动物实验中显示出较好的疗效,还并未被指南正式推荐。他汀类药物作为经典降脂药,可以通过控制高血脂,限制动脉粥样硬化的进展,从而降低腹主动脉瘤的进展,降低患者的心血管事件和病死率,因此指南推荐他汀类药物用于腹主动脉瘤患者。血管紧张素受体阻滞剂主要是通过阻断血管紧张素(Ang)Ⅱ的受体来发挥作用,由于肾素-血管紧张素系统与腹主动脉瘤的发病过程相关,且高血压也是腹主动脉瘤的危险因素,因而通过他汀类药物有望能够抑制腹主动脉瘤的进展。另外,动物研究显示β受体阻滞剂能够通过对血流动力学和基质蛋白交联过程的影响从而对腹主动脉瘤产生保护作用。但是目前并没有足够的证据表明β受体阻滞剂能否有效延缓腹主动脉瘤的进展,需要进一步的研究提供更有力证据。也有研究显示阿司匹林可能通过抗血小板或减轻附壁血栓使腹主动脉瘤患者潜在获益,但后续仍需相关研究明确阿司匹林的疗效。上述药物中仅他汀类药物对腹主动脉瘤的作用相对明确,因此指南也推荐其使用,其余药物目前均没有强有力的证据支持,仍然需要后续研究进一步探讨。

腹主动脉瘤患者的主要治疗方式仍然是手术,以往对腹主动脉瘤的处理均以开放手术居多,患者术后易出现围术期并发症,以及高死亡率,但随着医学水平的发展,腔内修复术在破裂腹主动脉瘤治疗方面得到了广泛性应用。腔内修复术具有创伤小、并发症少、死亡率低等优势,且能够降低患者术中出血量,术中无须输血治疗,手术时间也明显缩短,目前该项术式是腹主动脉瘤患者的主要治疗方式。随着医学技术水平的拓式发展,相信在充分了解腹主动脉瘤病理生理的发展特点下,通过医学界不断总结临床经验,腹主动脉瘤的药物与手术治疗方法定能够更好地丰富,为腹主动脉瘤的治疗水平提升,提供更多的临床成果。

中医在腹主动脉瘤方面的应用相对较少,既往有学者采用中药干预了一例腹主动脉瘤患者,学者认为该例患者属于气虚血瘀证,由于肾气虚不能有效调整血管自动舒缩,引起一系列病理变化,最后形成腹主动脉瘤。肾主水,肾气虚不能化水,则进入血脉的水液蓄积在血脉内不能受到肾气的自动调节,肾气虚而推动无力以致血脉瘀积,血瘀而经隧不利又导致气机郁滞,气滞血瘀相互为用,使腹主动脉循环运行受阻,在高血压状况下,突破了动脉壁的弹性张力极限,迫使血管壁薄弱处向外鼓包,因而形成本病。治疗上补气行水以减压(平衡血压),行气运血以逐瘀(清理腹主动脉瘤远端瘀滞),活血祛风解痉(扩张全身小动脉,减低瘤体血管壁张力,缓解头、腰、腹部疼痛)。方用黄芪50克,白术15克,茯苓15克,泽泻12克,山茱萸12克,怀牛膝20克,牡丹皮15克,生地黄20克,杜仲15克,天麻20克,川芎12克,全蝎10克,草决明20克,三七15克,钩藤20克,龙血竭15克,酒制大黄8克,生代赭石80克,甘草8克。患者服药后病情好转。

八、息肉的治疗

每个人身上都有各种肉,有梦寐以求的肌肉,有越减越胖的肥肉,还有一种"肉",非但不请自来,而且还赖着不走,名字叫息肉。其实,息肉并不是肉,而是长在体内多余的小疙瘩,是名副其实的"多肉"。息肉长得奇形怪状,有的像花生,有的像桑葚……数量上从一个至数个不等,如果某一部位有两个以上的息肉,就是"多发性息肉"。

有传闻说,息肉就是癌症的种子,留着它迟早会生癌,这是真的吗?其实,息肉并不都会癌变,绝大多数息肉都是良性的,并不会对生命造成威胁,即使癌变,也要经过很长一段时间。不同部位的"多肉"们,有它们各自的脾气,最爱出风头的就是声带息肉。作为它亲兄弟的鼻息肉,同样也不会让你好看。鼻息肉是赘生于鼻腔或鼻窦黏膜上突出于鼻腔黏膜表面的增生组织团,主要表现为鼻塞、鼻分泌物增多,还可能伴有面部疼痛或肿胀感、嗅觉减退或丧失等。还有种会消失的息肉,叫子宫内膜息肉,发病率可达8% ~ 35%。大家很关注的胆囊息肉其实是胆囊壁上的一类隆起性疾病的统称,由于B超往往很难确定其性质,因而笼统称为胆囊息肉。

从临床经验来看,一般胆囊多发息肉要比单发的好,多发息肉多数是良性胆固醇性息肉;如果是单发息肉要高度警惕,有癌变可能。论息肉的癌变潜力,之前提及的息肉们,在胃息肉和肠息肉面前,简直就是小巫见大巫。它俩是最容易癌变的息肉,这要归功于它们丰富的伙食。

胃息肉是突出于胃黏膜表面的良性隆起性病变,表面常较光滑,在人们的不断投喂下,长得白白胖胖。而肠息肉更是来者不拒,啥都敢吃的狂野性格,注定让它成为癌变高手。顿顿胡吃海喝,让本就脆弱的黏膜表层,更是千疮百孔,于是息肉就乘虚而入,在肠道内过着酒池肉林的生活。若满足以下一项条件,你的息肉就危险了:短期内生长迅速的息肉,直径大于 2 cm 的息肉,腺瘤型息肉(长得丑),多发性息肉(长得多)、有家族遗传倾向。值得注意的是,息肉的复发率很高,就算手术切除了,以后还会可能来找你。有时切息肉,就像打地鼠,你的手速可能永远跟不上它的增长速度。根据临床经验控制息肉生长速度的中药有夏枯草、半枝莲、半边莲、白花蛇舌草、醋鳖甲、玄参、皂刺、苦参。

九、妇科囊肿、息肉、肌瘤的治疗

(一)什么是 HPV

人乳头瘤病毒(human papilloma virus,HPV)是一种环状 DNA 病毒,主要感染皮肤和黏膜组织的上皮细胞,人类是其唯一宿主。目前已经发现的 HPV 有 130 多种亚型,至少有 40 个亚型可以感染生殖器部位。生殖器 HPV 感染主要通过阴道性交传播,或通过肛交及口交传播,母婴垂直传播也时有发生。HPV 感染是一种常见的性传播疾病,大多数女性一生中都会感染一种或几种 HPV,其中大部分为一过性感染。HPV 感染后机体产生的免疫机制可清除 HPV,没有明显的临床症状,并且在 2 年内自然消退,其消退时间主要由 HPV 型别决定,低危型 HPV 需要 5~6 个月;高危型 HPV 需要 8~24 个月;只有极少数 HPV 感染者发生临床可见的下生殖道尖锐湿疣、鳞状上皮内病变和癌等。性活跃者一生至少感染 1 次 HPV 的可能性较高,女性为 84.6%,男性为 91.3%。

HPV 病毒感染的典型症状为丘疹,HPV 病毒感染初期是细而小的淡红色的丘疹,随着时间的迁移会逐渐增大和增多,并且表面还会呈隆起的状态,一般来说多数质地脆且坚硬,均为高低不平的疣状增生。HPV 病毒感染引起的尖锐湿疣表面颜色多样,有的为红色,有的呈灰色或者是正常的皮肤颜色,临床上尖锐湿疣的形态有蕈状(蘑菇样)、鸡冠状、菜花状、乳头状等,所以 HPV 病毒感染的形态是多种多样的。HPV 病毒感染局部较湿润,除此之外,少数患者会有阴部瘙痒的感觉,性交时有疼痛甚至出血,由于瘙痒不止,患者就会经常抓挠该部位,所以 HPV 病毒疣体会受损,可能会引起糜烂,甚至出血,最终导致出血继发感染。男性 HPV 病毒感染患者的发病部位通常是包皮、系带、龟头及冠状沟和尿道口,当然也有少数患者会发病于阴茎体部。女性患者多发病于外阴、阴道、肛周及宫颈等处,女性 HPV 病毒感染的两个部位同时发病是很常见的。而特殊人群即同性恋患者则通常会发病于肛门及直肠部位,但是却很少见于阴囊部位。除了常见的发病部位外,还有很多部位也会发病,例如足趾间、脐窝、口腔和腋窝等处。

（二）HPV 感染的危害

HPV 持续感染会引起尖锐湿疣、癌前病变和宫颈癌等。根据其致癌危险的高低，HPV 可以分为高危型和低危型，其中 HPV16、HPV18、HPV31、HPV33、HPV35、HPV39、HPV45、HPV51、HPV52、HPV56、HPV58 和 HPV59 亚型是已经确定的高危型，高危型 HPV 持续感染是宫颈癌的主要病因；HPV26、HPV53、HPV66、HPV68、HPV73 和 HPV82 亚型为疑似高危型；而 HPV6、HPV11、HPV40、HPV42、HPV43、HPV44、HPV54、HPV61、HPV70、HPV72、HPV81 和 CP6108 亚型是已经确定的低危型。高危型 HPV 感染可能导致各种癌症如宫颈癌、阴道癌、阴茎癌、外阴癌、肛门癌、口腔口咽癌、喉癌和癌前病变；而低危型 HPV 感染会导致生殖器疣、宫颈肿瘤、复发性呼吸道乳头状瘤病。

宫颈上皮内瘤变（cervical intraepithelial neoplasia，CIN）是宫颈恶性病变前兆，病理分级从低到高依次为 CINⅠ、CINⅡ、CINⅢ级。在 90% 以上的宫颈癌和 60% 以上的 CINⅡ、CINⅢ级患者中均可以检测到高危型 HPV，而 CINⅠ组织的 HPV 感染多为低危型或危险不明型者。高危型 HPV 感染发生 CINⅡ、CINⅢ的危险性是低危型 HPV 感染的 12 ～ 24 倍。最常见的高危型 HPV 是 HPV16 和 HPV18，其他高危型 HPV 的流行程度在不同地区有所差异，例如东亚地区较为流行的是 HPV52 和 HPV58。HPV 感染可引发多种疾病，其中高危型 HPV 持续感染会导致多种癌症。目前已知宫颈癌的发生与高危型 HPV 持续感染有关。在全球范围内，宫颈癌的发病率和死亡率均排在女性肿瘤第 2 位，仅次于乳腺癌。在发展中国家女性中，宫颈癌是发病率居第 2 位、病死率居第 3 位的恶性肿瘤。全球每年约有 9% 的女性新发癌症病例为宫颈癌，约有 8% 的癌症患者死于该病。

（三）HPV 感染的诊断及治疗

单纯 HPV 阳性药物治疗有：抗 HPV 生物蛋白敷料、干扰素 α-2b 制剂及中药制剂等。

中医学无 HPV 感染及宫颈癌的概念及名词，根据疾病特点及白带增多、血性白带、五色带下、接触性出血等症状，HPV 感染及宫颈癌归属于中医"带下""五色带下"范畴。本病的发生是由于"毒邪侵淫，结聚于子门"，是以湿毒为主因的疾病，其病机为任脉不固，带脉失约，涉及脾、肾、肝三脏功能失常。针对 HPV 感染患者，在其发展为宫颈癌前，积极应用中医药未病先防、已病防变的思想，可有效降低宫颈癌发病率。近年来中药内服治疗+中医外治疗法在宫颈癌 HPV 感染的防治上发挥着其特有的功用。

（四）尖锐湿疣

尖锐湿疣是由 HPV 感染引起的鳞状上皮增生性疣状病变，以 20 ～ 29 岁年轻妇女多见。尖锐湿疣通常依据肉眼所观察到的典型病变做出诊断，病变多见于舟状窝附近、大小阴唇、肛门周围、阴道前庭、尿道口,也可累及阴道和宫颈。病变初起为单个或多个淡红色小丘疹,顶端尖锐,随病变进展,病灶逐渐增大增多,可呈乳头状、菜花状、鸡冠状或团块状。疣体常呈粉红色、灰白色或棕褐色。柔软、质脆、表面可有破溃或感染。50%~70%外阴尖锐湿疣伴有阴道、宫颈尖锐湿疣。因此,对外阴尖锐湿疣者,应仔细检查阴道及宫颈以免漏诊,并且常规行宫颈细胞学检查,以发现宫颈上皮内瘤变。对体征不典型者,需进行辅助检查以确诊。辅助检查包括:细胞学检查、醋酸试验、阴道镜检查、病理检查及 HPV 核酸检测。

治疗方法:尚无根除 HPV 的方法,治疗仅为去除外生疣体,改善症状和体征。应根据疣体的部位、大小、数量而选择治疗方法,主要有:局部药物治疗;微波、激光、冷冻等物理治疗;微波刀或手术切除。

(五)宫颈癌前病变

宫颈癌前病变的处理原则主要依据病变程度、年龄、细胞学检测结果、HPV 检测结果、阴道镜检查中转化区的情况及是否需要保留生育功能等综合考虑,进而制订出个体化的诊疗方案。2014 年 WHO 将宫颈癌前病变进行了新的二级分类,CIN Ⅰ 相当于 LSIL,CIN Ⅱ 和 CIN Ⅲ 相当于 HSIL。

CIN Ⅰ 多可自然消退,故多数 CIN Ⅰ 的处理比较保守,一般需要临床观察,仅少数病例持续时间较长,需要治疗。对于细胞学检测为 ASC-US、LSIL 或 HPV 检测为 HPV16(阳性)、HPV18(阳性)或持续 HPV 感染的 CIN Ⅰ 患者,建议 12 个月时进行联合筛查,如果联合筛查均阴性,则 3 年时进行依据年龄的筛查,3 年时筛查再次都为阴性,则回归常规筛查。如果细胞学病变为 ASC-US 及以上或 HPV 阳性,则行阴道镜检查。对于细胞学检测为高级别鳞状上皮内病变(ASC-H)或 HSIL 的 CIN Ⅰ 患者,如果阴道镜检查充分且宫颈管取样阴性,推荐诊断性锥切或在 12、24 个月时行联合筛查,如联合筛查发现一次 HSIL,则转诊进行诊断性锥切。如联合筛查发现 HPV 阳性或者细胞学改变未到达 HSIL,则行阴道镜检查。如联合筛查均阴性,则在 3 年时依据年龄重新筛查。

CIN Ⅱ 包括肿瘤性病变、非肿瘤性病变(反应性鳞状上皮化生、萎缩及上皮修复性改变等),2014 年 WHO 推荐对于诊断有争议的 CIN Ⅱ,可以采用 p16 免疫组化染色,以提高宫颈病变组织学诊断及病理医师之间诊断的一致性,p16 阳性的 CIN Ⅱ 按照 CIN Ⅲ 处理,p16 阴性的 CIN Ⅱ 按照 CIN Ⅰ 处理。另外 Ki67 免疫组化染色在 CIN Ⅱ 的分流中也是比较有潜力的方法。组织学诊断 CIN Ⅱ、CIN Ⅲ 后的处理,包括初始处理和治疗后随访。初始处理:如阴道镜检查充分,宫颈锥切或者破坏治疗均可。对于复发的 CIN Ⅱ、CIN Ⅲ,阴道镜检查不充分或宫颈管活检发现 CIN Ⅱ、CIN Ⅲ 及不能分级的 CIN,均推荐诊断性锥切,不建议破坏治疗。另外子宫切除不作为 CIN Ⅱ、CIN Ⅲ 的首选治疗。切缘阳性或宫颈管取样发现 CIN Ⅱ、CIN Ⅲ 者,推荐在治疗后 4~6 个月时行细胞学检查和宫颈管取样,另外重复诊断性锥切也可接受,若重复诊断性锥切不可行,子宫切除也可接受。

CINⅢ进展为癌的概率非常高,一旦诊断,需积极行手术治疗处理。

(六)如何预防 HPV 感染

不良的生活习惯,例如经常熬夜,会使机体免疫力下降、体内激素调节紊乱,从而增加 HPV 感染风险。而初次性交年龄及初婚年龄较低更易于发生 HPV 感染,因为 20 岁以下女性的生殖道免疫功能较低,宫颈黏膜对一些物理、化学及生物性作用的敏感性较高,易导致病变的发生。并且,首次妊娠年龄越小,HPV 感染的危险性越高,这可能与发育不成熟的宫颈更易引起损伤,导致宫颈的防御能力进一步降低有关。研究还发现,一、二级血亲患宫颈癌患者 HPV 感染率较高,该结果可能与不同基因型对 HPV 特定蛋白质(HPV E6 蛋白)的易感性不同有关。临床中常见一些患者同房后阴道流血提示有 HPV 感染可能,此为宫颈癌患者常见临床症状,如果出现该表现,应及时诊治,以免延误病情。

持续性 HPV 感染是宫颈病变的重要病因,由于从 HPV 感染到宫颈上皮内瘤变,再到宫颈癌,需要一个较为漫长的过程,一般为 10 年时间,且宫颈上皮内瘤变是可以逆转的病变,而早期宫颈癌 5 年治愈率高达 90%。因此,高危型 HPV 病毒的筛查、有效的诊断和治疗 CIN 是预防宫颈癌的最佳途径,对降低宫颈癌的死亡率尤为重要。未感染人群通过接种 HPV 疫苗可以有效预防 HPV 感染,宫颈癌也成为目前唯一一种可以使用疫苗预防的癌症。

在过去的 50 多年间,我国开展的宫颈癌筛查工作虽然有效地降低了宫颈癌的发病率和死亡率,但不能从根本上阻止 HPV 的感染,因此,应更加关注宫颈癌防治知识的宣教工作,让更多女性远离 HPV 感染危险因素,最终使宫颈癌成为一种可以预防的恶性肿瘤。

(七)宫颈息肉

宫颈息肉是一种常见的宫颈管内良性赘生物,是慢性宫颈炎的一种,主要是因为在长期炎性刺激的作用下子宫颈的腺体和间质出现局限性的增生。来源于宫颈黏膜的息肉,表面有一层柱状上皮覆盖,有丰富的微血管,因而颜色鲜红、柔软、脆弱,轻轻触动就会出血,以至于经常发生感染而形成溃疡。另有一种来自宫颈阴道部分的息肉,表面由复层鳞形上皮所覆盖,由于间质内主要为纤维结缔组织,所以颜色浅红,质较韧,基底较宽,病位表浅。其形态多种多样,大小几毫米至 2～3 cm 不等,通常多发生在育龄期经产妇,青春期前的女性较罕见。

宫颈息肉的主要临床表现包括阴道出血与白带异常,阴道出血表现为阴道点滴状出血、月经间期出现出血、接触性出血等,大部分患者通常无明显的自觉症状,偶尔在体检时才发现。目前宫颈息肉的致病原因尚不明确,分娩、流产、病原体入侵与产妇产褥期发生感染都可能造成宫颈息肉。

宫颈息肉一般不会恶变,但仍会对患者的身心产生较大影响,导致患者炎症反复发作,影响患者正常生活及受孕,因此,宫颈息肉应及时治疗。当前临床以手术为主要治疗手段,宫颈息肉摘除术是宫颈息肉常规治疗手术。

由于宫颈息肉是以分泌物增多,呈血性分泌物为主要表现,故在中医学多属于"带下、赤带"范畴,赤带病证,出《备急千金要方》卷四,亦名赤白沥、赤白漏下、妇人下赤白沃等,历代以傅青主详论尤深,傅认为"夫带下具是湿证;赤带因肝郁克脾,脾失运化,湿热蕴结带脉所致",赤带多湿热,治多清解之法。临床辨证分型论治。

肝火:带下色赤或赤白相间,或有腥臭气味,阴道灼热,瘙痒,心烦易怒,口苦干,尿赤便艰。苔薄黄,舌质红,脉弦数或弦。治法:清肝泻火止带。方药:清肝止淋汤加减。

肾虚:带下色红清稀,阴道灼热刺痛,口干咽燥,头晕耳鸣,腰酸膝软,潮热盗汗,舌红少津,脉细数。治法:滋阴降火止带。方药:滋肾束带方加减。

在给予中药内服的同时,还可配合外治法以加强疗效。如外用中成药:妇宁栓、保妇康栓等,具有清热解毒、燥湿止带、祛腐生肌、化瘀止痛的功效,适用于湿热型的子宫息肉;云南白药,具有活血化瘀、消炎散肿之功,可用于局部,以治疗宫颈息肉所致之赤带。还可以配合针刺疗法,选足三里(双)、中极、带脉、少冲等穴位。

预防宫颈息肉,要做好经期、产后或流产后的护理,日常生活中,要注意外阴部卫生,防止阴道炎症和宫颈炎症,同时要保持性生活卫生,此外,要勤晒被褥,宜穿棉织品内裤并勤洗、勤换等,在此基础上,定期的妇科检查也是十分重要的。

(八)宫颈腺囊肿

宫颈腺囊肿又叫作纳氏囊肿,属于慢性宫颈炎疾病当中一种比较常见的病理表现情况,一般是指发生在宫颈表面的囊状物。多发生于宫颈慢性炎反反复复的过程中,或者性生活频繁者充血水肿等刺激。因为宫颈表面腺体丰富,正常腺体分泌的黏液对阴道起润滑作用,但是当宫颈有炎症时,新生的鳞状上皮会覆盖宫颈管内柱状上皮,宫颈管内柱状上皮腺管口或伸入腺管,将腺管口阻塞,腺管周围的结缔组织增生或瘢痕形成压迫腺管,使得腺管变窄甚至阻塞,腺体分泌的组织液引流不畅或受阻,组织液逐渐增多,潴留形成宫颈腺开口处多个囊肿,大部分生理性糜烂样改变引起的腺管阻塞,囊肿形成,出现在宫颈表面浅表时肉眼可见多个乳白色小囊泡。宫颈腺囊肿一般小而分散,突出在宫颈表面,病理表现为宫颈组织反复充血、水肿、炎性细胞浸润及结缔组织增生、子宫颈肥大。

宫颈腺囊肿的致病原因常见以下几种:①不洁性生活,如性伴侣过多、经期同房等,这些都可能会使宫颈受到感染,从而引发宫颈腺囊肿;②妇科手术引起,比如反复人工流产或刮宫,在给女性身体带来伤害的同时还有可能会使宫颈受到损伤,从而使女性患宫颈腺囊肿的概率进一步增加;③炎症刺激,若女性感染了妇科炎症,如阴道炎、盆腔炎、宫颈炎等,但却没有及时进行治疗,就有可能会使宫颈受到刺激而引发充血、水肿等症状,导致宫颈口变得肥大,从而增加女性患宫颈腺囊肿的概率。

宫颈腺囊肿为良性病变,一般没有临床症状,多数情况下是在妇科检查或者超声检查时被发现,伴随炎症则可以有白带增多,不合并其他疾病时预后良好。

但当宫颈腺囊肿长大时,易压迫周围组织,如直肠、膀胱及尿道,引起压迫症状,患者可能会出现尿频、下腹坠胀等不适症状。继发宫颈局部组织感染。阴道、宫颈是内生性器官,与外界相通,可因性生活、月经期、外阴不洁等出现阴道炎、慢性宫颈炎,阴道内正常菌群失调,局部有一些致病菌进入,引起宫颈腺囊肿急性感染,形成脓肿,通常会出现红、肿、热、痛的症状,形成急性宫颈炎,甚至子宫内膜炎等。患者多会出现分泌物多,有异味,偶有下腹隐痛。患宫颈腺囊肿还可能影响月经,若宫颈腺囊肿的位置比较靠近宫颈内口,在囊肿较多较大的时候就会挤压宫颈内口导致宫颈管腔狭窄,排血不畅,这样的情况导致月经淋漓不尽。经血未能正常排出,积血在宫腔本身就会刺激身体产生前列腺素,刺激宫体,可加重或出现继发性痛经现象,经血倒流,甚至出现子宫内膜异位症等。严重者甚至可诱发不孕,若宫颈腺囊肿没有及时进行治疗,病菌就有可能会蔓延到附近的卵巢、输卵管等器官,导致输卵管被感染而引发输卵管炎症。因炎性渗出后容易使输卵管部分或全部堵塞,导致卵子的顺利通过受到影响,女性不孕概率就会增加。

女性患了宫颈腺囊肿,想要得到有效治疗,需根据自身的实际情况来进行治疗。首先,对于症状不明显,囊肿较小且较为分散的患者一般不需要进行治疗,每年只要定期进行检查即可,若患者有外阴炎或者阴道炎的话,可使用药物洗液、阴道栓剂进行治疗;其次,对于囊肿比较大或密集较小的患者,可考虑激光、微波、电熨及冷冻等物理疗法进行治疗;最后,囊肿较大且突出于宫颈表面的患者,可考虑电刀切除治疗。

要预防宫颈腺囊肿的形成,首先要养成良好习惯。女性在日常生活中,应注意个人卫生,保持外阴清洁,以免病原体入侵而引发宫颈腺囊肿。其次要选择适宜的运动方式加强锻炼,并长久坚持下去,以使自身抵抗力得到加强,疾病得到预防。再次要保持性生活卫生,因宫颈腺囊肿与性生活有直接关系,所以在与伴侣进行亲密行为之前,一定要做好个人与伴侣的卫生工作,还有若近期没有备孕计划时,需做好避孕措施,以此减少人工流产的概率,降低患宫颈腺囊肿的可能。最后要定期检查,女性应定期进行妇科检查,若发现患有宫颈炎症应进行积极治疗。

我们要从根源上认识什么是宫颈腺囊肿,其实宫颈腺囊肿不可怕,重在广大女性提高防范意识,对宫颈良性病变有一定常识,避免盲目恐慌和不安。

(九)卵巢囊肿

卵巢囊肿是卵巢内形成的充满液体或固体的囊状结构。卵巢肿瘤是女性生殖器常见肿瘤,一般在20~50岁女性当中多发,有各种不同的性质和形态,即一侧性或双侧性、囊性或实性、良性或恶性,其中以囊性多见,有一定的恶性比例。近年来随着社会压力的增加,当代女性卵巢囊肿的复发率逐年上涨。卵巢囊肿的发病率占卵巢肿瘤的90%。研究表明我国卵巢囊肿的患病率为2.25%。

卵巢肿瘤种类繁多,形态复杂,命名名称不一,分类方法较多,有按良性、恶性分的;有按囊性、实性分的。目前通常按照2003年世界卫生组织发布的卵巢肿瘤组织学分类进行划分。卵巢囊肿包括良性肿瘤及卵巢瘤样病变,卵巢瘤样病变又称非赘生性囊肿,是女性多发病之一,并以生育期女性多见。

卵巢常见良性肿瘤:①浆液性囊腺瘤:约占良性卵巢肿瘤的25%,多为单侧,表面光滑,内充满淡黄色清澈浆液。单纯性单房,壁薄光滑,常被称为单纯性囊肿,直径数厘米至数十厘米不等;乳头状常为多房,内可见乳头状赘生物,偶向囊外生长。②黏液性囊腺瘤:占卵巢良性肿瘤的20%,多为单侧多房,表面光滑,灰白色,囊腔大小不一,充满胶样半透明液体,囊内很少有乳头状赘生物生长,易发生扭转、破裂。③成熟畸胎瘤:属卵巢生殖细胞肿瘤,多为囊性,又称皮样囊肿。多为单侧单房,中等大小,表面光滑,壁薄质韧,内充满油脂和毛发。成熟型畸胎瘤恶变率仅2%～4%,多见于绝经后妇女。

卵巢瘤样病变包括妊娠黄体瘤、卵巢间质增生和间质卵泡膜细胞增生症、卵巢重度水肿、卵巢纤维瘤病、卵泡囊肿、黄体囊肿、妊娠和产后单发性大卵泡囊肿、多囊卵巢、卵巢黄素囊肿、颗粒细胞增生、卵巢内膜异位囊肿、卵巢包涵囊肿、卵巢单纯囊肿及炎性囊肿、卵巢冠囊肿等。卵巢瘤样病变以滤泡囊肿和黄体囊肿多见,又称生理性囊肿,指在每个月经周期中,正常情况下,成熟的卵子应该在月经周期中从卵泡释放出来,如果卵泡未成熟或者成熟后未破裂不排卵,卵泡就会继续生长,就可能形成卵泡囊肿。当卵泡释放卵子后就会演变为黄体,开始产生雌激素和孕激素,当黄体内毛细血管出血或积液,就会导致黄体囊肿。生理性囊肿多为单侧性,壁薄,直径小于5 cm,一般不会引发健康问题,也很少导致疼痛、不适,一般在2～3个月经周期后自行消退。黄素囊肿常见于葡萄胎、多胎妊娠或使用促性腺激素诱发排卵者。大小不等,大者直径为20～25 cm。

卵巢囊肿发生的原因目前并不十分清楚,通常与环境、饮食、手术、炎症、内分泌及遗传等因素有十分密切的关系,如长期服用避孕药或克罗米芬等促排卵药物,可导致激素分泌异常,进而诱发卵巢囊肿。

绝大多数生理性卵巢囊肿几乎不会产生任何不适症状,甚至从生长到消退患者自己都感知不到,只有在卵巢囊肿体积较大且长期存在时,患者才可能有感觉。一般无触痛感,但是如果发生感染等并发症,会出现压痛感,而疼痛程度随着并发症的严重性的增加而增加。个别可能会有性交时疼痛,卵巢存在异常囊肿,囊肿内含液体,外壁组织薄而脆弱,因此在剧烈活动或碰撞之下都可能引起破裂。有些囊肿过大时会导致压迫症状如尿频、肠梗阻等,还可压迫输卵管或改变输卵管走行方向而影响卵子的捕获导致不孕。另外,卵巢囊肿可压迫产生卵子的皮质层,使之萎缩,影响排卵功能而致不孕。约10%左右的卵巢囊肿会并发蒂扭转,并可在一定诱因下发生破裂、与腹膜广泛粘连、继发感染等并发症,给女性生命健康带来很大威胁。

临床中对于较小的卵巢囊肿(小于5 cm),排除其他疾病及病变因素的患者,可密切观察,每3~6个月检查一次。一般药物治疗可选用孕三烯酮、三苯氧胺及非司酮等。保守治疗过程中需定期随访,以防卵巢囊肿发生病变。静脉注射抗生素类药物对卵巢囊肿有一定的治疗作用,但同时也具有一定的不良反应。而对于囊肿较大或是恶性者,临床一般给予手术摘除治疗,在卵巢囊肿手术的治疗上常见的手术方式有:腹腔镜手术、经阴道手术、经腹手术、超声或CT引导下行卵巢囊肿介入治疗。根据患者年龄,有无生育要求,囊肿大小、位置、性状等具体选择治疗方法。

在中医学典籍中无卵巢囊肿的病名,根据其临床所见症状及体征,当属"癥瘕""痰饮"等范畴。卵巢囊肿病位虽在胞中,但与肝脾肾密切相关。本病属本虚标实,肝郁脾肾虚弱为本,气滞血瘀、痰瘀互结为标。七情内伤、饮食不节、感受外邪、劳逸失度、冲任虚损等是卵巢囊肿发生的主要病因,进而导致肝、脾、肾功能失调,故治疗本病应以调理肝、脾、肾为主。卵巢囊肿的主要病机是肝失疏泄、忧思伤脾、脾失健运、脾虚生痰、肾失温阳化气等导致的气、血、津液运布失调,以致气(气滞)、血(血瘀)、痰(痰凝)、湿(湿停)互结为患,聚于盆腔内而形成囊肿。临床辨证分型论治如下。

1.肾虚

月经后期,量少、色淡、质稀,渐至闭经,或月经周期紊乱,经量多或淋沥不净;或婚久不孕;或头晕耳鸣,腰膝酸软,形寒肢冷,大便不实,性欲淡漠,多毛。舌淡,苔白,脉细无力。

治法方药:补肾调冲任。右归丸加减。

2.痰湿阻滞

经行延后,经量少、色淡、质黏腻,甚或闭经,或婚久不孕,或带下量多,头晕头重,胸闷泛恶,四肢倦怠,形体肥胖,多毛;苔白腻,脉滑或濡。

治法方药:燥湿化痰,活血调经。苍附导痰丸合佛手散加减。

3.肝经郁热

闭经,或月经稀发、量少,或先后无定期,或崩漏,婚久不孕;形体肥胖壮实,毛发浓密,面部痤疮,经前乳房、胸胁胀痛,或有溢乳,口干喜冷饮,大便秘结;舌红,苔薄黄,脉弦数。

治法方药:疏肝解郁,清热泻火。丹栀逍遥散加减。

4.气滞血瘀

月经延后,量少不畅、色暗红、质稠或有血块,渐至经闭;或经行腹痛、拒按,或婚后不孕,精神抑郁,胸胁胀满;舌质暗紫,或舌边尖有瘀点,脉沉弦或沉涩。

治法方药:行气活血,化瘀通经。膈下逐瘀汤加减。

同时可辅以中医外治法,常采用针刺法、中药灌肠法、穴位贴敷法、艾灸、中药离子导入法等来治疗卵巢囊肿疾病。

卵巢囊肿的治疗除药物保守治疗外,还应调畅情志,保持心情愉快;注意饮食调节,合理安排膳食;防寒保暖,适量运动,防止卵巢囊肿复发。

(十)子宫平滑肌瘤

子宫肌瘤又称为子宫平滑肌瘤,主要是由子宫平滑肌细胞克隆性增殖而成,是女性常见的良性肿瘤之一,多见于 30～50 岁的妇女。随着现代社会的不断进步,晚婚晚育的女性越来越多,子宫肌瘤的发生率也逐年增加。据调查,平均 5 个女性就有一个子宫肌瘤患者。其具体的发病机制目前尚不十分清楚,雌孕激素水平增高是公认的重要致病因素之一。子宫内膜内含有雌激素和孕激素的受体,雌孕激素对于靶器官的影响与其激素受体含量有关,研究表明肌瘤内雌孕激素受体水平明显高于正常组织,雌孕激素与肌瘤内的高水平激素受体结合,进而刺激瘤细胞不断分裂增生,促进肌瘤的生长。众所周知,育龄期女性的雌孕激素水平远高于月经初潮前的少女和绝经后的中年妇女,因此这也就解释了为什么子宫肌瘤多见于育龄期女性的原因。

1. 子宫肌瘤的常见症状

①患有子宫肌瘤的患者多会出现月经不规律。②肌瘤的位置有时会影响受孕,例如位于子宫角肌壁间的肌瘤,可能会压迫输卵管间质部,进而影响输卵管的正常蠕动,导致育龄妇女不孕。③肌瘤的压迫有可能引起子宫缺血或宫腔变窄,妨碍胎儿发育,造成孕妇流产和早产。④子宫肌瘤可能会引起宫腔变形致胎位不正,妨碍子宫收缩,导致足月妊娠的孕妇难产及产后出血。

2. 子宫肌瘤的非中药治疗方法

包括西药、手术、介入等治疗方法,但具体选哪种方案,还需要结合患者的自身情况而定。米非司酮是治疗子宫肌瘤的常用药物,该药属于甾体类药物,能取代体内孕酮和受体的结合,进而抑制孕酮的活性,使卵巢黄体发生溶解,降低体内雌激素和孕酮水平。另外也有应用促性腺激素释放激素类似物醋酸亮丙瑞林和醋酸西曲瑞克、辛伐他汀和阿托伐他汀、醋酸乌利司他等治疗子宫肌瘤,但是尚需更多的研究证实。

一般情况下,大部分肌瘤都不需要手术治疗,通过饮食、药物调理就能让它们慢慢变小甚至消失。腹腔镜下子宫肌瘤剔除术是临床上治疗该病的首选手术方式,但这只是针对病灶进行切除,并不能该病患者本身的激素水平,也不能针对子宫肌瘤的病因进行治疗,因此常易复发。药物治疗失败或身体状况不适合进行手术治疗的患者,可以采用子宫动脉栓塞术。它主要是通过腹股沟的股动脉,在血管造影的引导下,利用特殊的漂浮导管选择性插入到子宫动脉中,注入特殊物质,阻断子宫动脉的血流供应,从而达到治疗目的。子宫动脉栓塞术对于直径小于 5 厘米的子宫肌瘤治疗成功率较高,这种方法还能对肌瘤剔除术后又复发的患者进行治疗。

此外,还有高强度聚焦超声方法。它主要是利用体外的低能量超声波经超声聚焦作用,准确地聚焦于子宫肌瘤部位,把能量放大数千倍,产生瞬间高温和空化的效应,使肿瘤凝固性坏死,从而达到破坏病变的目的。这种方法的效果、范围和子宫动脉肌瘤栓塞术相似,但它不需要进行血管造影。对子宫肌瘤的治疗而言,无论是子宫动脉栓塞术,还是高强度聚焦超声术,它治疗的对象都是有症状、无生育要求的子宫肌瘤患者,对于有生育要求的患者,还是选择传统的手术治疗为宜。

3.综合考虑因素

在临床中进行治疗方案的选择时,还需要结合多方面情况。下面是几个需要考虑的影响因素。

(1)年龄因素 因为子宫肌瘤的形成与年龄以及激素水平密切相关,因此在选择治疗方案时,年龄是必须考虑的因素。若患者在40~50岁出现绝经现象,临床又无明显的出血增多,就可以进行定期复查,不需要采用药物或者手术治疗,一般每3个月复查一次即可。

(2)瘤体大小 子宫肌瘤本身的大小也是选择治疗方案必须考虑的因素。如果肌瘤直径在5 cm以下且患者没有明显不适感,就无须手术。如果子宫肌瘤的直径超过5 cm,患者的病情比较严重,就需要利用手术进行处理。如果肿瘤的生长速度非常快,短时间发现肿瘤出现迅速生长变大的情况,也应该进行手术切除。

(3)症状因素 子宫肌瘤主要的症状就是阴道出血,如果瘤体压迫膀胱、输尿管,还会导致患者出现尿频、尿急的症状,或者腹部疼痛、肿胀、白带增多的情况,这些症状最好都告知医生,由医生结合患者自身情况,选择最佳治疗方法。如果子宫肌瘤导致患者长期月经量多,大量出血造成贫血,且药物不能缓解,则需要手术治疗。

4.子宫肌瘤的中医治疗

子宫肌瘤在中医学中属于"癥瘕""积聚"等疾病范畴,最早见于《金匮要略》,书中提出可以鳖甲煎丸、桂枝茯苓丸治疗该病。其多因外感六淫、内伤七情、饮食不节、劳逸过度等使患者脏腑功能失调,体内气滞、瘀血、痰湿、痰热等聚结于胞宫胞脉,日久而成癥瘕。有人认为正气不足为根本,气虚则血瘀,瘀久则成积,形成肌瘤。或气虚无以行津液,津液凝聚为痰,形成肌瘤。也有人认为子宫肌瘤是由于肾精亏损,冲任不足,经血调控乏力,运行失常,残血瘀滞胞宫所致。还有认为是素体脾虚,水湿运化失控,湿聚成痰,痰结聚胞宫,与血相搏,形成肌瘤;或内伤七情,肝气郁结,血脉瘀滞,阻于胞宫,日久聚成肌瘤;或六淫(风寒、湿热、毒)之邪,乘虚而入胞宫与气血搏结,血气受阻,致气滞血瘀,日积月累而成肌瘤。

一般除了过大的肌瘤,如子宫体超过2~5个月妊娠大小,单个瘤体在5 cm以上,或有明显压迫症状、黏膜下肌瘤出血坏死、感染伴严重贫血、合并其他严重疾病等不宜采用中医疗法保守治疗的患者,其余均可考虑中医药治疗。中医药治疗子宫肌瘤,尤其以壁间肌瘤效果较好,且以单个肌瘤瘤体在4 cm以下者效果较佳,因肌瘤直径大于4 cm以上易发生变性,药物治疗不敏感,故肌瘤越大,疗效可能越不好。并且对于出血量多、势急、症状严重的黏膜下子宫肌瘤效果不甚理想。因此正确选择中医药治疗的适应证非常必要。常用方药如下。

(1)桂枝茯苓丸合当归芍药散(桂枝10克,牡丹皮15克,桃仁15克,赤芍药15克,茯苓15克,当归10克,白术15克,川芎10克,泽泻10克)。

(2)三山消癥汤(山楂12克,穿山甲珠7克,山慈姑10克,水蛭6克,桃仁10克,赤芍药8克,牡丹皮8克,桂枝8克,茯苓10克,香附9克,枳壳9克)。

(3)理冲汤加减(黄芪30克,党参15克,天花粉15克,白术10克,山药20克,知母15克,三棱10克,莪术15克,鸡内金15克)。

(4)自拟中药活血化瘀方(香附20克,桃仁15克,桂枝15克,赤芍10克,牡丹皮8克,茯苓8克,薏苡仁8克,红花6克,鸡血藤6克),取400毫升,早晚饭后温服,每日1剂,经期停止服药,连续服用3个月。

(5)活血化瘀处方(鸡血藤、薏苡仁、淫羊藿15克,台乌药6克,红花、桂枝、牡丹皮、香附、赤芍、茯苓、当归各8克),加水煎煮,获取600毫升药液,分3次服用(早中晚),连续用药3个月。

此外,也有用中医穴位贴敷法治疗子宫肌瘤,使用方法:将三棱、莪术、大黄等中药研成粉末,加甘油、聚乙烯吡咯烷酮等物质调配成膏状,将药膏置于纱布上制成5 cm×8 cm大小、厚度约2 mm的膏贴,外敷关元、气海、中极穴。

总之,子宫肌瘤的治疗方式取决于患者年龄,症状有无,肌瘤部位、大小、生长速度、数目、造成子宫的变形情况,是否保留生育功能及患者的意愿等因素。对于采取保守治疗的患者而言,中医药是不错的选择,可以从根本上改善患者的体质,消除肌瘤或阻止肌瘤的进一步发展。

参考文献

[1]邱志新,李为民.肺部结节的诊断及处理进展[J].华西医学,2018,33(1):8-14.

[2]赵元辰,刘世刚.肺部结节的中西医诊治探讨[J].中国医药导报,2020,17(5):192-196.

[3]黄静,沈庆,陈元澜,等.肺部结节管理策略研究进展[J].中国呼吸与危重监护杂志,2018,17(1):97-101.

[4]朱佳琪,李宗保,葛艳.肺结节的早期中医药干预探讨[J].中医临床研究,2020,12(28):55-57.

[5]田震西,姚德蛟.肺结节的中医辨证论治探析[J].亚太传统医药,2019,15(11):115-116.

[6]刘伟,李晓丹,孙增涛,等.肺结节中医认识和中医药治疗概况[J].中医药临床杂志,2020,32(7):1228-1231.

[7]杨涛.别把甲状腺结节当心结[J].江苏卫生保健,2020(9):11.

[8]黄晓,赵书阁,白颖舜,等.甲状腺结节中医治疗发展概述[J].中国中医药现代远程教育,2020,18(19):152-155.

[9]李思思,华川,杨金月,等.温阳化气利水法治疗甲状腺囊肿探究[J].湖北中医杂志,2020,42(3):47-50.

[10]王志宏,左新河,赵勇.左新河从有形之湿论治甲状腺囊肿经验[J].湖北中医杂志,2017,39(9):14-16.

[11]陈莉颖."乳腺结节"为何切除了还会长[N].上海中医药报,2020-10-23(10).

[12]江碧波,田亚茹,杜含,等.乳腺结节的发病率、发病程度及患者治疗选择的调查研究[J].中国中医药现代远程教育,2020,18(10):63-66.

[13]王永南,王顾.乳腺结节的评估、诊断及处理[J].中华乳腺病杂志(电子版),2016,10(6):321-325.

[14]蒲洁琨,汤建华,龙卿.乳腺增生病的中西医治疗进展[J].河北北方学院学报(自然科学版),2020,36(10):66-69.

[15]沈乐乐,曹岐新,马庆峰.逍遥散加味配合超声引导下无水乙醇注射治疗单纯性乳腺囊肿临床观察[J].中国中医药科技,2019,26(1):108-109.

[16]赵艳荣,陈圆,邝飞虹.中药复方治疗乳腺结节24例[J].基层医学论坛,2016,20(10):1405-1406.

[17]张翠平.中药联合超声刀治疗乳腺增生结节疗效观察[J].光明中医,2016,31(16):2404-2405.

[18]王亚军.加味桂枝茯苓颗粒与汤剂治疗卵巢囊肿疗效观察[J].现代医药卫生,2020,36(10):1537-1539.

[19]温秀兰.卵巢囊肿是什么,有哪些症状呢[N].大众健康报,2019-12-25(13).

[20]周林冲.温化消瘕汤治疗卵巢囊肿临床观察[J].光明中医,2020,35(18):2865-2866.

[21]杨华,尹菊.中药治疗卵巢囊肿临床疗效[J].吉林中医药,2020,40(4):474-476.

[22]韩勇华.卵巢囊肿是怎么回事,如何治疗呢[N].大众健康报,2020-09-23(32).

[23]李增烈.肝囊肿多数不用治[J].老年教育(长者家园),2020(10):56.

[24]代清松.体检发现肝囊肿,生活起居注意三件事[J].长寿,2020(1):19-21.

[25]李正荣.肝血管瘤治验[J].光明中医,1996(4):55.

[26]杨旭,孙文兵,高君.肝脏血管源性肿瘤的诊断和治疗[J].临床肝胆病杂志,2020,36(11):2569-2573.

[27]艾书眉,雷陵.雷陵主任医师治疗肝血管瘤的临床经验[J].中西医结合肝病杂志,

2015,25(3):169,190.

[28]胡子生.疏肝化瘀散结汤治疗肝血管瘤7例[J].湖北中医杂志,1995(3):38.

[29]卞小芳,薛红良.单纯性肾囊肿中医治疗的探讨(附78例报告)[J].哈尔滨医药,
2004(6):49-50.

[30]庞建.肾囊肿的危害与治疗[N].大众健康报,2020-09-10(12).

[31]唐博祥,汪红兵,则兴宇,等.唐博祥老中医治疗肾囊肿经验[J].中国医药指南,
2009,7(15):111.

[32]王婷婷,谢娟,王玉林.王玉林治疗单纯性肾囊肿经验[J].中国民间疗法,2020,28
(20):23-25.

[33]张楚凡,姜新.传统中医疗法对卵巢囊肿的治疗进展[J].吉林医药学院学报,
2019,40(6):447-449.

[34]赵玉民,冯叶雯,张黎,等.理冲汤治疗子宫肌瘤的研究进展[J].中国实验方剂学杂
志,2021,27(8):228-234.

[35]马兰,刘新敏.中医药治疗子宫肌瘤进展[J].河北中医,2011,33(11):1747-1749.

[36]欧阳晨捷.子宫肌瘤的发病机制研究进展[J].中南医学科学杂志,2016,44(6):
708-711.

[37]何雯.子宫肌瘤的治疗方法[N].大众健康报,2020-09-17(11).

[38]史莎莎,余成浩.子宫肌瘤的治疗进展[J].中国妇幼保健,2020,35(16):3122-3125.

[39]刘签兴,李晓洁.子宫肌瘤质难九问[N].中国中医药报,2015-12-24(4).

[40]江兴利.纯中药成功治愈腹主动脉瘤一例报道[J].中医临床研究,2011,3(15):
78-79.

[41]丁勇,周旻,李旭,等.腹主动脉瘤的药物治疗进展[J].血管与腔内血管外科杂志,
2021,7(2):188-193.

[42]宋烨,王云鹏,姚野,等.腹主动脉瘤的治疗进展[J].内蒙古医科大学学报,2019,41
(5):545-547.

[43]吴跃辉,余昕宇,赵洪洋.颅内动脉瘤的药物治疗研究进展[J].中国脑血管病杂
志,2021,18(3):205-209.

[44]黄永旺.颅内动脉瘤的治疗新进展[J].中外医疗,2019,38(18):192-195.

[45]石文杰,罗然,田春雷,等.颅内动脉瘤临床诊断及手术治疗研究进展[J].基层医学
论坛,2020,24(7):1011-1013.

[46]邓天芝,唐梅,王倩,等.舒肝活血止痉汤对主动脉夹层动脉瘤患者血管痉挛的预防
效果分析[J].四川中医,2019,37(2):71-73.

[47]孙丽,鲁云泉,姜新华.中医中药对主动脉夹层的治疗功效[J].中国卫生标准管
理,2016,7(17):146-147.

[48]吴昭瑜,仇鹏,黄群,等.主动脉夹层药物治疗目标的研究进展[J].中国血管外科杂志(电子版),2021,13(1):84-87.

[49]罗望池.颅内动脉瘤围手术期中西医结合治疗的临床研究[D].广州:广州中医药大学,2012.

[50]董伟彪.我院近十年主动脉夹层病例回顾性调查及证候分析[D].广州:广州中医药大学,2012.

[51]马朝晖.中西结合治疗动脉瘤性蛛网膜下腔出血的临床研究[D].广州:广州中医药大学,2010.

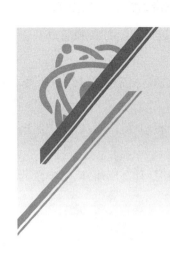

第七讲
肺癌的治疗和验案

　　肺癌发病率逐年上升,发病率和死亡率均高居我国恶性肿瘤的首位,对人群生命安全构成严重威胁。其中非小细胞肺癌(non-small cell lung cancer,NSCLC)占85%。且该类型的肺癌早期缺乏典型症状。患者总体预后差,5年生存率低。目前国内外许多学者对其治疗进行研究,但肺癌生存率仍不很理想,我们用癌痛消对肺癌血管生成进行临床研究,主要观察对血管内皮生长因子(VEGF)、碱性成纤维细胞生长因子(BFGF)、肿瘤坏死因子-α(TNF-α)的影响,取得了满意的效果,

　　肿瘤有良、恶之分,恶者即癌肿。其机制一般认为是人体内部脏腑、经络、气血、津液等化生、传输中的瘀、毒、虚的集中反映。病机属于本虚标实,"瘀"是言其外在的、后天产生邪气而致的积块,或血脉迟涩不畅。其他如痰饮、湿浊等。王肯堂曰"痰积既久,如泡渠壅遏藏久,则倒流逆上,瘀浊臭秽无所有不有……"痰血又可胶结为病。"毒"是瘀结病理作用于机体的体现,包括致病因素和癌肿传变和转移性,又有"癌毒"之称。"癌肿"一旦留结,阻碍经气,结痰留瘀成肿块,瘤体夺精自养,正气亏虚,更无力制约癌肿。癌肿愈强,愈易耗伤正气。如此癌肿与日俱增,机体日益虚弱。

　　化疗很难根除恶性肿瘤的原理:肿瘤干细胞理论。恶性肿瘤里有肿瘤干细胞,就像蜂群里的蜂王一样,化疗就像是喷农药杀蜂群,看着空中飞的蜂子都没有了(恶性肿瘤缩小消失),但是只要蜂箱里的蜂王还在(肿瘤干细胞还在),蜂群还能恢复(恶性肿瘤复发)。中医治疗和化疗的区别:化疗就像扔炸弹,好人坏人一起收拾,坏人炸死了(肿瘤杀伤),好人也死了不少(正常组织毒性),见效快,毒性也大。中医就像派工作队到敌占区,做老百姓的工作去打坏人(调动机体免疫功能杀伤肿瘤),见效慢,毒性小,所以治疗肺癌扔炸弹和派工作队可以结合起来(化疗和中医结合),取长补短,效果更好。

　　癌痛消液由半边莲、半枝莲、蟾酥、水蛭、全蝎、昆布、蜈蚣等组成,具有清热解毒、软坚散结、化痰活瘀的功能。半枝莲、蟾酥清热解毒,抗毒抗癌为君药;半边莲、水蛭、全蝎、昆布软坚散结,解毒化痰为臣药;蜈蚣活血通络为佐药,可抑制肿瘤细胞的增殖和转移,可增强化疗药物的疗效,提高机体免疫功能。现代医学有关靶向治疗方面的研究取

得了显著进步。实验表明中药能抑制基质金属蛋白酶的表达,干扰内皮细胞与细胞外基质的相互作用,阻止肿瘤血管网的形成。血管内皮生长因子(vascular endothelial growth factor,VEGF),早期亦称作血管通透因子(vascular permeability factor,VPF),是血管内皮细胞特异性的肝素结合生长因子(heparin-binding growth factor),可在体内诱导血管新生,能直接作用于血管内皮细胞促进血管内皮细胞增殖,增加血管通透性。癌痛消液能抑制肿瘤细胞 VEGF 的产生,降低血清 VEGF 的水平,达到抗肿瘤血管生成的作用。bFGF 名词解释是一个传递发育信号,是促进中胚层和神经外胚层细胞分裂的多肽,也是重要血管新生调控因子,具有强烈的血管生成作用。在体外,能刺激细胞增殖、迁移,诱导纤溶酶原激活物及胶原酶活性,是与肝素有高亲和力的细胞促分裂原。癌痛消液能抑制肿瘤细胞 VEGF 及 bFGF 的产生,降低血清 VEGF 及 bFGF 的水平,达到抗肿瘤血管生成的作用,还能诱导 TNF-α 的产生。TNF-α 主要由活化的单核/巨噬细胞产生,能杀伤和抑制肿瘤细胞,促进中性粒细胞吞噬,抗感染,引起发热,诱导肝细胞急性期蛋白合成,促进髓样白血病细胞向巨噬细胞分化,促进细胞增殖和分化,是重要的炎症因子,并参与某些自身免疫病的病理损伤。癌毒与痰结是非小细胞肺癌基本病理的假说。在中医古籍中,本无肺癌之病名,但有类似肺癌症状、体征的记载。《难经》载:"肺之积,名曰息贲,在右胁下,覆大如杯,久不已,令人洒淅寒热,喘咳,发肺痈。"《素问·咳论》载:"肺咳之状,咳而喘,息有音,甚则唾血。"肺癌在中医中属于肺积、肺痞、咳嗽、咯血、痰饮、胸痛等病证的范畴。中医认为肺癌病位主要涉及肺、脾、肾等,其辨证最主要的虚证表现为气虚、阴虚,最主要的实证表现是痰、热、瘀、毒互结。关于"毒"的概念,含义十分广泛,《说文解字》:"毒,厚也,害人之草。"包括病因、病名、病机、药物、治疗都与毒有关。《素问·生气通天论》说:"虽有大风苛毒,弗之能害。"《素问·刺法论》说:"正气存内,邪不可干,避其毒气。"内经中毒邪的概念是指具有强烈的致病作用,对人体有毒害的邪气。《金匮要略·百合狐惑阴阳毒病脉证治》说:"毒者,邪气蕴蓄不解之谓。"将外感内伤长期刺激机体的邪气,称之为毒。《诸病源候论》说:"诸恶疮,皆由风湿毒所生也。"这里主要指病因及病理概念。一种是外来之毒,顾名思义,以身体为界,是来源于身体之外的,有害于身体的一切外来物质,包括外感六淫毒邪、疫疠毒邪、食物毒、药物毒、酒毒、虫兽毒、金疮毒、环境毒。另一种是内生之毒,是来源于身体之内的,人体不需要的,对人体有害的物质。内生毒是病理产物,又是病因,包括七情之毒和气血津液化毒。谢颖桢认为,此类病邪或因盛而化,因积而成,均是在原有病邪的基础上化生而又保存了原有病邪的特点,与一般意义上的邪气有着程度深浅的不同。其中气阴气虚为主,其次是痰浊,人伤气阴,正气虚弱,伤及脾胃,运化失常,津液不布,聚湿成痰,痰阻气道,致气滞血瘀,因虚致实,虚实夹杂。故《脾胃论·脾胃盛衰论》曰:"百病皆由脾胃衰而生也。"脾失运化,聚湿生痰而成饮,最终影响肺之宣发与肃降,出现喘咳痰多等症。正如"脾为生痰之源,肺为贮痰之器"。因此我们提出癌毒与痰结是非小细胞肺癌基本病理的假说。

随着现代病因学特别是基因水平诊断的发展,西医病种分类越来越细,而以宏观辨证、整体观念和辨证论治为核心的中医理论体系中的常见证候仅有百余种,阻碍了中医临床研究的国内外交流,也成为制约中医治疗规范化、客观化进程的瓶颈。蛋白质组学从一个机体或一个组织、一个细胞等不同层次"整体"的蛋白质活动的角度来揭示和阐明证候形成与发展的基本规律,其理论与技术特点,以及其整体性、动态性的核心思想,与中医学的"整体观"和"辨证观"等理论体系有着惊人的类似之处。而这种研究思路与中医整体观和中药多靶点整合调节的特点亦不谋而合,具有明显的中医特色。证候蛋白质组学除了从分子水平上为阐明中医"证"的实质、"证"的分类、"证"的辨治、"证"的衍变规律,也将为与证候密切相关的其他中医学关键问题的解决奠定基础。有学者研究认为,中医精气理论中"气"是由"精"所化,"气"是蛋白质组的集中和综合表现,可反映蛋白质组的总体功能状态。蛋白质组学在中药的新药开发中具有广阔的应用前景,根据敏感菌株和耐药菌株蛋白质组的比较结果,可较全面而迅速地了解耐药机制,针对性地寻找对策或新的有效抗菌药。这些工作不但有利于阐明中医药作用的物质基础及配伍处方的内在规律,在治疗层面上对再认识"证"等中医理论有重要意义,而且也是进行基于机理的药物开发所必需的。

目前现代医学研究明确,临床治疗方法日趋多样化,治疗效果也愈加令人满意。然而对减轻该病在国民经济和患者家庭经济负担方面成效欠佳。在临床上,中医药对该病的治疗效果、改善患者生活质量及减轻患者经济负担成效显著。但是临床上多为经验性的报道,缺乏理论性和可重复性研究。因此研究该课题就显得更加紧迫和重要。

磷脂酰肌醇 3 激酶/丝苏氨酸蛋白激酶(PI3K/AKT)通路是细胞重要的信号通路。磷脂酰肌醇 3 激酶(phosphoinositide 3-kinase,PI3K)家族成员属于原癌基因,是肌醇与磷脂酰肌醇(phosphatidyl inositol,PI)的重要激酶,使 PI 环上的 3' 羟基磷酸化,PI3K 可被受体酪氨酸激酶和非受体酪氨酸激酶活化,在细胞膜上生成 PIP3。PIP3 与细胞内磷酸肌醇依赖性蛋白激酶 1 和信号蛋白分子 AKT 结合,从而活化 AKT。PI3K 通路在调控细胞黏附和迁移中发挥了重要作用。Wortmannin,一种 PI3K 激活的抑制剂,能够抑制 AKT 和哺乳类雷帕霉素,靶蛋白(mTOR)上的 PI3K 激活[16,17]。Wortmannin 可以增强一种 Pathway DME25 对黏附的抑制。单独添加 AKT 抑制剂产生的效果不如 PI3K 抑制剂。这表明 PI3K 通路参与 DME25 的作用不只是单一依靠通路。如 AKT 通路。

黏着斑激酶(focal adhesion kinase,FAK)是一种非受体酪氨酸蛋白激酶,通过其激酶活性和"脚手架"的功能在细胞迁移的各个过程中发挥关键作用。大部分的 FAK 存在于黏着斑中,少部分的 FAK 存在于细胞质中。FAK 与肿瘤侵袭转移的高度相关性已在一些研究中得到证实。FAK 在肺癌中的作用除了促进癌细胞的增殖与转移,还可促进肿瘤血管生成。目前研究已证实在肺癌组织 FAK 的上调与肿瘤细胞的增殖与转移有关,肺癌细胞维持生长与侵袭表型的下游信号是 PI3K/AKT 和 ERK。PI3K/AKT 同时也是极重要的一条血管增生调节信号通路,参与多种因子介导的肿瘤新生血管形成。PI3K 通过与 E-cadherin,β-catenin、VEGFR2 形成复合物,经由 PI3K/AKT 通路的活化参与 VEGF 介导的内皮信号传递。有研究表明,FAK 参与了 VEGF、bFGF 诱导的血管增生通路(Ras/Raf/MEK/ERK 信号通路)、活体内 Ras-ERK 级联反应及血管增生依赖 FAK 活动。VEGF 介导的 Ras 激活需要 αvβ5 与 FAK,而 bFGF 介导的 Ras 激活不依赖 FAK 与 αvβ3,但这两种生长因子激活 c-Raf 与 ERK 均需要 FAK 及它们各自的整合素。据 *Journal of Cell Biology* 报道,FAK 可以帮助肿瘤细胞越狱,即突破组织的囚禁,FAK 抑制剂可以用来阻止肿瘤细胞的转移。肿瘤细胞一旦形成后就受到周围组织的限制,只有进入血液或淋巴管,才能转移到其他部位。研究显示,VEGF 可帮助肿瘤细胞,松开血管内皮细胞之间的紧密联系,允许癌细胞挤出,并通过转移扩散到其他组织。FAK 参与这一过程,VEGF 会使 FAK 在细胞连接处累积。研究发现,内皮细胞 FAK 失活的小鼠,肺部的肿瘤细胞更少。抑制内皮细胞 FAK 活性,能够阻止肿瘤细胞转移,但不影响肿瘤的生长。这项研究向人们展示 FAK 控制肿瘤细胞转移的新功能。目前抑制肿瘤生长的 FAK 抑制剂正在临床试验阶段。这些研究说明了一个问题:FAK 参与了肿瘤的发生、发展,FAK 的抑制因子能阻抑其发生发展。

基于癌毒痰结是非小细胞肺癌基本病理的假说,提出解毒化痰是治疗非小细胞肺癌的治则,结合我们前期的预实验结果表明解毒化痰方通过直接抑制肿瘤细胞的黏附迁移而发挥其抗肿瘤的作用,作用涉及 PI3K/AKT 通路以及 FAK 通路。进一步研究揭示其抗肿瘤转移作用机制,并可能有助于改善其治疗作用。阐明解毒化痰法治疗非小细胞肺癌的分子机制,为指导临床中药应用于肿瘤治疗奠定理论基础。治疗肺癌要辨病论治和辨证论治相结合。

一、治疗前评估

1.非手术治疗前对病理诊断的要求

新版指南删去了"患者在进行任何非手术治疗之前都需要肺癌组织学诊断"的表述,因此对采用非手术治疗的 NSCLC 患者,组织学评估不再是治疗前的必需流程。新版指南强调如果考虑在没有组织类型确认的情况下进行经验性治疗,则必须于治疗前进行包括放射介入科、胸外科、介入呼吸科等多学科团队(multi-disciplinary team,MDT)评估以探讨获取组织活检的可行性,如果讨论后仍认为活检风险或难度过高则可开始经验性非手术治疗。上述更新是基于 IJsseldijk 等发表的 Meta 分析证实接受立体定向放疗(stereotactic body radiotherapy,SBRT)的患者中,病理活检证实 NSCLC 患者与临床诊断的患者相比,3 年总体存活率、2 年和 5 年的肿瘤特异性存活率(cancer-specific survival)更低;但两类患者 5 年的总体存活率相同。这一研究强调了非手术治疗前获取病理评估的重要性,但也说明如果活检风险过高,直接放疗也是可接受的治疗方案。

2. 手术前病理诊断的要求

新版指南新增了批注,强调在进行肺叶切除、双肺叶切除或全肺切除术之前,患者需要组织学确认的 NSCLC 诊断;而如果术前或术中组织诊断可能有风险或是结果不可靠,推荐进行多学科评估以确定最安全有效的活检方法;或就活检风险或困难太大难以达成共识,患者方可接受无组织学确认下的解剖性亚肺叶切除。这项更新强调了在亚肺叶切除或是更大范围切除术术前进行组织学评估的必要性。

3. 对于 M1a 期、ⅣA 期局部治疗前排除远处转移的要求

伴有胸膜或心包侵犯所致积液的 M1a、ⅣA 期的晚期患者,治疗前评估至关重要。新版指南增加了 PET-CT 扫描(如果既往未行)、头颅磁共振成像增强扫描和基因检测作为推荐的治疗前评估手段,以进一步排除其他远处转移。

4. 对于吸烟者的手术治疗的要求

新版指南明确了不应单纯根据患者吸烟状态而拒行手术治疗,手术治疗是早期肺癌患者的主要治疗方案,而非上版指南所表述的:"手术治疗提供了延长患者生存的机会"。

对于ⅣA 期、M1b 期(包含部分具有有限数量和体积转移灶的 M1c 分期患者,适合根治性的局部治疗)患者体能状况评分(performance status,PS)的要求由 PS0～1、PS2～4 两类变更为 PS0～2、PS3～4 两类,PS0～2 的患者如为有限转移可考虑局部根治性疗法。

二、治疗

1. 放疗

(1)关于立体定向放射治疗早期肺癌 当前指南仍然支持手术切除作为可切除的早期 NSCLC 患者最成熟的治疗方法。对不能耐受手术,且纵隔淋巴结阴性、外周 T1 分期的早期肺癌患者的治疗,新版指南依次推荐:①SBRT 首选(而非前版指南中"包括 SBRT 等的根治性放疗"),新版指南相比前版明确 SBRT 的最大容许剂量 5 疗程 50Gy 方案并未带来高级别毒性反应。②如果无法接受 SBRT 或根治剂量放疗,新版指南认为影像引导下热消融治疗(image-guided therma lablation therapy,IGTA)为"疗效待明确的治疗方案"(而非如前版指南将其推荐为可选治疗方案)。③适度低分割或剂量强化的传统分割3D-CRT 方案是较不理想的选择,如果无法进行 SBRT,可以考虑采用。依据为急性放射反应评价标准系列前瞻性研究最新的长期随访结果:SBRT 提供了较高的 5 年局部控制率(93%),主要的失败原因为区域淋巴结转移(20%)和远处转移(30%～40%)。

(2)关于局部进展期肺癌的放疗 新版指南特别推荐使用 PET-CT 进行局部进展NSCLC 的放疗靶区体积规划。证据来源是 *Lancet Oncology* 发表的一项研究证据,对比了18F-FDG PET 及 CT 指定计划靶区体积后选择性淋巴结区域照射(ENT)(常规计划组)

和单独应用 8F-FDG PET 进行靶区体积规划,两组患者均接受了剂量递增放疗,结果发现单独应用 18F-FDG PET 进行靶区体积规划可改善局部控制率,并且不会增加同期化疗的毒性。老版指南建议在局部进展性 NSCLC 中优先使用累及野照射(IFIV)选择性淋巴结照射。新版指南新增引用了下列证据来源:Yuan 等 2007 年发表的随机对照研究证实在 NSCLC 患者中 IFIV 优于 ENT,获得了更好的总体反映和局部控制,并且降低了孤立性淋巴结复发的概率。

(3)关于晚期/转移 NSCLC 的姑息性放疗　晚期/转移性 NSCLC 的姑息性治疗通常以局部放疗缓解疼痛等症状为主,然而对于姑息性放疗的剂量存在争议。本次更新中,指南根据最新研究证据增加了对于这类患者的推荐,12～16Gy 的单次立体定向放疗相比标准的 10 次 30Gy 放疗可以更好地控制疼痛反应和局部非脊柱骨转移,该疗法更适用于预期生存更长的患者。

(4)放疗的基本原则　新版指南增加了一条提醒,即剂量集中放疗及 VEGF 抑制剂可能会累及近端支气管、肺门血管或食管,并可能导致严重毒性。研究发现,使用强效 VEGF 抑制剂贝伐单抗(Bev-acizumab)或 VEGF 受体(VEGFR)抑制剂舒尼替尼(Sunitini)抑制 VEGF/VEGFR 信号通路可能是血管损伤、内皮功能障碍和动脉粥样硬化形成、心力衰竭等事件的重要原因。而放疗也可能引起血管毒性,对心脏等大血管产生广泛的有害影响。因此,特别对于转移性患者的治疗策略上,药物治疗和放射治疗的谨慎协调非常重要,包括强效 VEGF 抑制剂药物的选择和治疗顺序及放射治疗的放疗剂量和分割次数。

(5)影像引导下热消融治疗(IGTA)的临床应用　新版指南新增加了一页对 IGTA 的推荐。这项更新对于 IGTA 疗法的总体原则、治疗前评估、适应证(ⅠA 期,病灶直径<3 cm、不能耐受手术的 NSCLC)、注意事项等给出了较详细的建议。此外,对于远处寡转移(T1～3、N1、M1b、ⅣA 期)的患者,新版指南将 IGTA 作为远处寡转移灶除 SABR、手术切除(两者作为首选)外的备选根治性局部疗法。

2. 化疗及放化疗

本次更新关于化疗的内容不多,主要是在肺上沟癌(superior sulcus tumor,又称为 Pancoast 瘤)中,作为 T4、N0～1、术前新辅助同步放化疗后再次评估时仍无法切除患者的根治性疗法,根治剂量同步放化疗替代了上一版指南中的根治性化疗方案。事实上,目前对于不可切除的肺上沟癌,最佳治疗方式仍存在争议,同期放化疗或有助于缓解患者神经纤维压迫引起的疼痛等症状。

三、病理评估及分子检测

1. 淋巴结采样的原则

首先是病理评估方面的更新。新版指南移除了"美国癌症联合委员会(AJCC)、国际抗癌联盟(UICC)和国际肺癌研究协会(IASLC)建议在手术切除过程中至少移除 6 枚淋巴结,3 枚来自 N1 站,3 枚来自 N2 站,以便精准分期"这一条推荐。

2. EGFR 突变的检测

EGFR 突变检测方面的更新内容众多。首先是增加了一点建议:考虑对病理确诊时的活检组织或术后切除样本进行 EGFR 突变检测,以确保制订 ⅡB ～ ⅢA 期 NSCLC 患者辅助治疗方案时有可用的 EGFR 突变检测结果。

其次,新版指南明确了 EGFR 外显子 20 突变(EGFRex20)具有异质性,其中一部分突变对靶向治疗有应答,故需要获得其特异突变类型。①EGFR p. T790M 突变:最常见于第 1 代和第 2 代 EGFR-TKI 应答的患者,是第 1 代和第 2 代 EGFR-TKI 最常见的耐药机制,对于第 1 代和第 2 代治疗进展且 p. T790M 突变作为主要耐药机制的患者第 3 代 EGFR-TKI 通常有效;若在未使用 EGFR-TKI 之前就出现 p. T790M 突变,需要进行遗传咨询和胚系基因检测。②其他大多数 EGFR ex20 突变是不同的框内重复突变或插入突变,这些突变通常与 EGFR-TKI 疗效差相关,以下突变除外:p. A763_Y764insFQEA 突变证实与 EGFR-TKI 敏感相关;p. A763_Y764in sLOEA 突变可能与 EGFR-TKI 治疗敏感性相关。EGFR ex20 插入突变的特异性序列具有不同意义,部分检测方法只鉴定是否存在 EGFR ex20 插入突变而不检测特异性序列,这种情况下需要进行额外检测明确 EGFR ex20 插入突变类型。事实上,根据临床前数据,EGFR ex20insA763_Y764insFQEA 通常被认为是对第 1 代或第 2 代 EGFR-TKI 敏感的独特变体,并且也已在临床上得到证实。大多数携带 EGFR A763_Y764insFQEA 的 NSCLC 患者对第 1、第 2 和第 3 代 EGFR-TKI 的临床剂量有反应。这些数据可能表明特定 EGFR ex20 插入突变变异体的检测可能对制定治疗决策具有潜在的临床意义。

3. 新分子靶标的检测

在新分子靶标的检测方面,新版指南主要新增了下列潜在的检测靶点。首先是 MET 外显子 14(MET exon 14)跳跃突变。新指南推荐基于二代测序技术(NGS)的检测是 MET exon 14 跳跃突变的主要检测方法,且基于 NGS 的 RNA 测序(即 RNA-Seq)在检测方面表现出优势。免疫组织化学(IHC)不是检测 MET exon 14 跳跃突变的方法。MET 蛋白是一种受体酪氨酸激酶。NSCLC 中可能发生导致外显子 14 缺失的突变,该突变会导致 MET 信号通路异常激活,促进肿瘤发生以及耐药而口服 MET-TKIs 可抑制其异常激活。MET 外显子 14 跳跃突变的发生位置多变、具有较高分子多样性,这也带来了检测难点。

事实上,关于 DNA-Seq 和 RNA-Seq 在 MET exon 14 检测中的研究显示,DNA-Seq 与 RNA-Seq 用于检测 MET 外显子 14 跳跃突变的一致性为 96.10%,部分 DNA-Seq 鉴定为阴性而 RNA-Seq 为阳性的样本经 RT-qPCR 和 Sanger 测序后证实为阳性。因此与基于 DNA 的 NGS 相比,基于 RNA 的 NGS 应被认为是更准确的方法。

新版指南也带来了 RET(rearranged during-transfection)基因重排相关内容。RET 蛋白是一种受体酪氨酸激酶,RET 重排发生在 1% ~2% 的 NSCLC 患者中,在腺癌组织学中更常见,导致 RET 蛋白的过表达,并与口服 RET-TKIS 药物的缓解相关,但与其融合伴侣无关。指南对 RET 基因重排推荐的检测方法包括使用 FISH 断裂分离探针进行检测,但有可能检测不到部分融合突变;某些情况下可使用实时逆转录聚合酶链反应方法(RT-qPCR)进行检测,但这种方法检测不到未知的融合伴侣;基于 NGS 的检测具有较高特异性,且对于融合突变检测 RNA 测序优于 DNA 测序。

神经营养性酪氨酸激酶受体(neurotrophinre-ceptor kinase,NTRK)的融合基因编码原肌球蛋白受体激酶(TRK)融合蛋白质,并可作为实体瘤的致癌驱动因子。本次更新中 NTRK1/2/3 融合基因部分的内容明确了 NTRK1/2/3 的点突变通常并非激活性突变,且目前还没有与靶向治疗相关的研究。研究发现,儿童和成人的很多实体瘤可能是由于 NTRK 基因融合体(例如 NTRK1,NTRK2,NTRK3)所致。据估计,NTRK 融合发生在 0.2% 的 NSCLC 患者中,且通常不会与其他致癌驱动因子(如 EGFR,ALK 或 ROS1)重叠。

4. 分子检测的原则

在分子检测的时机方面,新版指南推荐如果在治疗开始前不能合理地完成所有生物标志物的完整评估,在一线治疗后进展时,如果可以对病灶进行取样和检测,可以考虑再进行 NGS panel 检测或选择生物标志物进行检测。在血浆游离细胞/循环肿瘤 DNA 检测的应用方面新版(指南)推荐:初始诊断,组织学明确 NSCLC,而无足够组织进行分子检测,可考虑进行血浆游离细胞/循环肿瘤 DNA 检测。对未鉴定出致癌驱动突变的患者,再计划进行基于组织的后续分析。可见,初始诊断时,基于组织学的检测准确性和优先级仍高于循环肿瘤 DNA。如果组织可供明确 NSCLC 诊断,而无法进行分子检测,循环肿瘤 DNA 检测应优先于再活检。

此外,指南还移除了肿瘤突变负荷(tumor mutational burden,TMB,定义为基因组每个编码区非同义突变的总数量)作为免疫生物标志物,以及阳性患者的免疫治疗方案。

四、随访和监测

关于治疗后随访及监测方面的内容大体与前版指南相同。但是在根治性治疗后的监测以及复发方面,新版指南对于颅内转移的评估方法推荐由头颅 MRI 改为头颅增强 MRI。

五、临床案例

病案1:肺癌(小细胞肺癌)

孙某某,女,68岁,河南省沈丘县人,2018年9月4日初诊。

病史:患者2周前无明显诱因出现胸部疼痛,位置以胸骨部为甚,疼痛性质呈刺痛,压痛明显,伴胸闷、心慌、乏力、气短,时有咳嗽、恶心不适,就诊于沈丘县人民医院,行胸部CT平扫检查结果示:慢性支气管炎并肺气肿;右肺占位,考虑肺癌伴淋巴结转移,小细胞肺癌待排。给予输液治疗(具体不详),上诉症状未见明显好转。3天前无明显诱因上诉症状加重,伴头痛、恶心、呕吐,以前额部胀痛为主,呕吐物为胃内容物,量少,伴咳嗽、咳痰,痰量少、色白、质黏稠,伴胸闷、气喘、乏力,为进一步诊治来我院,门诊以"肺恶性肿瘤"为诊断平诊收入我科。

西医诊断:肺恶性肿瘤;骨转移;淋巴结转移。

中医诊断:肺积。

辨证分型:邪毒痰瘀壅肺证。

治法:清热化痰,解毒散结,扶正祛邪。

方药:发酵虫草菌粉1袋(0.5克),酒黄肉15克,浙贝母12克,蜜紫菀30克,蜜款冬花30克,炒苦杏仁12克,蜜旋覆花30克,黄芩15克,法半夏12克,炮姜15克,人参12克,地龙12克,夏枯草12克,百部20克,壁虎15克,川贝母15克,醋鳖甲12克。

上药取3付,每日1剂,水煎服,分2次早晚分服。

2018年9月8日主任查房,患者诉咳嗽、咳痰症状明显缓解,无恶心、呕吐不适。嘱原方继续口服3剂。

2018年9月11日主任查房,患者诉时有胸部隐痛,伴胸闷、气喘、乏力,舌淡苔薄白,脉沉细。调整处方:发酵虫草菌粉1袋(0.5克),酒黄肉15克,浙贝母12克,蜜款冬花30克,炒苦杏仁12克,黄芩15克,百合12克,炮姜15克,人参12克,地龙12克,夏枯草12克,百部20克,壁虎15克,川贝母15克,醋鳖甲12克,炮山甲10克。

患者症状明显改善,病情平稳,愿出院回家继续口服中药治疗。

按语:小细胞肺癌化疗效果最好,化疗使肿块快速消失,但复发率很高,中药扶正抗癌能预防复发。老年女性,因患者平素身体素质较差,入院以来平均血氧饱和度在90%左右,无法行麻醉下穿刺病理检查,经PET-CT检查提示肺癌并骨转移、淋巴结转移,患者及家属要求中药保守治疗,缓解患者不适症状,提高患者生活质量。因该患者癌症并发转移,故方中扶正祛邪并用,攻补兼施。癌病一般预后较差,但近些年通过大量的临床观察、实验研究,我们认为运用中医理论进行辨证论治,采用中西医结合的方法运用于癌病的不同阶段,对于提高疗效、减少毒副反应、提高生存质量、延长生存期等方面都有很好的疗效。这些值得我们进一步总结和研究。

病案2:肺癌(鳞癌)

李某,女,52岁,河南省南阳市邓县人,2018年2月22日初诊。

病史:患者2年前出现咳嗽、咳痰,痰量少、色黄、质黏稠,不易咳出,就诊于南阳市中心医院,行CT检查示:肺部多发结节,建议定期复查。半月余前上述症状加重,伴胸闷、胸痛,复查CT示:右肺占位,双肺多发结节,考虑肿瘤性病变。给予支气管镜下取组织病理示:低分化鳞癌或神经内分泌癌。为进一步诊治来我院,门诊以"右肺鳞癌"为诊断平诊收入我科。

西医诊断:肺恶性肿瘤。

中医诊断:肺积。

辨证分型:瘀阻肺络证。

治法:行气活血,化瘀散结。

方药:炒白芍20克,川芎12克,当归20克,地龙20克,苦杏仁20克,桃仁20克,红花12克,醋延胡索20克,川贝母12克,百部20克。

上药取3付,每日1剂,水煎服,分2次早晚分服。

同时给予"培美曲塞+奥沙利铂+依托泊苷"方案化疗,辅以止吐、护胃等药物对症治疗。

2018年2月28日主任查房,患者诉咳嗽、咳痰症状明显缓解,时有轻微恶心,腹胀满,不欲饮食,无呕吐不适,睡眠尚可,大小便无异常。查舌红苔白稍腻,脉细稍弱。考虑患者为化疗后不良反应,给予处方:太子参20克,薏苡仁20克,焦山楂20克,法半夏12克,茯神20克,陈皮12克,炒鸡内金20克,炒莱菔子20克,炒六神曲20克,炒麦芽20克,山茱萸12克,佩兰20克,苦杏仁20克,百部20克,甘草6克。

上药取3付,每日1剂,水煎服,分2次早晚分服。

2018年3月2日主任查房,患者诉时有恶心不适,伴口干、乏力、胸闷,饮食、睡眠尚可,大小便无异常。舌淡苔白,脉弦细。给予处方:太子参20克,黄芪12克,麸炒白术30克,陈皮20克,炒山楂30克,北柴胡15克,当归15克,炒六神曲30克,炒麦芽30克,砂仁12克,川芎15克,炒白芍20克,石斛15克,麸炒薏苡仁30克,醋延胡索20克,麸炒枳壳15克,炙甘草15克。

患者化疗结束,症状好转出院,院外继续口服上方治疗。

2018年4月2日,患者来我院继续治疗,诉时有胸闷、咳嗽,伴乏力、气喘,排除化疗禁忌后,继续给予"培美曲塞+奥沙利铂+依托泊苷"方案化疗,辅以止吐、护胃等药物对症治疗。给予方药:太子参15克,黄芪20克,麸炒白术30克,陈皮20克,北柴胡12克,当归20克,败酱草15克,山慈菇30克,玄参20克,昆布15克,海藻12克,薏苡仁30克,半枝莲20克,白花蛇舌草30克,全蝎12克,射干20克,百部20克,川贝母

12 克,夏枯草 30 克。患者院外继续口服上方治疗。

2018 年 4 月 22 日,患者来我院继续行中西医治疗,患者诉咳嗽、气喘,伴恶心、纳差,继续给予"培美曲塞+奥沙利铂+依托泊苷"方案化疗,给予处方:太子参 20 克,陈皮 12 克,北柴胡 12 克,薏苡仁 20 克,焦山楂 20 克,醋延胡索 20 克,蜜紫菀 12 克,炒鸡内金 20 克,浙贝母 12 克,炒麦芽 20 克,白前 20 克,苦杏仁 20 克,香附 20 克,桔梗 20 克,百部 20 克,川贝母 12 克。

2018 年 5 月 25 日,患者来我院继续行中西医治疗,继续给予"培美曲塞+奥沙利铂+依托泊苷"方案化疗,治疗后复查肺部 CT 提示肺部肿块较之前明显缩小。

2018 年 7 月 27 日,患者继续原方案抗肿瘤化疗,给予中药:太子参 20 克,醋延胡索 20 克,炒鸡内金 20 克,炒麦芽 20 克,白前 20 克,苦杏仁 18 克,桔梗 12 克,百部 20 克,川贝母 12 克,石斛 15 克,黄芪 15 克,肉苁蓉 20 克,当归 20 克,人参 15 克,炒白芍 30 克,酒五味子 20 克,炮姜 6 克,法半夏 12 克,炒紫苏子 12 克。

2018 年 9 月 11 日,患者继续原方案抗肿瘤化疗,给予中药:熟地黄 20 克,炒麦芽 30 克,麦冬 15 克,百合 15 克,炒白芍 12 克,党参 12 克,川贝母 12 克,酒萸肉 30 克,甘草 10 克,蜜款冬花 30 克,百部 20 克,浙贝母 20 克,山药 30 克,地龙 10 克,炒鸡内金 20 克,丹参 20 克,枸杞子 20 克。

治疗效果:患者通过中西医结合治疗,坚持服用中药半年余,咳嗽、咳痰、胸闷、胸痛等不适症状明显缓解,化疗期间出现的各种不良反应也得到及时纠正。复查肺部 CT 提示肺部肿块较之前明显缩小。

按语:癌病患者化疗后,常出现消化道反应、骨髓抑制、炎症反应、机体免疫力下降等毒副作用。中医辨证分型为:阴虚内热、气血亏虚、脾胃气虚、肝肾不足等,针对各型病证不同,给予滋阴清热、补益气血、健脾和胃、滋补肝肾等对症治疗,可起到减毒增效的作用,取得很好的临床效应。从上述患者治疗过程可以看出,刘主任在治疗中始终把顾护脾胃之气贯穿始终,从而使气血有生化之源,扶正以抗邪。根据统计结果显示治疗肺癌的方剂 491 首,自拟方 283 首,成方 208 首。其中自拟方所占比重比较大,方中药物主要以清热养阴、补虚和化痰药为主,因自拟方无明确归类的标准,故未对其整理分析。成方中前 5 位分别是生脉饮、沙参麦冬汤、百合固金汤、六君子汤、四君子汤,总频次占 16.4%。由于肺癌的发生是一渐进过程,病邪日久,耗伤气血,损及元气,气血不足导致气阴两虚,此为"久病必虚"。或经手术、放疗、化疗之后,大伤气阴,正气虚弱,伤及脾胃,运化失常,津液不布,聚湿成痰,痰阻气道,致气滞血瘀,因虚致实,实致更虚,虚实夹杂。因此临床上常以以上六方加减用药。

药物的功能分析,统计结果显示前 3 位是补虚药、清热药、止咳化痰平喘药,总频次占 67.0%。补虚药:《内经》曰"邪之所凑,其气必虚"。正气虚损是肺癌发生、发展的重要因素,扶正培本是治疗肺癌的基础,在中医治疗中应始终注意扶助正气、顾护胃气,以达到减轻放、化疗不良反应,提高生活质量的目的。统计得出补虚药占第 1 位,共31.3%,补虚法常以益气养阴补血为主,其中以黄芪、麦冬、当归、补骨脂为代表;清热药居第 2 位,占 19.5%,肺癌病程日久,痰瘀互结,蕴而化热,热腐肺脏,为肺癌患者常见肺热之象,故中药治疗中清热法还是占有相当重要的地位,以白花蛇舌草、生地黄、夏枯草为代表;止咳化痰平喘药居第 3 位,占 16.2%,本病主脏在肺,但与脾肾密切相关,《脾胃论·脾胃盛衰论》曰:"百病皆由脾胃衰而生也",脾失运化,聚湿生痰成饮,常影响肺之宣发与肃降,出现喘咳痰多等症。正如"脾为生痰之源,肺为贮痰之器",故临床上止咳化痰平喘药亦为常见,以贝母,半夏,杏仁为主。

病案 3:肺癌

李某某,女,58 岁,河南省南阳市邓州市人,2013 年 12 月 18 日初诊。

患者 7 个月前出现阴道不规则出血,量少,色粉红,就诊于邓州市中心医院,行 B 超检查示:子宫内膜增厚。给予口服中药治疗,上述症状未见明显改善。后就诊于南阳市中心医院,行宫内组织病理检查示:高分化子宫内膜样癌。遂就诊于我院,行 CT 检查示:①双肺多发结节,考虑转移可能;②右肺门肿块,转移? 肺癌? 均不能排除。建议活检;③右侧胸腔少量积液。给予肺穿刺,病理结果示:原发性肺癌,子宫黏膜转移。给予植入肺部病灶 I123 粒子 34 颗,给予 TPA 方案化疗。

西医诊断:肺恶性肿瘤;子宫恶性肿瘤。

中医诊断:肺积。

辨证分型:阴虚毒热证。

治法:养阴清热,解毒散结。

方药:太子参 20 克,炒薏苡仁 20 克,法半夏 15 克,仙鹤草 20 克,苦参 20 克,土茯苓 20 克,山慈菇 20 克,阿胶 20 克,鳖甲粉 20 克,白花蛇舌草 30 克,败酱草 15 克,半枝莲 20 克。

患者化疗结束,无不适症状出院。院外坚持口服上方治疗。之后患者分别于 2014.1.22、2014.2.26、2014.4.17、2014.5.27、2014.7.9、2014.11.18、2015.4.9、2015.9.21、2016.5.31、2016.10.10、2017.5.14 来院复查治疗,给予"表柔比星+顺铂+培美曲塞"方案化疗,同时间断口服中药益气健脾、扶正抗癌治疗,患者复查胸部 CT 提示病情无明显进展。之后患者自觉病情平稳,未规律来院复诊。2018.11.12 患者因咳嗽、咳痰、胸闷症状明显来院,复查胸部 CT 提示双肺多发转移、纵隔淋巴结转移、胸腔积液、心包积液。给予"顺铂+培美曲塞"化疗,院外"吉非替尼"靶向药物口服治疗。根据患者症状及舌脉情况,给予中药治疗:黄芪 20 克,党参 12 克,薏苡仁 12 克,陈皮 12 克,猫爪草 20 克,白花蛇舌草 12 克,夏枯草 30 克,炙甘草 12 克,山慈菇 15 克,全蝎 9 克,烫水蛭 12 克,石榴皮 20 克,醋三棱 12 克,川贝母 3 克,醋鳖甲 10 克,苦参 12 克,昆布 12 克。

2019 年 3 月 15 日,患者来院复诊,仍间断咳嗽、咳痰,伴胸闷、乏力、气喘,复查胸部 CT 示:①右上肺占位伴两肺多发转移,较 2017 年 5 月 14 日片显著加重;②右侧胸腔大量积液、心包积液;③纵隔淋巴结肿稍大;④右侧第3后肋骨转移。给予"顺铂+培美曲塞"化疗,给予"厄洛替尼"靶向治疗。给予中药:茯苓 30 克,木瓜 6 克,甘草 3 克,煨木香 10 克,大腹皮 30 克,麸炒白术 30 克,姜厚朴 12 克,草果仁 10 克,干姜 12 克,黑顺片 10 克,猪苓 30 克,泽泻 30 克,桂枝 12 克,白芷 20 克,防风 15 克,绵萆薢 20 克,山豆根 20 克,半枝莲 30 克,半边莲 30 克,全蝎 9 克,炮山甲 6 克,白花蛇舌草 30 克。

2019 年 5 月 20 日患者来院复诊,自诉咳嗽、胸闷症状明显好转,继续原方案抗肿瘤化疗,调整中药:茯苓 30 克,木瓜 6,甘草 3 克,煨木香 10 克,大腹皮 30 克,麸炒白术 30 克,姜厚朴 12 克,草果仁 10 克,干姜 12 克,黑顺片 10 克,猪苓 30 克,泽泻 30 克,桂枝 12 克,瓜蒌 15 克,绵萆薢 20 克,陈皮 20 克,葶苈子 6 克,黄芪 15 克。

2019 年 6 月 20 日患者来院复诊,一般状态尚可,偶有咳嗽,复查胸部 CT 示:①肺癌粒子植入术后改变;②双肺多发转移;③右侧胸腔积液;④双侧胸膜增厚;⑤心包积液较前相仿;⑥纵隔淋巴结肿大;⑦右侧胸廓入口处肿大淋巴结影。给予"顺铂+培美曲塞+氟尿嘧啶"化疗,给予"厄洛替尼"靶向治疗。给予中药:黄芪 30 克,党参 12 克,麸炒白术 20 克,陈皮 12 克,升麻 15 克,北柴胡 12 克,当归 12 克,炙甘草 10 克,炒鸡内金 20 克,茯苓 30 克,大腹皮 30 克,桂枝 12 克,石斛 20 克,枸杞子 30 克,酒萸肉 30 克,绵萆薢 20 克,浙贝母 20 克,川贝母 6 克,炮山甲 12 克,败酱草 12 克,仙鹤草 30 克,藤梨根 20 克,玄参 20 克,夏枯草 30 克。

治疗效果:患者通过粒子植入+化疗,同时辅以中药益气健脾、扶正抗癌,现已是癌病后 6 年,说明该治疗方案取得很好的疗效,明显提高了患者化疗治疗效果,延长了患者的生存期,改善了患者的生存质量。

按语:肺癌是严重危害人类健康的一种疾病,其发病率为各类肿瘤的第 1 位,在我国,肺癌已经成为癌症死亡的首要病因,而且由于早期诊断不足易致预后差,86% 的患者在确诊后 5 年内死亡,只有 15% 的患者在确诊时病变局限,5 年生存率达 50% 。随着现代医学的发展与进步,诊断方法越来越先进,新化疗药物及靶向治疗药物的出现,使得肺癌的生存率有所提高。通过以上病例,我们可以看出,在以化疗、靶向治疗、粒子植入治疗为基础的综合治疗时,加入中医药治疗,根据患者在以上治疗中出现的不同情况来调整中药的应用,为患者的治疗保驾护航。因此,祖国医学经过几千年沉淀的经典方药在肺癌的治疗中可与西药治疗起协同作用,减少患者对化疗的反应,提高机体的抗病能力,在巩固疗效,促进、恢复机体功能中起重要的作用。

六、总结

本次指南更新增加或修改的内容较多,但主要围绕分子分型检测,规范了治疗前评估、病理评估、分子评估及治疗选择,且注重严谨的表达和细节的调整,着重将肺癌诊治和随访过程中的常见问题及对应的处理流程详细梳理,路线更加清晰,细节更加完善,有助于更有效地指导临床医生服务于患者的临床诊疗。然而,实践中仍需要临床医生根据现实情况进行考量后做出综合决策。另外,还需等待更多高质量的循证医学证据来证实指南中证据级别较低的推荐,从证据出发修改或完善目前尚存争议的诊疗方案。

癌痛消液是刘俊保主任医师的经验方,由半边莲、半枝莲、蟾酥、水蛭、全虫、昆布、蜈蚣等组成,具有清热解毒,软坚散结,化痰活瘀的功能。半枝莲、蟾酥清热解毒,抗毒抗癌为君药;半边莲、水蛭、全虫、昆布软坚散结,解毒化痰为臣药;蜈蚣活血通络为佐药,可抑制肿瘤细胞的增殖和转移,可增强化疗药物的疗效,提高机体免疫功能。现代医学有关靶向治疗方面的研究取得了显著进步。实验表明中药能抑制基质金属蛋白酶的表达,干扰内皮细胞与细胞外基质的相互作用,阻止肿瘤血管网的形成。中医药治疗肺癌有着自己独特的理论体系,辨证论治是中医重要的核心理论,也是个体化诊疗的最早典范。根据肺癌的不同阶段有所侧重,早期以治标为主,辅以补虚;中期标本兼顾,攻补兼施;晚期补虚为主,治标为辅。邪正盛衰是疾病发生和发展过程中的关键因素,扶正祛邪是中医药治疗肺癌的一大优势,扶正可以益气健脾、滋阴润肺、温补肾阳等,祛邪可选清热解毒、化痰散结、祛瘀通络等。遣方用药,坚持辨病与辨证相结合,并随症加减。以沙参、麦冬、芦根、生地黄等养阴润肺;黄芪、白术、茯苓、薏苡仁、山药等益气健脾;鱼腥草、夏枯草、桑白皮、白花蛇舌草等清热解毒;浙贝母、瓜蒌、山慈菇、猫爪草等软坚散结;三棱、莪术、全蝎、蜈蚣等祛瘀攻毒;咯痰带血可加白茅根、仙鹤草、三七等凉血止血;纳差可加鸡内金、山楂、麦芽等健脾消食;胸闷气喘可加葶苈子、瓜蒌皮、百部等泻肺平喘。大量的临床实践表明,通过中药的辨证治疗可以提高生活质量。恶性肿瘤的治疗,一直以来以肿块的去除,以及肿瘤细胞的完全杀灭为目的。随着近年来"带瘤生存"观点的提出及临床实践的证明,人们对肺癌的诊治有了更新的认识。现代医学的疗效评价标准,多侧重于瘤体的变化,缺乏对患者生存质量以及远期疗效的评价。相应的生物医学模式追求的是"无瘤生存"的治疗理念,而现实中的实践证明,这一目标很难达到,而且往往会导致过度治疗,过多的治疗并不能给患者带来生存的获益,反而带来更大的损伤。"带瘤生存"客观上反映了抗肿瘤治疗策略的转变,从治疗观念上摒弃了抗肿瘤的过度治疗,使无法治愈的肿瘤患者能保持较好的生存质量,也体现了抗肿瘤治疗的合理性。中医药治疗肺癌有三方面作用:第一,增强人体免疫力,减轻放化疗和靶向药物的副作用;第二,直接控制和杀灭癌细胞,用中医药直接治疗肺癌;第三,抗肿瘤血管生成。

参考文献

[1]刘嘉湘.现代中医药应用与研究大系 第14卷 肿瘤科[M].上海:上海中医药大学出版社,1996.

[2]叶任高,陆再英.内科学[M].北京:人民卫生出版社,2004.

[3]孙燕.内科肿瘤学[M].北京:人民卫生出版社,2003.

[4]王肯堂.中医临床医学丛书:证治准绳[M].上海:上海科技出版社,2002.

[5]李连弟,鲁风珠,张思维.中国恶性肿瘤死亡率20年变化趋势和近期预测分析[J].中华肿瘤杂志,1997,19(1):3.

[6]周宜强.实用中医肿瘤学:中西医结合疗法[M].北京:中医古籍出版社,2005.

[7]林洪生,李树奇,朴炳奎.中药复方对肺癌患者抑瘤抗转移作用的研究[J].中国中西医结合外科杂志,1998:4(5):277-279.

[8]黄文林.肿瘤分子靶向治疗[M].北京:人民卫生出版社,2009.

[9]张前,赵言群,解华,等.中药对肿瘤血管生成的影响[J].中华中医药杂志,2006,(4):4-9.

[10]李菌,周慧君.二氢青蒿素抑制 K562 对细胞血管内皮生长因子的表达[J].药学学报,2005,40(11):104-108.

[11]冯敢生.中药白芨提取物抑制肿瘤血管生成机制的实验研究[J].中华医学杂志,2003,83(5):412-416.

[12]李忠.肺癌中医临床研究进展与用药思路[J].中国医药学报,2004,19(3):176-178.

[13]朱文峰.中医诊断学[M].北京:中国中医药出版社,2002.

[14]高学敏.中药学[M].北京:中国中医药出版社,2000.

[15]赵国平.中医药大辞典[M].上海:上海科学技术出版社,2005.

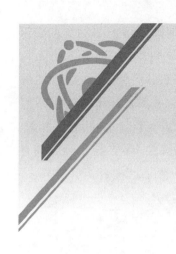

第八讲
肝癌的治疗

原发性肝癌是一类严重危害人类健康的常见病、多发病。据世界卫生组织报告,每年全球癌症新发病例 1 000 多万,死亡 700 多万,男性 530 万,女性 470 万,占总死亡人数的 12%,在多数发达国家这一数字可达 25%。原发性肝癌恶性程度高,到中晚期者,自然生存期一般只有 4 个多月。中医药治疗原发性肝癌的进展较快,结合笔者见解,对其进行述评。

一、肝癌的中医认识

在中医古籍中,本无肝癌之病名,但有类似肝癌症状、体征的记载。据此可以认为,"脾积""肝积""岩""癥积""黄疸"等病证相当于本病。《难经》载:"脾之积,名曰脾气,在胃脘,腹大如盘,久不愈,令人四肢不收,发黄疸,饮食不为肌肤。"《医学入门》载:"脾积,胃脘稍右曰痞气。言阳气为湿所困也,令人黄疸倦怠,饮食不为肌肤。"当然,还没有从出土的尸体中发现过肝癌。至于肝癌常见的其他症状,像黄疸、腹水,中医书中也早有描述。黄疸都归于"黄疸门"中,腹水则称为鼓胀。从中医古籍中,可以发现一些类似癌证证候的描述。在中医最早的一些书籍中,描述一种叫"息贲"的病,它的证候是:"在右胁下,覆大如杯"。还有一处叫"肥气"的病,也是"在胁下,若覆杯"。很可能都是描写肝区的肿块。中医历代的书籍中,还有一些医案,也很像肝癌。元代有一位名医,他治疗过一位患者,患有"病积",也就是有腹部肿块的意思。证候是"脐左连胁如覆杯",有一个较大的腹块;"腹胀如鼓,有青络脉,喘不能卧",指出腹水很多,已经不能睡平,腹壁可见明显的静脉;"自利完谷",指腹泻得厉害;"日晡潮热、夜有盗汗",很像肿瘤热,肝癌的肿瘤热,常见的就是下午发热,夜间大汗出。清代一位医生记载了一个病例,病情是"胁痛之极,手按痛处不可忍",还有"两胁胀满""发寒、发热"。他称这种病叫"肝痛",认为是"肝叶生疮"。当然,这都没有病理结果验证,那时候也不会有。

事实上,原发性肝癌没有经过探查而要有病理证实,还是 20 世纪 60 年代后的事。尽管没有病理,但证候是像的。更重要的是,治疗这类病的一些原则,确实还在目前的临床上应用。下面所举的一个例子,就提出了一个很重要的治疗原则,叫作"养正积自除"。这是在金元时代,他们那个学派所提出的一个观点和治则。多数肝癌患者,确实就是"虚中有积",也就是身体脏器虚损,而又有"积"——癌肿。癌病的虚,在其初起和中晚期,以脾虚为主。因此健脾治疗,在肝癌是至关重要的。因为脾虚,所以有胃口不好、消化不良、腹泻便溏。脾虚会引起"气滞",而有腹胀、胁痛等。脾虚气滞又会引起"湿""热",而有肿瘤热、黄疸之类。也会有"血瘀",而有肝区疼痛,手不可按的情况,已是相当后期了。

二、肝癌的病因病机

肝癌基本病机是脾虚肝郁,早中期以肝郁为重,中晚期以脾虚为甚。张仲景提出"见肝之病……当先实脾。"治疗上早中期以疏肝解郁、调畅气机为主,中晚期以健脾益气、扶正祛邪为主。应根据本虚标实的病因病机辨证论治。此外,还应注意肝脏体阴用阳的特性,若肝阴不足,肝失所养,则肝气难疏。反之,若肝失条达,气血运行不畅,则肝失濡养,肝阴不足,故治疗上需将疏肝与柔肝相结合。肝脏属东方甲乙木,脾脏属中央戊己土,分居两胁下。肝主疏泄,舒畅气机。脾主运化与统血。若情志不节,多怒伤肝,疏泄失职,气机不利,可致气滞血瘀;或情志久郁,思不得解,损伤脾气,运化失职,水湿内停,水谷不化,停为痰浊;瘀与痰均为肝癌形成的主要因素。若饮食不节,或食入腐败不洁之品,均可损伤脾胃,致湿毒内生,痰热互结,阻塞肝络,气、血、湿、痰、瘀、毒等蕴结于肝络而成癌肿。若邪毒瘀久不去,阻塞胆道,胆汁外溢,可见白睛黄染或身目俱黄,进一步损伤脾气,致化源枯竭,则脏腑气血亏虚日益加重,而无力克化癌肿;若痰瘀毒热日久不消,久之也可耗伤肝肾之阴,气血日竭,致气阴两伤;这种因果循环,使邪气日盛,正气渐竭,终将阴阳离绝。

气滞血瘀:七情所伤,肝气郁结,或感受外邪,阻滞气机,致气滞不畅,日久导致血行不畅,进而形成血瘀,瘀血内积于肝,成为肝之积症。湿热蕴毒饮食不节,损伤脾胃;或七情所伤,肝郁气滞,横逆犯脾,脾虚生湿;或外感湿热之邪,湿停郁而化热,湿热蕴毒,停滞于肝脏,而成肝之积症。

肝肾阴虚:肝病日久,肝郁化火伤阴。或湿热内蕴,灼伤阴津,致肝阴亏虚,久而伤及肾阴,遂成肝肾阴虚,脏腑失和,气血运行不畅,痰浊内生,积聚于肝脏,而成肝积。

脾虚湿困:素体脾虚,或久病损伤脾气,脾虚则生湿,湿困于脾,运化失司,气血津液运行不畅,停滞于肝,而成肝积之症。此外,尚有肝气郁结,肝郁脾虚,肝胆湿热,肝胃阴虚等病因病机。其机制一般认为是人体内部脏腑、经络、气血、津液等化生、传输中的瘀、毒、虚的集中反映。"瘀"是言其外在的、后天产生邪气而致的积痞块,或血脉迟涩不畅,其他如痰饮、湿浊等。王肯堂曰"痰积既久,如泡渠壅遏藏久,则倒流逆上,瘀浊臭秽无所有不有。"痰血又可胶结为病。"毒"是瘀结病理作用于机体,包括致病因素和癌转传变和转移性,又有"癌毒"之称。"癌肿"一旦留结,阻碍经气,结痰留瘀成肿块,瘤体夺精自养,正气亏虚,更无力制约癌肿。癌肿愈强,易耗伤正气,如此癌肿与日俱增,机体日益虚弱。国医大师周仲英以"癌毒"为主线,探索中医对肝癌的病机认识,认为内外合邪产生多种病理因素,如气滞、血瘀、痰凝、湿浊、湿热、火郁热毒错综夹杂,则癌毒内生。癌毒是肝癌致病的病理关键,作为特定的病理因素,癌毒具有复杂性、隐匿性、复发性、扩散性、猛烈性、凶险性、循环往复性等诸多特点。在发病及病理演变过程中,癌毒炽盛贯穿始终,即便是在病程后期,正虚邪亦盛。肝癌病理性质可概括为本虚标实、虚实夹杂。癌毒为标,气阴两虚、气血亏虚为本。

三、肝癌的辨证分型

陈培丰将肝癌分为 4 型。①肝郁气滞型:症见右肋闷胀窜痛,胸闷,喜叹息,情志抑郁,易怒,右胁肋下痞块,纳呆食少,脘闷嗳气,时有恶呕,腹泻,舌苔薄腻,脉弦。常以柴胡疏肝散加减,药用柴胡、陈皮、枳壳、香附、芍药、甘草、绿梅花、佛手、元胡等。②脾虚湿困型:症见神疲乏力,纳呆食少,腹胀,食后尤甚,大便溏泄,胁下痞块,少气懒言,口渴不欲饮,恶心呕吐,舌淡,边有齿痕,苔厚腻,脉细弦或滑濡。常以四君子汤加减,药用太子参、白术、茯苓、生甘草、山药、薏苡仁、车前子等。③湿热内阻型:症见心烦易怒,口苦口干,胁肋胀痛灼热,黄疸,溲赤便干,胁下痞块,纳呆食少,发热烦渴,脘腹胀满,头晕耳鸣,舌红或绛,苔黄腻,脉弦滑或滑数。常以龙胆泻肝汤加减,药用龙胆草、黄芩、栀子、泽泻、车前子、生地黄、柴胡、甘草、金钱草、青蒿、绵茵陈等。④肝肾阴虚型:症见胁肋灼痛,腰膝酸软,五心烦热,头晕失眠,口苦咽燥,形体消瘦,胁下痞块,食少,腹鼓胀,青筋暴露,出血,低热盗汗,舌红少苔或光剥,脉细而数。常以一贯煎加减,药用北沙参、麦冬、生地黄、枸杞子、川楝子、铁皮石斛、白芍、制玉竹、杜仲、牛膝等。如兼见血瘀证(常见胸胁疼痛不适,多为刺痛,面色多黧黑,唇甲青紫,肌肤甲错,腹壁青筋暴露,舌有瘀斑瘀点,舌下络脉青紫或怒张等),常酌情加少许活血药,如川芎、丹参、赤芍、鸡血藤、地鳖虫、地龙(穿山甲)、王不留行、乳香、五灵脂、天仙藤、急性子等,但由于有些活血化瘀中药有促进肿瘤扩散转移之弊,故临床常辨证使用,病至晚期及出血者则慎用。

王尚金将中晚期肝癌分 4 型论治。①肝气郁结型:用自拟疏肝消积汤。②气滞血瘀型:用自拟逐瘀消积汤。③湿热结毒型:用自拟解毒消积汤。④肝阴亏虚型:用自拟育阴消积汤。治疗 172 例,结果存活 3～6 个月 98 例,存活 7～12 个月 65 例,存活 15 个月 7 例,存活 2 年 2 例,存活时间在 1 年以上的 51 例,占 33.4%。

李小波等治疗本病以莪棱汤(三棱 15 克,莪术 15 克,郁金 15 克,当归 15 克,白芍 30 克,丹参 30 克,牡蛎 30 克,瓦楞子 30 克,蜂房 10 克,全蝎 10 克,土鳖虫 12 克,生甘草

3 克,料姜石 60 克。)为基本方,分 5 型辨证加味治疗。①肝血瘀阻型:选基本方加川楝子、元胡、夏天无。②脾气虚型:加鸡内金、生山楂、生白术、龙葵、茯苓皮。③肝胆湿热型:加茵陈、金钱草、蒲公英、败酱草、虎杖。④肝郁气滞型:加柴胡、香附、神曲。⑤肝肾阴虚型:加生地、山萸肉、女贞子。治疗 86 例,结果生存期短于半年 11 例,占 12.8%;半年及以上 23 例,占 26.7%;≥1 年 40 例,占 46.5%;≥2 年 10 例,占 11.6%;≥3 年 2 例,占 2.3%;1 年以上生存率达 60.5%。

黄金咏等将肝癌合并门脉癌栓者辨为阴虚血瘀水停证,采用具有养阴活血、温阳利水作用的中药(生黄芪 20~30 克,大生地、龙葵、山萸肉各 15~20 克,龟板、凌霄花、川椒目、大腹皮、猪苓各 15 克,莪术、桂枝、茵陈各 10 克等)治疗,观察结果显示在癌栓消失、平均生存时间延长方面有一定疗效。

张峰将肝癌进行分型与治疗,肝癌Ⅰ型——气滞血瘀型临床证候:胁肋胀痛(右侧为主),口苦纳少,面色晦暗,有蜘蛛痣,肝质地硬,轻度触痛,脉弦数,舌苔薄黄(多有肝炎或肝硬化病史)。治则:疏肝理气,活血化瘀。方药:炒柴胡 5~12 克,茯苓、赤芍、白芍、茜草、当归、郁金、制香附、甘草各 10 克,蚤休、黄芩、莪术各 15 克,全瓜蒌、生鳖甲、虎杖各 20 克,云南白药(吞服)1.5 克。肝癌Ⅱ型——湿热瘀毒型临床证候:胁痛如刺,脘腹胀满,心烦口臭,多有发热,大便次数增多,小便短赤,或有腹水,或巩膜皮肤黄染,肝脏增大明显、质硬、触痛明显,有时可触及结节突起,脉弦数或弦滑,舌质暗红苔腻(多属中晚期,进展迅速)。治则:清热利湿,化瘀解毒。方药:绵茵陈、车前草、半枝莲、虎杖、茯苓、白花蛇舌草、金银花各 30 克,板蓝根、焦栀子、茜草根各 15 克,黄连 5 克,红花、丹皮各 10 克,七叶一枝花(研吞)3~5 克,云南白药(吞)2~3 克。肝癌Ⅲ型——气阴两虚型临床证候:腹大胀满,形体消瘦,神疲乏力,口干食少,明显恶病质,或有锁骨上淋巴结转移,脉弦细或细数,舌红绛少津、少苔甚至无苔。治则:益气养阴,扶正解毒。方药:生黄芪 30 克,太子参、石斛、麦冬各 15 克,玄参、赤芍、白芍、山萸肉、徐长卿各 10 克,虎杖、猪苓、茯苓、生薏苡仁、芦根各 30 克,全瓜蒌 20 克。

四、专方专药研究

黄景玉采用慈丹胶囊配合化疗栓塞治疗肝癌。慈丹胶囊是中药复方胶囊,由黄芪、莪术、蜂房、马钱子、冰片等药物组成。方中黄芪具有补气扶正作用,莪术、冰片、蜂房具有活血化瘀、软坚作用。肝癌介入治疗后正气受到损伤,中药具有药力和缓而疗效持久的作用,使肝肿瘤介入治疗后既能恢复正气又具有协同作用,疗效显著,值得临床使用。孟凡力等人认为扶正祛邪相结合,辨证与辨病结合论治,处理好机体、肿瘤及药物三者之间的关系。通过多方面、多靶点的调节,保护和调动机体自身的抗癌能力,从而达到治疗肿瘤的目的。一些新药的临床使用和规范性临床研究使得原发性肝癌不适合系统化疗的传统观念不断被质疑。铂类、喜树碱类、氟脲嘧啶类和抗代谢药吉西他滨是近年系统性化疗主要药物,在控制病情发展、延长患者生存方面已取得单中心的肯定结论。

人参对肿瘤有抑制作用,能恢复骨髓造血功能和升高血红蛋白,是常用的扶正培本中药,可用于各种气虚证的肿瘤,也常用于对肿瘤放疗、化疗引起不良反应的治疗。党参可以增强机体的抵抗力和免疫功能,从而抑制肿瘤的发展。党参与各种药物组成的方剂,用于多种肿瘤患者可扶正固本,从而提高疗效。北沙参对肝癌细胞表面膜有一定的调节作用,可以调节机体免疫平衡,达到扶正目的。北沙参滋阴生津、清热凉血,配合放、化疗用于肿瘤患者,尤其对晚期血枯阴亏、肝阴亏虚的消化道癌术后气阴两虚或放疗引起的津枯液燥患者,具有较好疗效。黄芪对癌症患者淋巴细胞功能有完全性免疫恢复功能,临床常用复方治疗消化道肿瘤等。天冬有较好的抑制肿瘤和调整免疫功能的作用,临床治疗肿瘤多用于阴虚型。薏苡仁能明显延长动物的生存时间,临床单用或入复方治疗多种肿瘤。当归尾能直接抑制癌细胞,增强人体的免疫功能,临床使用以当归为主的中药复方配合化疗,可以使晚期肝癌患者消除疲惫感,减少疼痛,增加食欲,延长生命,增强化疗药物的药效。在治疗肝癌之时强调应自始至终"不断扶正"。何老在临床上又将其细化为3种,即益气健脾、养阴生津、温阳补肾。所谓"适时祛邪",就是指在"不断扶正"的基础上,根据肝癌疾病的进程、邪正的演化及病机的转归情况,适时地投用祛邪药物,从而达到邪去正安、体平气和。何老认为"适时祛邪"从临床实际来看,大致可分别为清热解毒法、活血化瘀法、化痰散结法、理气解郁法等。

(1)益气健脾——四君子汤、参苓白术散、补中益气汤等,常用的药物有人参、太子参、党参、黄芪、茯苓、白术、灵芝、扁豆、五味子、薏苡仁、大枣、炙甘草等。

(2)养阴生津——存得一分津液,便有一分生机。以养阴生津法治疗肝癌,何老常用的方剂有增液汤、六味地黄丸、沙参麦冬汤等,常用的药物有生地黄、天冬、麦冬、玄参、枸杞子、女贞子、何首乌、黄精、百合、玉竹、龟甲、鳖甲、山茱萸、龙眼肉、铁皮石斛、当归、芍药、天花粉、阿胶、墨旱莲等。

(3)温阳补肾——以温阳补肾法治疗肝癌,何老常用的方剂有桂附八味丸、右归丸等,常用的药物有补骨脂、骨碎补、肉桂、淡附片、杜仲、菟丝子、鹿角霜、仙茅、淫羊藿、肉苁蓉等。

(4)清热解毒——常常选用板蓝根、猫人参、大青叶、野菊花、蒲公英、金银花、白花蛇舌草、三叶青、半枝莲、半边莲、干蟾皮、冬凌草、夏枯草、七叶一枝花、连翘等。

(5)活血化瘀——用当归尾、莪术、桃仁、红花、川芎、丹参、乳香、没药、泽兰、石见穿、蒲黄、五灵脂、水蛭、全蝎(穿山甲)等。

(6)化痰散结——化痰散结之药物,何老常常选用半夏、瓜蒌、皂角刺、山慈菇、浙贝母、杏仁、薏苡仁、昆布、海藻、夏枯草、海浮石、生牡蛎、鳖甲、藤梨根、茯苓、猪苓等。

(7)理气解郁——理气解郁之药物,何老常常选用川楝子、佛手片、柴胡、郁金、枳壳、厚朴、广木香、香附、陈皮、小青皮、沉香曲、青橘叶、大腹皮、八月札、九香虫等。

现代药理研究,活血化瘀在肿瘤治疗方面有多方面的作用。郑国灿等人通过丹参酮Ⅰ(Tanshinone Ⅰ)对人肝癌细胞 Hep G2 的体外实验研究发现丹参酮Ⅰ有抑制 Hep G2 细胞生长的作用,并可通过下调 $bcl-2$ 基因表达、上调 bax 基因表达诱导 Hep G2 细胞凋亡。此法常应用三棱、莪术、石见穿、平地木、三七、赤芍、丹参、王不留行。杨金坤总结了健脾中药作用机制:①某些健脾药物对癌细胞具有一定的细胞毒作用;②抗癌增效作用和对正常细胞的保护作用;③反突变作用;④对肿瘤转移的抑制作用。罗明等人采用 0.01% 的 DEN 诱发大鼠肝癌 90 天,同时分别腹腔注射苦参碱和氧化苦参碱注射液 15 mg/kg,观察大鼠肝脏病理改变、肝表面癌结节数和血清中 ALT(丙氨酸氨基转移酶)、GGT(谷氨酰转肽酶),ALP(碱性磷酸酶)的变化,结果发现:苦参碱和氧化苦参碱组大鼠的体重明显高于模型组,肝表血结节数、肝/体重比和血清 ALT、GGT 明显降低,而 ALP 较模型组有所升高。说明苦参碱和氧化苦参碱尽管不能完全阻断 DEN 诱发大鼠肝癌的发生,但能保护肝细胞免受损伤,延缓 DEN 诱发大鼠肝癌形成。郭伟剑、孟志强等研究发现,健脾理气药对肝癌细胞株 SMMC-7721 具有一定的诱导凋亡及抑制肝癌细胞效应,能上调 $p53$、$P21WAF1/CIP1$ 基因的表达,且对肿瘤细胞端粒酶活性有抑制作用。

周宜强的益肝化毒胶囊根据中晚期肝癌的病因病机特点,结合现代医学研究而拟定的经验方,精选药物长期应用于临床,疗效明显。该方由潞党参、绵黄芪、金头蜈蚣、白芍药、紫丹参、白茯苓、醋鳖甲、三七参、半枝莲、荆三棱、温莪术、香砂仁等药物组成。方中党参甘平,归脾肺经,补脾养胃,润肺升津,健运中气。《本草正义》言其"健脾运而不燥,滋胃阴而不湿,润肺而不犯寒凉,养血而不犯滋腻,鼓舞清阳,振动中气,而无刚燥之弊。"黄芪甘微温,归脾肺经,大补脾肺之气。《本经疏正》云:"黄芪,直入中土而实三焦,故能内补中气,中行营气,下行卫气。"蜈蚣辛温有毒,入肝经,《别录》言其"疗心腹寒热积聚",力能攻毒散结,其走窜之力最速,内而脏腑,外而经络,凡气血凝聚之处皆能开之。三药合用,健脾益气,攻毒散结,共为君药。三七甘微苦,性温,入肝胃经,止血散瘀,消肿定痛,具有化瘀血而不伤新血之功。丹参苦温,入心肝经,苦泄辛散,活血祛瘀止痛。茯苓甘淡平,入心脾肺经,淡渗利水,益脾和胃。盖甘补则脾脏受益,中气既和则津液自生,口焦烦渴自解。脾胃和则泄泻、腹胀、膈间痰气自消。鳖甲咸平,入肝胃经,养阴清热,软坚散结。《本草新编》认为其"善能攻坚又不损气,阴阳上下有痞滞者皆宜除之。"四药合用,活血祛瘀定痛,益脾和胃,化痰软坚,助君药以消癥瘤,共为臣药。白芍味苦酸,性凉,入肝脾经,养阴凉肝,缓中止痛,敛阴止汗,且可缓辛温药物温燥之性,防其伤阴。三棱、莪术味苦辛,入肝脾经。张锡纯言其"性非猛烈而建功甚速",功能破血行气,消积止痛,治一切血凝气滞之症。半枝莲辛平,清热解毒,止血定痛,现代药理研究其有明显的抗癌作用。砂仁辛温,归脾胃经,行气调中,和胃醒脾。以上药物为佐使。全方共奏健脾益气、解毒散结、软坚化瘀、抗癌镇痛之功效。临床使用多年,配合中药汤剂治疗了众多中晚期肝癌患者,并系统观察中晚期肝癌患者60例,发现益肝化毒胶囊能够明显延长生存时间,提高生存质量,缓解腹胀、纳差、胁痛、乏力等症状与体征,深受广大患者的认同。

余桂清治疗肿瘤的模式为:诱导缓解—扶正治疗—巩固治疗—长期扶正。闫洪飞认为中医学所谓痰浊流窜的特性与恶性肿瘤的转移特性相吻合,用痰证理论研究癌症的转移特性,从痰的角度辨治转移大有可为。依据转移癌的特点,针对肿瘤对某个或多个脏器的转移倾向性,在肿瘤尚未转移或在临床上已考虑有该脏器转移征象时,选用对该脏器转移治疗有效的抗癌中药加以治疗。这种观点充分体现了中医学的"见肝之病,知肝传脾,当先实脾。"和"先安未受邪之地"的治未病思想。张德忠在长期的临床实践中总结出治疗原发性肝癌的4种方法。具体如下。

(1)疏肝法——张师常用逍遥散或柴胡疏肝汤加减疏肝健脾,软坚散结,以"疏其气血,令其条达,而致和平"。

(2)柔肝法——张师常用一贯煎、杞菊地黄丸化裁。认为本法有填精补髓作用,特别适宜肝癌放、化疗后出现阴虚内热、血象减少,证属血虚和肾阴不足证者,可收良效。

(3)清肝法——治疗以清泻肝胆湿热、抗癌散结为法,张师常用龙胆泻肝汤化裁。

(4)平肝法——张师治宜平肝潜阳、滋阴降火法,方用镇肝熄风汤或天麻钩藤饮加减。

中医治疗恶性肿瘤的研究已从简单的临床研究逐步走向了科学化、规范化的大规模临床研究。从简单的中药抗肿瘤实验研究进入中医药抑制肿瘤的分子生物学机制研究。从文献检索看,1995以来中医肿瘤研究领域共发表文章7 659篇,涉及临床、实验、文献等领域。临床研究涉及对放、化疗减毒增敏研究、中医药对肿瘤患者生活质量的影响、中医肿瘤临床规范化和疗效标准化研究、中医肿瘤靶向研究等,实验研究涉及肿瘤患者免疫功能、肿瘤细胞凋亡、肿瘤新生血管、肿瘤多药耐药等多领域。明确中医药在肿瘤防治中的重要作用,主要表现在:①减轻或改善肿瘤患者临床症状和体征,提高肿瘤患者免疫功能和其他功能。②维护肿瘤患者的生活质量。③对放、化疗的增效减毒作用,在控制化疗后骨髓抑制、解决消化系统反应、治疗周围神经毒性、防治周围神经毒性、减轻放射性炎症等,均取得确切的疗效。④促进肿瘤患者手术后康复,预防肿瘤复发与转移。⑤抑制或稳定肿瘤发展,实现"带瘤生存"。⑥中药外用控制癌性疼痛,我们研制中药外用镇痛贴,临床治疗癌性疼痛,有效率达83.3%。九五以来肿瘤治疗中的中药制剂研究已取得了较大的进步,制剂种类设计针剂、片剂、胶囊剂、丸剂、口服液、膏剂等多种剂型,品种日益增多。康特莱注射液、榄香烯乳注射液、华蟾素、爱迪注射液、得力生注射液、消癌平注射液、复方苦参注射液、金复康口服液、珍香胶囊、金龙胶囊、慈丹胶囊、参莲胶囊、平消胶囊、回生口服液、梅花点舌丹、利佳片等。这些药物的研发,不仅推动了中医药在肿瘤研究领域的发展,同时对提高终末临床疗效、改善患者生活质量、延长生存周期、降低放化疗毒副作用等均具有重要意义。

　　肿瘤最可怕之处是转移,根据祖国医学"治未病"理论及著名专家姜春华提出的"截断扭转"学术观点,对于肿瘤的治疗应该抓紧早期治疗,快速控制病情,掌握辨证规律,采取果断措施和特殊功效方药,直捣病巢,迅速去除病因,如不能迅速去灭病因,也要断然救危截变,拦截病邪深入,尽可能阻止疾病恶化,为进一步治疗肿瘤争取时间。因此对于已经癌变并经确诊的肿瘤,应采取积极的诊断和治疗措施,特别在中、早期应以祛邪抗癌为治疗原则,甚至以手术、放疗、化疗为治疗方法,即使是在晚期也不宜拘泥于补益,过度的补益会助长癌细胞的扩散,贻误治疗的最佳时机。另外,凡是活血化瘀、攻坚破积药均对肝脏有直接损害,如三棱、莪术、土鳖虫等都是有毒之品,长期服用对肝脏本身损害很大。笔者认为中医的补是主动的补,调动性的补,西医的补是被动的补,但中医补的同时正常细胞得到了营养,癌细胞也得到了营养。因此补法仅限于肿瘤放化疗的辅助疗法,用于减毒增效,而不宜过用补法或单用补法治疗肿瘤,临床上应用"补法"治疗肿瘤应慎重。随着细胞凋亡研究的深入,中医药诱导肿瘤细胞凋亡的研究显示出良好的势头。在防治肿瘤转移时,可在肿瘤转移之前用清热解毒,祛湿化痰,软坚散结,活血化瘀等以防止肿瘤细胞向骨、肝、肺及脑等部位转移。癌痛消液由半边莲、半枝莲、蟾酥、水蛭、全虫、昆布、蜈蚣、胆南星、陈皮、薏苡仁、苦参、白花蛇舌草、山慈姑、石见穿、猫爪草组成。白花蛇舌草、蟾酥、全虫、胆南星、昆布、蜈蚣清热解毒、化痰活瘀为君药,石见穿、猫爪草、半边莲、半枝莲、山慈姑、苦参、水蛭具有清热解毒、化痰活瘀、软坚散结的功能为臣药。陈皮、薏苡仁可健脾和胃为佐使,可抑制肿瘤细胞的增殖和转移,可增强化疗药物的疗效,提高机体免疫功能。现代医学有关靶向治疗方面的研究取得了显著进步。实验表明该方能抑制基质金属蛋白酶的表达,干扰内皮细胞与细胞外基质的相互作用,阻止肿瘤血管网的形成。中药还可以通过逆转肝癌细胞的耐药性、调节细胞信号转导等各种途径为原发性肝癌的治疗提供新的思路,如川芎的有效成分川芎嗪对 HepG2/ADM 耐药细胞有逆转作用。殷飞通过血清药理学方法,检测到清肝化瘀方含药血清能对 MEK/mRNA 表达产生抑制,也就是通过抑制 TGF-α 在细胞内的信号转导。李羚青对单味中药牛黄在肝癌治疗中的作用机理及临床研究进展进行综述,指出牛黄在诱导肝癌细胞、抑制癌细胞生长、抗氧化和清除活性氧及自由基等方面均有一定的作用,为今后牛黄应用于肝癌的治疗提供了理论及实验研究依据,也为传统中药在肿瘤治疗方面的研究和应用开拓了新的思路。李佩文用元胡、丹参、乌药、地鳖虫、血竭、冰片敷药止痛,治疗肝癌疼痛有一定效果。

五、新方法和新技术与展望

裴晶总结了青蒿素及衍生物抗肝癌的报道,认为青蒿素及衍生物在体内、体外实验及初步临床应用中显示出明显的抗肝癌活性,细胞毒性低。刘秀艳采用针灸与穴位注射药物治疗肝癌疼痛 30 例,治疗组取穴:双曲泉、双肝俞、双心俞、大椎 5 个穴位,分别行穴位注射丹参注射液,并予艾灸关元。结果显示治疗组镇痛总有效率为 96.67%,明显高于对照组,镇痛效果满意。

中医治疗肝癌从瘀毒论治,临床研究证明,肝癌应慎用补益药物,在肿瘤细胞处于相当于静止时,用补益药,人体免疫提高时,肿瘤细胞也得到了给养,因此不宜用补益药物。临床药理研究证明,中药可抑制肿瘤细胞的增殖和转移,可增强化疗药物的疗效,提高机体免疫功能。现代医学有关靶向治疗方面的研究取得了显著进步。实验表明中药能抑制基质金属蛋白酶的表达,干扰内皮细胞与细胞外基质的相互作用,阻止肿瘤血管网的形成。中药抗肿瘤新生血管的研究为中医治肿瘤转移提供了理论依据。今后实验研究尚需加强,要敢于在药典以外进行筛选中药,做体内、体外实验,提高疗效。从中药中找到更多有效的抗肿瘤药是肿瘤研究热点,从原来中药复方制剂治疗肿瘤到现在从中药提取单体治疗肿瘤是革命性的进步。中医药治疗肝癌,突出"以人为本,带瘤生存"的理念。对放、化疗增效减毒,术后调补,促进机体康复,预防转移和复发,提高肝癌的生存质量有重要作用。

六、临床案例

病案 1:患者丁某,性别:男,年龄:62 岁。2019 年 1 月 9 日以"咳嗽咳痰半年,上腹部疼痛 2 周"为主诉就诊于我院中医科门诊。

病史:半年前无明显诱因出现咳嗽、咳痰,偶伴黑痰,无发热、胸闷等不适。2 周前出现上腹部疼痛,伴纳差、腹胀、胸背部疼痛。至当地医院治疗,效果不佳。至我科门诊进一步诊治。现症见:咳嗽、咳痰、上腹部持续性疼痛,放射至胸背部,休息后不缓解。神志清,精神差,面色黄,形体偏瘦。纳差、睡眠差,大便正常,小便不利。舌红,苔黄腻,脉弦滑。

辅助检查:彩超示肝脏体积增大,形态饱满,被膜光滑,实质回声不均匀,肝内可见多个高回声,较大约 102 mm×99 mm,边界不清,形态不规则,内回声不均。CDFI 示内可见血流显示。提示三尖瓣轻度反流;左室松弛功能减退;门静脉左支栓塞;胆囊壁增厚、毛糙;脾脏增大;腹膜后低回声(肿大淋巴结可能)。甲胎蛋白>1 000 IU/mL,癌胚抗原 156.00 ng/mL,非小细胞肺癌相关抗原 12.53 ng/mL,神经元特异性烯醇化酶 39.83 ng/mL,谷丙转氨酶 45 U/L,谷草转氨酶 61 U/L 直接胆红素 7.2 μmol/L,碱性磷酸酶 149 U/L,谷氨酰转肽酶 390 U/L。乙肝表面抗原(+),乙肝表面抗体(-),乙肝表面核心抗体(+)。

西医诊断:原发性肝癌。

中医诊断:肝积。

一诊(2019 年 1 月 9 日):根据上诉症状、体征、辅助检查,中医辨证论治:气滞血瘀兼湿热证。治法:疏肝行气活血,化瘀清热利湿。具体方药如下:醋鳖甲 15 克,夏枯草 30 克,生党参 15 克,白术 15 克,山慈菇 20 克,玄参 15 克,炒薏苡仁 15 克,茯苓 30 克,猫爪草 15 克,半枝莲 30 克,砂仁 10 克,醋五味子 18 克。

按语:本病的基本病机为肝络失和,基本病理变化可归结为"不通则痛"和"不荣则痛"。其病理因素,不外乎气滞、血瘀、湿热三者。一般来说,此病初病在气,由肝郁气滞,气机不畅而疼痛。气为血帅,气行则血行,故气滞日久,血行不畅,其病变由气滞转为血瘀,气滞日久,容易化火伤阴,饮食所伤,致肝胆湿热。故气滞血瘀湿热并见。治疗宜行气活血化湿。醋鳖甲滋阴潜阳,软坚散结;猫爪草、夏枯草、山慈菇清热解毒,散结消肿;半枝莲清热解毒,消肿止痛;砂仁化湿行气;薏苡仁、茯苓、白术渗湿健脾益气;五味子、党参健脾益肺,养血生津。

二诊(2019 年 1 月 17 日):患者诉上腹部疼痛症状减轻,但咳嗽、咳痰症状未缓解,咽喉不适。上方加桔梗宣肺、利咽、祛痰,且其善开宣肺气,性主上行,可引药上行,增清肺热之功,加入蒲公英清热解毒,消肿散结。

三诊(2019 年 5 月 31 日):患者一般情况好转,咳嗽、咳痰症状减轻。上方减桔梗、蒲公英。加白花蛇舌草、太子参取其滋阴清热之功,白芍柔肝缓急止痛。

四诊(2019 年 6 月 20 日):患者症状好转,上方继服 1 周。

五诊(2019 年 6 月 29 日):患者腹胀,纳差,小便黄浊,面色黄。去党参、白花蛇舌草、白芍。加山楂、鸡内金、陈皮行气消食健胃,萆薢、茵陈、青蒿、大腹皮清热利湿退黄。

六诊(2019 年 7 月 31 日):患者咳嗽、咳痰症状消失,上腹部疼痛减轻,偶有背部疼痛,乏力,纳可,大便正常,小便尚可。面色较前红润,舌红,苔薄白,脉细。考虑到患者年老久病体虚,久病及肾,耗伤气血津液,治疗宜滋阴补肾。具体方药如下:人参 10 克,茯苓 10 克,白术 15 克,玉米须 20 克,金樱子 20 克,熟地黄 15 克,山药 15 克,山茱萸 12 克,狗脊 20 克,补骨脂 20 克,骨碎补 20 克,牛膝 15 克,续断 20 克。方中人参、茯苓、白术健脾益气;玉米须、金樱子利水消肿,利湿退黄;熟地、山药、山茱萸滋补肝肾;川芎活血止痛;狗脊、补骨脂、骨碎补、牛膝、续断补肾助阳,益精血。

按语:肝癌的病因尚未完全明了,但精血不足,脏气亏虚,气血阴阳失调,加之外邪入侵,是重要的致病因素。中医学认为瘀毒内结、中气亏虚是肝癌的基本病机。治疗方法是清热解毒,健脾益气。方药中加入了半枝莲、猫爪草,保养精气。劳逸结合,养成良好的生活习惯,加强必要的防护措施,对预防肝癌具有重要的意义。既病之后,应树立战胜疾病的信心,积极配合治疗。起居有节,调畅情志,适当参加锻炼。

病案2:患者陈某,男,7岁,入院日期:2011年8月17日。

入院情况:4个月前患儿因"左侧腹膜后包块"于郑州大学第一附属医院行"左侧腹膜后包块切除术,左肾积水术",术后恢复可,好转后出院。2个月前复查彩超示:①肝转移瘤;②左肾积水并左侧输尿管上段扩张;③中下腹囊实性占位;④左中腹部实性占位。腹部CT示:①中下腹多发软组织肿块,考虑肉瘤复发;②左肾及左侧输尿管上段扩张积水。在我院住院治疗,经放疗科及儿科会诊,患者不能用放疗,需创造条件再放疗。现在我科进行化疗,加中医辨证治疗。

中医辨证:肝肾亏虚,水瘀互结证。

治法:补益肝肾,化瘀利水。

方药:五苓散加减。

结合西药利水,对症治疗,纠正化疗后不良反应,病情基本稳定。半月前再次在我科住院,用化疗加中医辨证论治,病情稳定。现出现腹部胀满,小便不利,为求进一步诊治入院。发病以来患者神志清,精神可,饮食睡眠欠佳,腹部胀大,大便干结,小便黄,体重无明显变化。

病案3:刘某,男,74岁。

患者于2011年无明显诱因出现腹部疼痛,疼痛呈间断性隐痛,伴乏力、纳差,偶有恶心不适,就诊于邓州市人民医院,行AFP检查提示明显升高,彩超提示肝占位。穿刺病理为肝细胞癌,给予行"肝动脉栓塞介入术"。给予"安替克,每次1片,一天3次;阿德福韦脂,每次1片,每天1次"口服,症状未见明显好转。遂就诊于我院,查甲胎蛋白(AFP)测定80.04 ng/mL;CT示:肝占位治疗后改变。确诊为原发性肝癌,给予药物对症治疗(具体不详),好转出院。2017年3月20日左右无明显诱因上述症状加重,伴乏力、纳差,今为进一步治疗来我院。

2017年3月30日以"间断性腹痛3年余,加重1周"为主诉,门诊以"肝恶性肿瘤"为诊断收入我院。自发病以来,神志清,精神欠佳,食欲欠佳,睡眠正常,大小便正常,体重无明显减轻。腹部CT(2016年4月6日我院)示:①头颅CT扫描未见明显异常;②双侧上颌窦炎症;③两肺肺大泡;④右肺钙化灶;⑤两肺陈旧性病变;⑥双侧胸膜局限性增厚;⑦右心室前下方、肝左外叶、右后叶下段点条状高密度影。

2017年4月1日肝肾功能示:白蛋白38.5 g/L,前白蛋白176 mg/L,高密度脂蛋白胆固醇1.12 mmol/L,载脂蛋白A11.09 g/L,二氧化碳30.9 mmol/L。血常规示:白细胞计数2.93×10⁹/L,中性粒细胞计数1.59×10⁹/L,淋巴细胞计数0.93×10⁹/L,血小板74×10⁹/L,大型血小板比率46.40%,血小板压积0.100%。胸腹部CT示:①肝癌术后改变,肝内类圆形低密度影;②双肺上叶肺气肿,并局限性肺大泡形成;③双肺下叶少许炎性改变,右肺下叶背段胸膜下点状钙化灶;④双侧额部硬膜下少许积液;⑤右侧上颌窦少许炎症;⑥双肾低密度影,考虑小囊肿可能。根据目前症状、体征及相关病史、检查化验结果,诊断明确为原发性肝癌。根据患者现病情,可给予"康艾注射液(一先)"扶助正气,"复方苦参针(岩舒)"清热解毒;给予"阿德福韦酯胶囊(名正)"抗病毒治疗;"华蟾素胶囊"抗癌治疗。

2017年4月4日给药华蟾素胶囊解毒消肿止痛,阿德福韦酯胶囊,中药具体用药如下:金钱草30克,郁金20克,鸡内金6克,石韦20克,黄芪6克,三七2克,天麻6克,阿胶4克,车前子30克。

2017年4月6日患者腹部疼痛明显减轻,饮食、睡眠尚可,大小便无异常,患者现症状明显好转,患者及家属要求出院。院外继续口服治疗,中药具体用药如下:金钱草30克,郁金20克,鸡内金6克,石韦20克,黄芪6克,三七2克,天麻6克,阿胶4克,车前子30克,粉草薢20克,红景天6克,水蛭粉2克。

二诊(2018年9月13日是)患者以"间断性腹痛4年余,加重1周"为主诉入院。

辅助检查如下。

腹部CT(2018年9月14日)示:①肝动脉栓塞术后改变;②右肝多发异常密度影,倾向恶性可能,建议必要时MR进一步检查;③肝硬化,胃底静脉迂曲扩张;④肝、左肾小囊肿。肝功能+心肌酶:前白蛋白196 mg/L,腺苷脱氨酶23 U/L,高密度脂蛋白胆固醇0.95 mmol/L,载脂蛋白A 11.00 g/L,二氧化碳29.2 mmol/L,阴离子间隙6.90 mmol/L。乙肝五项:乙肝病毒表面抗原阳性(+),乙肝病毒表面抗体阴性(−),乙肝病毒e抗原阴性(−),乙肝病毒e抗体阳性(+),乙肝病毒核心IgG阳性(+),丙肝病毒抗体阴性(−),HIV病毒抗体(筛查试验)阴性(−)。血常规:白细胞计数$3.42×10^9$/L,淋巴细胞计数$1.05×10^9$/L,血小板计数$73×10^9$/L,血小板压积0.080%。甲胎蛋白10.48 ng/mL,根据患者年龄、病史、症状、体征,目前诊断为:尿毒症;高血压病3级极高危;2型糖尿病。

治疗:华蟾素胶囊(山东),解毒、消肿、止痛。用于中晚期肿瘤、慢性乙型肝炎等症;以及异甘草酸镁改善肝功能,阿德福韦酯胶囊抗病毒。

2018年9月21日患者诉腹部胀满不适,伴头晕乏力,饮食欠佳,睡眠尚可,大小便无异常。查体:体温36.4 ℃,脉搏72次/min,呼吸18.0次/min,血压120/65 mmHg,神志清,精神差。根据患者目前症状及体征,中医辨证施治,给予中药治疗,具体用药如下:北柴胡12克,陈皮20克,麸炒枳壳15克,炒白芍30克,甘草6克,醋香附15克,川芎16克,醋鳖甲13克,夏枯草30克,太子参20克,麸炒白术30克,茯苓20克,玄参20克。

2018年9月24日给药:①热毒宁注射液(康缘)清热,疏风,解毒。②异甘草酸镁(天晴甘美)注射液改善肝功能。

根据患者病情,调整中药,具体用药如下:北柴胡12克,陈皮20克,炒枳壳15克,炒白芍30克,甘草6克,醋香附15克,川芎16克,醋鳖甲13克,夏枯草30克,太子参20克,炒白术30克,茯苓20克,山慈菇30克,炮山甲12克,烫水蛭12克,薏苡仁

30 克,壁虎 12 克。

2018 年 9 月 26 日患者病情好转,要求出院。

三诊(2019 年 11 月 13 日)患者以"确诊肝癌 5 年余,腹部胀满 10 余天"为主诉入院。

2019 年 11 月 14 日患者诉腹部胀满感,伴咳嗽、咳痰、咽部疼痛、乏力、纳差,偶有腹痛,睡眠一般,大小便正常。查体:体温 36.2 ℃,脉搏 64 次/min,呼吸 16 次/min,神志清,精神差。中医辨证施治,给予中药清热利咽,对症治疗,具体方药如下:胖大海颗粒 30 克,桔梗颗粒 15 克,生甘草颗粒 9 克,炒苦杏仁颗粒 12 克,金银花颗粒 20 克,陈皮颗粒 15 克。

2019 年 11 月 15 日患者仍诉腹部胀满感,伴有乏力、纳差,偶有腹痛,睡眠一般,大小便正常。腹部 CT:①肝动脉栓塞术后改变;②肝右叶占位,肝癌可能;③肝硬化,脾稍大,门脉高压,胃底静脉迂曲扩张;④肝、左肾小囊肿。乙肝五项:乙肝病毒表面抗原阳性(+),乙肝病毒 e 抗体阳性(+),乙肝病毒核心抗体阳性(+)。甲胎蛋白:751.40 ng/mL。肝功能:总蛋白 62.0 g/L,白蛋白 37.6 g/L。血脂:高密度脂蛋白胆固醇 0.99 mmol/L,低密度脂蛋白胆固醇 3.15 mmol/L。血常规:淋巴细胞计数 $0.85×10^9$/L,血小板 $81×10^9$/L。

根据检查结果,肝恶性肿瘤诊断明确,给予"热毒宁注射液(康缘)"清热解毒治疗,给予"甲氧氯普胺注射液(胃复安)"止吐治疗,给予"葡萄糖氯化钠(双阀)注射液+维生素 B_6 注射液"补充营养治疗。

2019 年 11 月 18 日患者仍诉腹部胀满感、腹痛,乏力、纳差较前好转,睡眠一般,大小便正常。查体:体温 36.5 ℃,脉搏 75 次/min,呼吸 18 次/min,神志清,精神差,面色晦暗,双肺呼吸音清晰,未闻及干、湿啰音,无胸膜摩擦音。心率 75 次/min,律齐。根据患者现症状,给予"苦参注射液"清热散结治疗,给予"喜炎平"清热解毒治疗,给予"百令胶囊"补益肺肾,给予"甲苯磺酸索拉非尼片(多吉美)、甲磺酸阿帕替尼片(艾坦)"口服靶向治疗。中药具体方药如下:牡丹皮 50 克,赤芍 60 克,败酱草 60 克,地肤子 30 克,白鲜皮 60 克。

2019 年 11 月 20 日患者诉腹胀、腹痛症状明显缓解。患者及家属要求出院,嘱患者出院注意事项,给予办理出院。出院带药如下:阿德福韦酯片,扶正化瘀胶囊,加班磺酸索拉非尼片。根据患者现症状及舌脉变化,给予中医辨证施治,给予中药疏肝理气,散结抗癌治疗,具体方药如下:北柴胡 12 克,陈皮 20 克,炒枳壳 15 克,炒白芍 30 克,甘草 6 克,醋香附 15 克,川芎 16 克,醋鳖甲 13 克,夏枯草 30 克,太子参 20 克,炒白术 30 克,茯苓 20 克,玄参 20 克,山慈菇 30 克,炮山甲 12 克,烫水蛭 12 克,薏苡仁 30 克,壁虎 12 克,黄芪 10 克,炒鸡内金 15 克,砂仁 15 克,牛膝 15 克,体外培育牛黄 1 瓶。

四诊(2021 年 2 月 19 日)患者以"确诊肝癌 7 年,腹痛、腹胀 2 个月"为主诉入院。

初步诊断:肝恶性肿瘤。

中医辨证:元气亏虚瘀毒内阻证。

治疗以普通针刺止痛、中药熏洗治疗。用参一胶囊、康艾针、消癌平针扶正抗癌。必要时配合靶向治疗、继续用索拉菲尼片、加上安罗替尼片。

2021年2月21日患者诉腹痛、腹胀，饮食差，睡眠一般，大小便正常，查体：体温36.4℃，脉搏80次/min，呼吸20次/min，神志清，精神可。

肝功能：总蛋白60.0 g/L，白蛋白33.2 g/L，前白蛋白126 mg/L，谷氨酰转肽酶143.9 U/L，腺苷脱氨酶18.4 U/L，5-核糖核苷酸酶14.8 U/L，肌酸激酶49.2 U/L，肌酸激酶同功酶32.1 U/L，缺血修饰白蛋白85.80 U/mL，高密度脂蛋白胆固醇0.98 mmol/L，载脂蛋白A 10.85 g/L，钙2.10 mmol/L，视黄醇结合蛋白19.0 mg/L。血常规：白细胞计数2.89×10^9/L，红细胞3.97×10^{12}/L，血小板计数64×10^9/L。红细胞沉降率58 mm/h。

处理意见：患者仍诉腹痛，饮食差，实验室检查提示低蛋白血症，建议饮食适当增加蛋白质摄入，CT检查结果未回，待结果回示后请肝胆外科会诊。目前治疗上给予"阿德福韦酯10毫克每天一次"抗病毒治疗。中医辨证施治，中药方剂如下：炒苍术20克，姜厚朴9克，陈皮20克，海螵蛸30克，煅瓦楞子30克，茯苓12克，炒白术20克，砂仁30克，桔梗20克，炒栀子12克，山楂30克，甘草12克，浙贝母20克，蜜紫菀30克，蜜款冬花30克，百部20克。

2021年2月24日患者诉腹痛减轻，饮食差，建议给予止痛、调节食欲。目前治疗上给予"阿德福韦酯毫克，每日一次"抗病毒治疗，索拉菲尼配合安罗替尼抗肝转移。

中药方剂(1)炒苍术20克，姜厚朴9克，陈皮20克，海螵蛸30克，煅瓦楞子30克，茯苓12克，麸炒白术20克，砂仁30克，桔梗20克，炒栀子12克，山楂30克，甘草12克，浙贝母20克，蜜紫菀30克，蜜款冬花30克，百部20克。中药方剂(2)：醋延胡索30克，当归9克，白芍60克，川芎10克，川楝子9克，醋香附15克，续断20克，醋鸡内金15克，炒枳壳20克，砂仁15克，陈皮20克，炒山楂30克，炒莱菔子30克。

2021年2月25日调整中药方剂如下：黄芪30克，党参15克，麸炒白术20克，陈皮20克，升麻6克，北柴胡6克，当归3克，炙甘草3克，炒鸡内金20克，砂仁20克，山楂30克，炒麦芽30克，炒莱菔子30克，六神曲30克，煨肉豆蔻20克，薏苡仁30克，醋延胡索60克，炒白芍60克，炒川楝子9克。

2021年2月26日患者病情疼痛缓解，要求出院。查体：体温36.5℃，脉搏76次/min，呼吸19次/min，血压130/70 mmHg，神志清楚，精神尚可。

处理意见：①阿德福韦酯片（阿甘定）；②参一胶囊；③氨酚羟考酮片（泰勒宁）。在索拉菲尼基础上加用安罗替尼片控制肝癌转移。继续出院治疗。

五诊（2021年5月26日）患者以"确诊肝癌7年余，腹痛、腹胀2月"为主诉入院。

辅助检查：肝功能示总蛋白60.0 g/L；白蛋白33.2 g/L。初步诊断：肝恶性肿瘤。暂给予"复方苦参注射液、血管内皮抑制素注射液、注射用人血白蛋白"益气养阴、扶正、抗肿瘤。中医辨证治疗：白芍颗粒50克，醋延胡索颗粒50克，当归颗粒20克，醋香附颗粒

10克,炒川楝子颗粒9克,郁金颗粒15克,醋五灵脂颗粒20克,砂仁颗粒15克,甜叶菊颗粒1克,川芎颗粒18克。

2021年5月28日患者仍诉腹痛,疼痛呈间断性隐痛,伴乏力、纳差,偶有恶心不适,余未诉特殊不适,神志清,精神可。查体:体温36.2 ℃,脉搏85次/min,呼吸20次/min,血压125/75 mmHg。

肝肾功能+心肌酶谱(2021年5月28日我院)示:谷丙转氨酶131.0 U/L,谷草转氨酶348.3 U/L,总蛋白62.4 g/L,白蛋白31.7 g/L,白球比1.0%/,总胆红素179.3 μmol/L,直接胆红素148.6 μmol/L,间接胆红素30.70 μmol/L,前白蛋白37 mg/L,碱性磷酸酶950.4 U/L,谷氨酰转肽酶984.3 U/L,总胆汁酸281.34 μmol/L,胆碱酯酶1.93 KU/L,腺苷脱氨酶21.2 U/L,α-岩藻糖苷酶64.4 U/L,5-核糖核苷酸酶165.7 U/L,肌酸激酶同功酶41.9 U/L,乳酸脱氢酶449 U/L,α-羟丁酸脱氢酶324 U/L,乳酸脱氢酶同功酶192 U/L,缺血修饰白蛋白87.40 U/mL,高密度脂蛋白胆固醇0.22 mmol/L,钠136 mmol/L,氯97.6 mmol/L,磷0.73 mmol/L,尿素7.49 mmol/L,肌酐40 μmol/L,尿酸72 μmol/L,视黄醇结合蛋白9.2 mg/L;血常规(2021年5月28日我院)示:中性粒细胞计数7.91×10⁹/L,中性粒细胞百分比85.1%,淋巴细胞计数0.63×10⁹/L,淋巴细胞百分比6.8%,单核细胞计数0.68×10⁹/L,红细胞3.71×10¹²/L,血红蛋白110.0 g/L,红细胞压积33.10 g/L,红细胞分布宽度15.3%,血小板97×10⁹/L;乙肝五项+HCV+HIV+TP(酶法)(2021年5月28日我院)示:乙肝病毒表面抗原阳性(+),乙肝病毒e抗体阳性(+),乙肝病毒核心抗体阳性(+);PCR-HBV-DNA荧光定量:2.58E+05;CEA+AFP(2021年5月28日我院)示:甲胎蛋白379.90 ng/mL,糖类抗原CA125 211.8 U/mL,糖类抗原CA153 34.26 U/mL。暂给予"复方苦参注射液"清热凉血、散结止痛,"异甘草酸镁(天晴甘美)注射液"改善肝功能,"注射用泮托拉唑钠"抑酸护胃,"注射用人血白蛋白"补充白蛋白。予以中医外治中药硬膏热帖敷止痛,中药内服活血化瘀,行气止痛,方药如下:白芍颗粒50克,醋延胡索颗粒50克,当归颗粒20克,醋香附颗粒10克,炒川楝子颗粒9克,郁金颗粒15克,醋五灵脂颗粒20克,砂仁颗粒15克,甜叶菊颗粒1克,川芎颗粒18克,茯神颗粒30克,炒莱菔子颗粒30克,五味子颗粒30克。

共1剂,每剂200毫升,每日一剂,每日2次,煎服,200毫升饮片。

2021年5月31日患者腹痛减轻,要求出院,继续院外中药内服活血化瘀、行气止痛,方药如下:白芍颗粒50克,醋延胡索颗粒50克,当归颗粒20克,醋香附颗粒10克,炒川楝子颗粒9克,郁金颗粒15克,醋五灵脂颗粒20克,砂仁颗粒15克,甜叶菊颗粒1克,川芎颗粒18克,茯神颗粒30克,炒莱菔子颗粒30克,五味子颗粒30克。

共1剂,每剂200毫升,每日一剂,每日2次,煎服,200毫升饮片。

按语:肝癌病机是元气亏虚、瘀毒内结,该案采取解毒扶正培元,健脾益气,扶正则积自除。患者确诊肝癌后生存10余年,于今年发生肺、脑、骨转移去世。

参考文献

[1]周宜强.突出中医特色优势确立肿瘤诊疗标准[J].中医药管理杂志,2009,17(2):124-126.

[2]万德森.临床肿瘤学[M].北京:科学出版社,1999.

[3]袁海英.陈培丰教授治疗肝癌经验[J].浙江中西医结合杂志,2009,19(12):744-745.

[4]白广德.中医及中西医结合治疗原发性中晚期肝癌的研究进展[J].中医杂志,2008,10(3):148-149.

[5]张峰.中药为主治疗80例肝癌临床分析[J].光明中医,2006,21(12):83-84.

[6]黄景玉.慈丹胶囊联合介入疗法治疗晚期原发性肝癌的近期临床观察[J].世界中医药,2008,3(5):271.

[7]孟凡力,范月友.扶正汤结合化疗治原发性肝癌的临床观察[J].中华实用中西医杂志,2009,21(4):352-353.

[8]徐光星.何任治疗原发性肝癌学术思想探究[J].世界中医药,2008,3(6):340-342.

[9]郑国灿,李智英.丹参酮Ⅰ对Hep G2细胞抑制作用的体外实验研究[J].现代医学,2004,32(5):296.

[10]杨金坤,郑坚.有瘤必虚,有虚首健脾——邱佳信治疗消化道恶性肿瘤的学术经验[J].上海中医药志,1995,(2):8.

[11]罗明,贺平,吴孟超,等.苦参碱和氧化苦参碱对二乙基亚硝胺诱发大鼠肝癌的预防阻断作用[J].肿瘤防治杂志,2000,7(6):561-563.

[12]郭伟剑,于尔辛,郑颂围,等.健脾理气药诱导人肝癌细胞SMMC7721凋亡的研究[J].世界华人消化杂志,2000,8(1):52.

[13]孟志强,郭伟剑,于尔辛,等.健脾理气方药物血清对肝癌细胞端粒酶活性及凋亡的影响[J].世界华人消化杂志,2000,8(8):879.

[14]周仲英.周仲英医论选[M].北京:人民卫生出版社,2008.

[15]周宜强.中晚期肝癌的治疗经验[J].江苏中医药,2008,40(9):2-3.

[16]蔡俊义,孙超.张德忠治疗原发性肝癌经验[J].湖北中医杂志,2010,32(7):30-31.

[17]闫洪飞.中医药防治肿瘤转移的探讨[J].上海中医药大学学报,2003,(4):20-22.

[18]刘秀艳.针灸与穴位注射药物治疗肝癌疼痛30例[J].陕西中医,2007,28(9):1225-1226.

[19]殷飞,吴新满,高洪生,等.清肝化瘀方含药血清对TGF-α诱导SMMC-7721细胞Raf-MEK ERK信号转导的影响[J].世界华人消化杂志,2005,(1):88-90.

[20]李羚青.牛黄在肝癌治疗中的作用机理及临床研究进展[J].湖北中医杂志,2009,31(1):77-78.

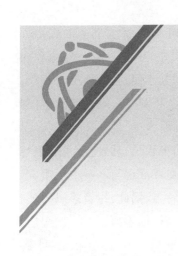

第九讲
论经方治疗肿瘤

经方组方、用量及药物的加减化裁,具有严格的规范性,配伍法度严谨,体现君臣佐使原则,在治疗肿瘤及肿瘤水证,肿瘤相关肠梗阻,肿瘤发热,纠正放化疗、靶向治疗的不良反应方面疗效显著。

一、经方治疗肿瘤水证

经方一般指经典之方,中医界是指张仲景《伤寒杂病论》中的方子。恶性肿瘤强调综合治疗,更重视个体化治疗。《伤寒杂病论》集理、法、方、药为一体,开创了辨证论治的先河,仲景之方在现代肿瘤临床中应用广泛、疗效显著。经方组方严谨、疗效确切。仲景著作中有大量关于身重少气、短气不能卧、心悸、胸闷痛、下身肢肿等与水证相关的描述及相应的治疗,如《金匮要略》曰:"心水者,其身重而少气,不得卧,烦而躁,其人阴肿"。若从《伤寒论》六经辨证的角度考量多属太阳、三阴病症,如《伤寒论》第64条:"发汗过多,其人插手自冒心,心下悸,欲得按者,桂枝甘草汤主之";《伤寒论》第82条:"太阳病发汗,汗出不解,其人仍发热,心下悸,头眩,身瞤动,振振欲擗地者,真武汤主之",故常选用苓桂术甘汤、真武汤、四逆汤之类。苓桂术甘汤出自《伤寒论》,是张仲景治疗水肿的名方。笔者用该方治疗肺癌胸水取得了明显的疗效。津液代谢障碍类病证主要指痰饮、水气、湿病等,《金匮要略》对这类疾病的论述主要集中在痉湿暍病脉证并治、肺痿肺痈咳嗽上气病脉证并治、痰饮咳嗽病脉证并治及水气病脉证并治等篇,仲景认为津液的代谢障碍与津液的生成、输布、排泄受阻及维持代谢的平衡失调有关,主要体现在肺、脾、肾三脏运化津液的功能失常上。因肺主宣发肃降、通调水道,脾主运化水液,肾主蒸腾气化津液,三脏运化津液的功能失调势必会影响正常的代谢,从而引起痰饮、水气、湿病等。根据饮停的不同位置,痰饮病又可分为痰饮、悬饮、溢饮和支饮等,其病因病机与脾不运化、肺失宣降、肝肺不舒有关,治则是"当以温药和之",其温药多用补肾健脾、温阳化气之品。水气病相当于"水肿病",根据不同脏腑功能失调可分为风水、皮水、正水、石水、黄汗五种,仲景对水气病的治法是腰以上肿,当发其汗,腰以下肿,当利小便,水湿壅盛时则用攻逐水饮之法,用药以健脾益肾的辛温药为多。湿病在《金匮要略》中主要论及外湿和内湿,其病因病机亦与脾肾亏虚有关,外湿当微发其汗,内湿当利其小便,其治疗又与痰饮、水气病相似。综上,仲景治疗津液代谢障碍类疾病多以辛温之药发汗祛湿、健脾温肾利水,以此来纠正肺、脾、肾三脏的功能失调,使津液代谢正常运行。

肿瘤属于中医"癥瘕""积聚"的范畴,患者多发病缓慢,病史较长,其发生、发展多与长期正气不足,癌毒内侵,脾肾亏虚,运化津液功能失常,致气血津液运行不畅,痰、瘀、湿浊内生,与癌毒搏结有关。因虚致实,因积而愈虚是肿瘤病的特点,因此,患者多以里证、阴证表现居多,若邪气耗正日久,累及脾肾,则可致津液代谢失常,而生痰饮、水气、湿病。故治疗上可宗仲景之法以温补之,如晚期肿瘤引起的恶性胸腔积液、腹腔积液、水肿等,患者多脾肾阳虚,脾失运化、肾失气化,则津液内聚,停滞瘀阻。恶性胸腔积液相当于《金匮要略》中的"悬饮",临床常责之于阳不化气而致,治法多以温阳化气、扶正利水为主,临床可与参苓白术散,但若胸水较重,常先治其标,可与十枣汤等攻下逐水,配合胸腔引流以尽快祛邪,而后健脾益肾。肿瘤引发的腹腔积液类似于水气病中的"石水",其形成多与脾虚水停有关,治疗上常以温补脾阳,健脾利水,可用真武汤、苓桂术甘汤、五苓汤、猪苓汤方。曾治张氏,女,91 岁,2000 年在河南省人民医院就诊,胸痛、呼吸困难,经过河南省人民医院穿刺病理诊断为"肺癌、胸腔积液",给予"吉非替尼,每天 1 片,口服"。需每周到我院呼吸内科抽胸腔积液 2 次,才能稳定。后经中医辨证:肺肾气虚、水湿内停证。治法:温阳利水。方药:真武汤合五苓汤加减,6 付水煎口服后患者不用抽胸腔积液了。并追踪随访半年至一年,病情稳定。中医认为脾主运化,为后天之本,若脾失健运,不能化水谷之气以养心体则心气虚,不能运化水饮则上凌心肺而成胸水证。常见胸满气短,目眩,腹胀,周身肿胀,乏力,治当温阳化气,健脾利水。可参《伤寒论》第 67 条:"伤寒若吐若下后,心下逆满,气上冲胸,起则头眩,脉沉紧,发汗则动经,身为振振摇者,苓桂术甘汤主之";《金匮要略》:"心下有痰饮,胸胁支满,目眩,苓桂术甘汤主之""夫短气有微饮,当从小便去之,苓桂术甘汤主之,肾气丸亦主之";《伤寒论》第 316 条:"少阴病,二三日不已,至四五日,腹痛,小便不利,四肢沉重疼痛……真武汤主之";第 82 条:"……心下悸,头眩,身瞤动,振振欲擗地者,真武汤主之"。方中附子壮命火,振心阳,白术、茯苓、生姜、芍药化气行水;或加桂枝,取温通阳气,助膀胱气化之效,又含五苓散温阳化气之义;或配伍熟地黄、山萸肉等,以滋肾填精,取阴中求阳之义;以茯苓配伍桂枝温阳化水,白术、甘草健脾固中;或加黄芪、附子益气温阳,大腹皮、泽泻增强利水等。本例遵原文和原方用药,效果满意。

我们治疗肺癌胸腔积液取得了非常好的疗效,应用了仲景治水的苓桂剂群之一的名方,治疗组的胸腔积液得到有效控制,实体瘤及胸腔积液控制有效率分别为 76.67% 和60%,说明了经方苓桂术甘汤治疗肺癌胸腔积液效果满意。肺癌胸腔积液是肺癌晚期患者最常见的症状,常反复出现并逐渐加重。目前肺癌胸腔积液治疗方法主要有中医中药治疗和西药治疗。经过大量的临床观察,中医中药治疗肺癌胸腔积液是最理想的治疗方法,治标兼治本,与西药治疗容易复发形成鲜明的对比。我们的治疗方案是尽量使用中医中药治疗,除非胸腔积液到了无法控制的地步,再考虑成瘾性的胸腔积液治疗方法。肺癌胸腔积液给患者带来很大的痛苦,使生存质量明显下降和病情恶化,表现为呼吸困难、咳嗽、胸闷、气短等症状。

　　肺癌胸腔积液的治疗,西医在治疗上主要是靠抽取胸腔积液为主,但往往抽后又会出现,不容易彻底消除,在抽取胸腔积液的同时向胸腔注入抗癌药、硬化剂、免疫调节药等药物,其机制是直接杀伤癌细胞,减缓肺癌胸腔积液产生。但同时可引起胸膜粘连,效果不好,使患者身体受到很大的损害。

　　肺癌胸腔积液的中医中药治疗上,中医认为肺癌胸腔积液为"悬饮"范畴,是邪毒痰瘀结聚于肺,肺失宣肃,水停饮。人体水液的正常运行,主要是依靠肺气的肃降、通调,脾气的运化、转输,肾气的温化、蒸腾等生理功能协调而完成的,所以对于肺癌胸腔积液的治疗中医中药治疗是首选,除非胸腔积液无法控制,再考虑其他治疗方法。苓桂术甘汤出自张仲景《伤寒杂病论》,由茯苓、桂枝、白术、甘草四味药组成,具有温阳化气、健脾利水的作用,适应于脾阳不足、气不化水、聚湿成饮的痰饮病。乃"病痰饮者,当以温药和之"的代表方剂。刘渡舟把苓桂术甘汤当成苓桂剂群治水的代表方,属阳虚水停证。患者系痰饮聚于胸中,心悸,咳而短气,病为脾胃阳虚,饮停于中所致。《金匮》说:"病痰饮者,当以温药和之。"盖温则脾胃之阳易于健运,而阴寒自化,所以王氏说,仍不越苓桂术甘汤之制。方用茯苓之淡渗,以清肺化气利水,桂枝辛温,温阳降逆,白术甘温,补脾益气,甘草和中,调和诸药,配合化疗,效果良好。恶性肿瘤是死亡率最高的疾病之一,严重威胁人类的生命健康。《金匮要略》云:"……见肝之病,知肝传脾,当先实脾……"防治肿瘤的转移,可以大大降低死亡率和提高患者的生活质量。现代医学在强调肿瘤的综合性治疗的同时,也同样注重个体化治疗。医圣张仲景所著《伤寒杂病论》,开创了辨证论治的先河,合"理、法、方、药"于一体,尤其强调"辨证论治",即现代医学的个体化治疗。此书被后世尊称为"方书之祖",书中所载方剂被誉为"经方",其学术思想在现代仍对肿瘤的治疗有着重大影响。对于近年来《伤寒杂病论》方药在肿瘤治疗过程中应用的整理、归纳和分析,发现经方能在肿瘤治疗中灵活运用,根据患者不同病变阶段的表现,辨证论治,给予不同的经方治疗,可以增强疗效和减少个体治疗的毒副作用,提高患者的生活质量,延长患者的生存时期,故可以在肿瘤的治疗过程中合理应用经方。王某某,女,80 岁,2021 年 6 月 2 日诊,在河南省人民医院外科病理诊断为"十二直肠壶腹占位",今日出现腹水、下肢水肿。中医辨证下焦蓄水证,治法:温阳利水。方药:五苓散加减,6 付水煎。二诊水肿已退。继用上方 12 付,病情稳定。

　　总之,仲景治疗水证,一是提壶揭盖法,用小青龙汤外散风寒、内化水饮,代表方五苓散,解表化气行水;二是温化水饮,代表方苓桂术甘汤,温阳健脾,化气行水;真武汤温阳补气,化气行水;柴胡桂枝干姜汤,化气行水。三是清热利水,代表方大陷胸汤,泻热破结利水;猪苓汤,滋阴清热利水;牡蛎泽泻散清热化湿除水。四是泻下逐水法,代表方十枣汤、葶苈大枣泻肺汤。五是活血化瘀利水,代表方抵挡汤。仲景提出"病痰饮者,当以温药和之"是治疗水饮的总则。

二、黄芪桂枝五物汤在肿瘤治疗中的应用

恶性肿瘤的治疗,中医和西医各具优势和特色,其中,西医治疗以消灭肿瘤为目的,在根除或缩小瘤体方面优势突出;祖国医学则注重扶正与祛邪兼顾,在消灭肿瘤的同时,辅以扶正,恢复人体之正气,以助祛邪,虽攻伐之力不如西医迅猛,但可发挥增效减毒、缓解不良反应、增加人体免疫力的作用,在改善中晚期肿瘤患者临床症状、提高生活质量、延长生存期等方面更具优势。在肿瘤治疗过程中运用现代医学新技术、新理论的同时,也不能摒弃祖国医学,中医长达千年的传承自有其价值及意义,熟练掌握中医与西医的优势,在肿瘤治疗过程中取长补短,将各自的优势充分发挥出来,提高肿瘤治疗的疗效。《素问·评热病论》中说:"邪之所凑,其气必虚。"脾肾之气是人体正常生理活动的根本,当以顾护正气为主。《灵枢·刺法论(遗篇)》说:"正气存内,邪不可干。"在驱除邪气的同时也不可忽略正气的顾护,治应柔肝利气,益气养阴。笔者曾治一例紫杉醇引起手足麻木患者,张某某,女,50岁,2014年9月18日,在市级医院确诊"乳腺癌",术后该外科医生为患者输一瓶紫杉醇后出现手足麻木。中医辨证:血痹。治法:养血通脉。方药:黄芪30克,桂枝12克,白芍50克,炙甘草12克,生姜12克,大枣6克,柴胡12克,黄芩12克,人参9克等。从肝入手,查小柴胡汤证"但见一证便是",结合《伤寒论》原文:"……或心下悸、小便不利……小柴胡汤主之",常大胆用之,配以黄芪、桂枝、葛根、丹参、白芍、枸杞子、石决明等,中医按察用之即可。《金匮要略》言:"血痹……外证身体不仁,如风痹状,黄芪桂枝五物汤主之",用治血痹本证,考虑方中黄芪配桂枝能益气温阳,桂枝配芍药能调和营卫,调节血管张力,故常临证加减用之。

三、仲景大黄剂群在肿瘤治疗中的应用

仲景大黄剂群内容丰富,名方大承气汤、小承气汤、调胃承气汤、麻子仁丸、大黄牡丹汤、桃核承气汤、鳖甲煎丸。

张传凤等观察大黄牡丹汤对炎症相关性结直肠癌的治疗作用,构建小鼠炎症相关性结直肠癌模型,给予大黄牡丹汤处理,观察和评估小鼠一般状况。与模型组相比,大黄牡丹汤干预后,小鼠血清中 IL-1β、IL-6、TNF-α 水平低于模型组,而 IL-10 水平高于模型

组,且小鼠结直肠中 TLR4、MyD88、NF-kBp65 的表达水平均低于模型组。证明大黄牡丹汤可改善炎症反应,减轻炎症性结肠癌的症状,抑制结肠癌的发生。

于彤等观察大黄牡丹汤联合化疗治疗结肠癌术后患者的疗效,将 60 例患者随机分为两组,对照组给予单纯化疗方案治疗,对照组在化疗基础上加用大黄牡丹汤治疗,经过治疗后,联合组患者的临床总有效率、肛门排气时间、并发症发生情况、生命质量评分均优于对照组(均 $P<0.05$)。证明大黄牡丹汤联合化疗对结肠癌术后患者的治疗效果更优,大黄牡丹汤能够通过增效减毒作用联合化疗有效改善结肠癌术后患者的预后。

结肠癌属于中医"肠痈""积聚"范畴,较常见证型为热毒蕴肠证,《金匮要略·大黄牡丹汤》言"治肠痈,少腹肿痞,按之即痛如淋,小便自调,时时发热,自汗出,复恶寒",由大黄、牡丹皮、芒硝、桃仁、冬瓜仁组成,具有泄热破瘀散结消肿作用。

经方治疗癌性肠梗阻效果满意,癌性肠梗阻(简称 MBO)是指原发性或转移性恶性肿瘤造成的肠道梗阻,是胃肠道肿瘤和盆腔肿瘤晚期的常见并发症之一,不适症状多,梗阻部位常为多发,手术切除可能性小,病情危重,预后差,患者的生活质量严重下降,治疗非常困难。癌性肠梗阻的临床表现为:大多发病缓慢,病程较长,常为不全性肠梗阻,常见症状包括恶心、呕吐、腹痛、腹胀、排便排气消失等。初始症状通常为间歇出现可自发缓解的腹痛、恶心、呕吐和腹胀,症状发作时通常仍有排便或排气。症状随病情进展而逐渐恶化为持续性梗阻。后期,患者体温升高,腹胀更加明显,肠管扩张后肠壁增厚,渗出增加,如病情继续进展,患者腹痛可转为持续性腹痛阵发加重的肠缺血绞窄表现,甚至出现肠穿孔、感染性腹膜炎、感染性休克等严重并发症。

肿瘤所致肠梗阻患者的治疗成功与否受到多种因素的影响,如梗阻程度、病变类型、肿瘤临床分期及总体预后、之前和未来可能进行的抗肿瘤治疗及患者的健康和体力状况等。须根据患者的预后、肿瘤的生物学以及最重要的方面——生活质量,权衡各种治疗方案的利弊,推荐个体化治疗方案。早期手术为主要手段,但对手术治疗后可能预后不良的患者,如肿瘤腹腔内广泛播散者、一般状况差者和大量腹水者则不应常规实施手术治疗。对于无法接受手术的癌性肠梗阻患者,治疗方式选择复杂,临床中需量体裁衣制订个体化方案。中医药在肠梗阻的治疗中有显著疗效,但在 MBO 的姑息治疗中如何应用,如何规范地进行中西医结合治疗,临床报道并不多见。

目前,在临床上常见的问题有:①能否行手术治疗,手术的风险与获益如何;②可否行内镜及放射线引导下的介入治疗;③如何有效实施肠腔减压;④哪些方法可以尽快控制症状并疏通梗阻;⑤MBO 并发症治疗、营养治疗及中医药治疗该如何应用。现依据常用的疾病诊疗规范与指南,检索当前相关临床研究证据,MBO 属中医学的"关格""肠结""腹胀"等,发生机制多为正虚邪实。治疗多采用承气汤为主方的中药肛滴或灌肠、针灸等。国内有学者以四君子合大承气汤为主方辨证,应用中药经肛导管滴入,治疗癌性不完全性肠梗阻,有效率为 55%,但完全梗阻患者疗效差。针灸治疗因对患者一般情况无特殊要求,且疗效确切,宜及早介入。大承气汤源于张仲景的《伤寒杂病论》,为治疗阳明腑实证主方,现代药理研究表明其有促进肠内毒素排出,抗菌消炎,抑制肿瘤细胞生长等功效。对 MBO 患者而言,采用急则治其标原则,根据仲景阳明病证治,选用小承气汤、调胃承气汤、大黄牡丹汤、大承气汤灌肠或肛滴以泻热通腑,化瘀解毒。结合患者实际,可尽早辨证选穴进行针刺治疗,同时大承气汤肛滴,若患者症状明显改善,适当时可辨证施治予中药汤剂口服。中药灌肠加双侧足三里穴位注射治疗癌性肠梗阻疗效确切,无毒性及不良反应,适合不能耐受手术的晚期肿瘤患者。白某某,女,54 岁,2021 年 7 月 5 日就诊,主诉大便不通 1 个月,在河南省人民医院确诊为"乳腺癌",术后化疗、放疗引起便秘,诊见腹满、便秘,舌淡苔白,脉细。中医辨证:阴虚便秘。治法:滋阴通便。方药:大黄60 克,芒硝 12 克,厚朴 12 克,枳实 10 克等,水煎灌肠,3 天后缓解。二诊上方加人参9 克,用 6 天患者肠道通畅。

四、桂枝茯苓丸(汤)在肿瘤治疗中的应用

宋亭亭等分析桂枝茯苓汤对卵巢癌术后化疗的增敏效果及对患者炎症因子和免疫指标的影响,将 108 例患者随机分为两组,比较治疗前后治疗组各项指标均优于对照组,证明桂枝茯苓汤在卵巢癌术后化疗中的应用,取得了较为显著的临床成果,能降低机体炎症应激反应,调节 T 淋巴亚群平衡,提高免疫功能,减低化疗不良反应,进而提高化疗效果和患者的生存质量。

康乐探讨八珍汤联合桂枝茯苓丸加减内服对宫颈癌术后放、化疗患者肿瘤转移的防治效果及对细胞免疫功能的影响。将 84 例宫颈癌术后患者随机分为两组,治疗组43 例,对照组 41 例。对照组在根治术后采用放疗和 TP 化疗方案,1 个月重复 1 次,共 3次;治疗组在对照组基础上予八珍汤联合桂枝茯苓丸加减治疗,于化疗前 2 天服用,化疗后继续服用 3 个月。比较两组肿瘤转移率、生存率、气虚血瘀证症状积分及缓解率。检测两组血清中 T 淋巴细胞亚群 CD3[+]、CD4[+]、CD8[+] 水平,结果显示治疗组各项都优于对照组。说明宫颈癌术后放、化疗患者给予八珍汤联合桂枝茯苓丸加减内服对防治肿瘤转移具有较好的临床效果,改善细胞免疫功能可能是其机制之一。

王芳芳探究桂枝茯苓汤对卵巢癌术后患者外周血 T 淋巴细胞亚群及血清肿瘤标志物水平的影响。将 88 例患者作为研究对象,随机分为对照组和观察组,每组 44 例,对照组肿瘤细胞减灭术并配合紫杉醇、卡铂化疗,化疗 6 个周期,观察组加用桂枝茯苓汤治疗6 周期。结果显示治疗后观察组患者各项指标均显著优于对照组。证明桂枝茯苓汤能改善卵巢癌术后患者外周血 T 淋巴细胞亚群,提高免疫力,抑制肿瘤标志物,改善高凝状态,从而提高疗效,改善生命质量,不良反应发生率低。经方组方简洁、立方明确、主次有序、方证相符、力专效宏、定量取效。

五、经方在肿瘤放化疗、靶向治疗相关胃肠道反应中的应用

"保胃气"思想体现在外感病的六经辨证体系中,贯穿于整个诊疗过程。仲景强调"无犯胃气""令胃气和乃愈",在《伤寒论》所载的 112 首方剂中,多有"姜、枣、草"等培补中州之品,体现了仲景首重胃气,以胃气为本的思想。肿瘤的发生、发展,与正虚邪实有关,脾胃乃后天之本,气血生化之源,若脾虚胃弱,则化源不足,正气无以为生,化生不足,则气血亏虚,无力抗邪,使癌毒侵袭而致肿瘤复发、转移。现代肿瘤的常规治疗中,手术、放疗、化疗作为一线方案,具有一定的疗效,但同时也引起了很多毒副反应,其中以胃肠道症状较为多见,如呕吐、腹泻、食欲不佳等,使治疗后恢复欠佳,此阶段临床上常以中医药辅助治疗,健脾和胃,益气扶正,减少患者痛苦。据现代药理学研究表明,大多健脾益肾的中药具有免疫调节的作用,对肿瘤细胞有不同程度的抑制作用,部分益气健脾和胃的中药如黄芪还可不同程度地改善细胞的免疫功能、促进网状内皮细胞的吞噬功能、调整机体的免疫状态、增强机体对外界不良刺激的抵抗力、减少放化疗后的毒副反应。晚期肿瘤患者多胃气衰败,药物在胃肠道中难以吸收,疗效较差,正如李东垣云:"人以胃气为本,胃气一败,百病难施",顾护胃气,培土固元,可一定程度上保证药物的疗效。可选用张仲景虚劳篇中的小建中汤、薯蓣汤加减。

伤寒发汗,若吐若下,解后,心下痞硬,噫气不除者,旋覆复代赭汤主之。由旋覆花、代赭石、人参、半夏、生姜、大枣、炙甘草组成,煎煮时候,去渣重煎,取其药性之合,旋覆花、生姜用量宜大,降气止呕,临床常用于放化疗引起的呕吐、恶心,食欲不振。例如:张某某,男,57 岁,弥漫大 B 细胞淋巴瘤,2021 年 8 月就诊,在河南省人民医院肿瘤三病区进行 10 天 1 个疗程化疗,出现全身出汗,呕吐不止,诊见食少、乏力、腹胀、便溏、舌淡苔白、脉细。中医辨证:胃虚夹痰证。治法:益气和胃,降逆止呕。方药:旋覆代赭汤配合普通针刺。旋覆代赭汤用于肿瘤放化疗的辅助疗法,可减毒增效,7 付后患者呕吐止,食欲大增。兼有消瘦,饮食减少,乏力,可以把原方人参加量。仲景用麦门冬汤治疗胃阴亏虚的气逆证,"火逆上气,咽喉不利,止逆下气,麦门冬主之",胃阴不足,虚火上炎,气火上逆,伤及肺阴,因此咽喉不利、咽痛。彭某某,女,61 岁,2012 年 8 月 1 日诊,患者在河南省人民医院确诊为"食管癌",术后进行纵隔放疗,出现呕吐、咽痛、口干,诊见舌红少苔,脉细数。中医辨证为肺胃阴虚火逆证,方药:麦门冬 60 克,制半夏 9 克,人参 10 克,大枣 12 克,粳米 10 克,生甘草 10 克,6 付后病情缓解。二诊:原方用 20 付,呕吐、咽痛止。该方原方麦门冬 6 升,半夏 1 升,人参 3 两,甘草 2 两,粳米 3 合,大枣 12 枚,可换算成麦冬 168 克,半夏 24 克,人参 9 克,甘草 6 克,粳米 9 克,大枣 12 个。麦门冬汤常用于放射治疗引起的肺胃阴虚有热证。放疗、化疗、手术、靶向治疗过程中出现腹部痞满、恶心、呕吐,为中焦运化无力,寒热错杂证,用半夏泻心汤、生姜泻心汤、甘草泻心汤加减。病例赵

某某,男,74 岁,2012 年 9 月 17 日诊,胃癌术后出现胃脘部不适、呕吐、恶心,诊见舌厚苔黄、脉细,中医辨证:脾胃虚弱,寒热错杂证。方药:制半夏 12 克,黄芩 12 克,黄连 10 克,炮姜 6 克,人参 6 克,生姜 12 克,大枣 10 个,7 付后呕吐止,仍有腹胀。二诊:上方加香附 12 克,12 付后患者病情稳定。本证是寒热错杂、胃气不和为主要病机,治疗大法是寒热并用、辛开苦降。方用辛味的半夏辛开苦降,散结止呕以除痞满呕吐,辅以干姜辛温祛寒,黄芩黄连苦寒泄热,佐以人参、大枣、补益中气,甘草调和诸药,配伍后寒热并用、辛苦并进、补泻兼施。如患者呕吐下利较重,减少干姜用量,加生姜为生姜泻心汤。兼有心烦失眠,加重甘草用量,就是甘草泻心汤,三泻心汤属于仲景和法应用的典范。

六、经方治疗肿瘤抑郁失眠证

焦虑和抑郁等不良情绪已成为影响癌痛控制效果的独立危险因素。焦虑和抑郁可导致痛觉加重、疼痛时间延长,甚至降低疼痛阈值,使患者对疼痛更敏感。抑郁、焦虑可改变疼痛信号的传递,降低患者应对疼痛的能力。尤其在患有难治性癌痛的患者中,这是常见的"疼痛—焦虑或抑郁—失眠—疼痛加重"的恶性循环。抑郁和焦虑等负性情绪往往使患者疼痛感受更加强烈,甚至出现止痛药抵抗,即一定量的止痛药物未产生预期的止痛效果。由于缺乏对癌性疼痛的正确理解,癌痛患者常常误认为疼痛恶化即是疾病恶化,抑郁、焦虑、痛苦和烦躁等负性情绪严重干扰了患者的日常工作和生活。

抑郁状态一方面可以下调机体免疫功能,另一方面通过促进炎性反应推动骨髓来源的抑制性细胞(MDSC)的增殖,放大免疫逃逸而促进肿瘤进展。

癌痛导致或加重抑郁。抑郁状态使癌性疼痛难以控制,并可能促进肿瘤进展。因此,积极有效地控制癌痛有助于提高患者的生活质量和治疗依从性,甚至在一定程度上改善患者预后。实验研究证实疼痛和抑郁有着诸多的共同调节机制,且两者之间紧密联系。这也引发了二者是否存在病因一致性和治疗兼顾性的探讨。但众多研究也发现虽然有效的镇痛药物可以在一定程度上改善患者的焦虑和抑郁,但止痛治疗后部分患者依然存在焦虑或抑郁的不良情绪。因此探索癌性疼痛伴抑郁状态的最佳治疗思路和方案是临床医生亟需解决的问题。

2003 年 Brown KW 等就报道疼痛、抑郁可作为独立因素影响肿瘤患者生活质量及生存期长短。因此,安全、有效、迅速控制癌痛及缓解抑郁等不良情绪在肿瘤综合治疗中至关重要。改变传统的生物医学模式,以生物-心理-社会的模式构建人与疾病间的关系,将心理治疗普遍纳入癌痛整体治疗中,或可作为研究方向之一。对癌痛患者应常规进行心理状况评定,及时、全面了解患者不良心理状况及其严重程度,早期开展有效干预。

癌痛伴抑郁状态是一种身心疾病,单一的治疗手段不可能完全缓解患者的病情,镇痛治疗对于癌性疼痛患者抑郁状态改善的有限性是不可回避的。全面的、综合性的治疗方法包括有效的抗肿瘤、止痛、最佳支持、联合抗抑郁等药物治疗，及早干预治疗相关不良反应，重视并开展专业的心理干预和健康教育，医、护、患及家属多方的协作努力等都有助于达到有效缓解疼痛和减轻患者心身症状的双重目的。

在我们反复强调癌性疼痛与抑郁状态互为因果、相互影响的同时，也应该认识到精神障碍的发生具有独特的病理生理学机制，并不是简单的情绪化问题。深入探究癌性疼痛伴抑郁状态患者特有的生物学行为，包括尝试从癌性疼痛和抑郁共病的机制着手，从整体宏观视角逐渐深入，探索二者治疗的新方向。通过抑郁状态相关基因的检测或可有助于揭示其分子遗传学机制，为未来的转化医学研究和临床治疗提供基础。

早在 2000 多年前《黄帝内经》就提出"夫百病生于气也"（《内经·素问·举痛论》）。此处所言之"气"泛指情志失调。"情志"是"七情"与"五志"的简称。"七情"是指喜、怒、忧、思、悲、恐、惊七种情绪变化；"五志"是指喜、怒、思（忧）、悲、恐（惊）。将"七情"简化为"五志"主要是为了纳入五行系统与五脏对应。中医认为七情五志是对人体外界环境事物的正常反应，是人体精神活动的外在表现，"人有五脏化五气，以生喜怒悲忧恐"（《素问·阴阳应象大论》），愉快而良好的情绪能使人体五脏协调，营卫通利，真气从之，精神内守，阴阳平衡，正气固守，形与神俱，健康长寿。而忧思郁怒过度、肝气郁结不舒、气机运行不畅，则可导致脏腑功能失调，由气滞而致血瘀、痰凝、毒聚，则百病丛生，若迁延日久不愈，则可诱发各种"癥瘕""积聚"。

恶性肿瘤属中医"癥瘕""积聚"等范畴，中医对其发病比较重视内源性因素，特别强调七情内伤在肿瘤发生、发展中的作用。如《灵枢·五变》中第一次提出了"积聚"之名，并认为"内伤于忧怒……而积聚成矣"。《素问·通评虚实论》描述噎膈（食管癌）为"膈塞闭绝，上下不通，则暴忧之病也。"元·朱丹溪认为乳岩（乳腺癌）为"忧患郁闷，朝夕积累，脾气消阻，肝气横逆"所致。明·王肯堂所著《医学津梁》在论述噎膈时也指出："由忧郁不开，思虑太过，忿怒不伸，惊恐变故，以致气血并结于上焦，而噎膈之症成矣。"清·吴谦等的《医宗金鉴·外科心法要诀》云："乳岩由肝脾两伤，气郁凝结而成。"凡此种种，皆强调了七情内伤、肝郁气滞在肿瘤发病中的重要作用。肿瘤共病抑郁发病率高，抑郁不但降低了肿瘤患者的生活质量，增加了住院费用，而且缩短了患者的生存时间。在积极抗肿瘤的同时，提高肿瘤患者的抑郁识别率和治疗率，对提高患者的整体生活质量、改善预后有着重大的意义，抗抑郁应该成为肿瘤治疗的有机组成部分。郁证轻证用甘麦大枣汤养心安神，重症用小柴胡汤加减。肿瘤引起焦虑失眠，可以用酸枣仁汤加减。弓某某，女，72 岁，2021 年 8 月 10 日就诊，河南省人民医院病理诊断为胶质母细胞瘤，经过放疗后失眠，重则彻夜不眠，诊见舌红少苔，脉细数。中医辨证：阴虚内热证。治法：养血安神，清热除烦。方药：黄连阿胶汤加减，黄连 30 克，龙齿 60 克，锻磁石 70 克，茯神 30 克，百合 30 克，合欢皮 30 克，制远志 20 克，黄芩 60 克，菖蒲 30 克，首乌藤 30 克，口服 1 天无效。二诊:上方加阿胶 10 克,酸枣仁 100 克,用 1 付,能入睡 4 小时。三诊,继续上方 6 剂,病情稳定。

七、经方治疗癌性发热

张仲景六经辨证治疗适用于癌性发热,癌性发热是困扰中晚期恶性肿瘤患者常见的症状之一,其病势缠绵,病情反复,严重影响患者的生活质量和生存期。癌性发热为本虚标实之证,属于中医内科的内伤发热。其病机关键为"虚""毒""热"。其中"虚"是内因,以阴亏损者多;"毒"是诱因,癌性发热的特异性因素;"热"为该病集中表现;此三者相互交织,互为因果,贯穿病程始末,总体表现为"营阴亏虚,毒热蕴结"。在辨治癌性发热时往往从阴虚、毒热入手,认为癌性发热患者多属虚火内生、毒热内蕴为患。癌性发热多见于恶性肿瘤的进展期。

《内经》曰:"正气存内,邪不可干""邪之所凑,其气必虚"。癌性发热患者"正气内虚",或因先天禀赋不足,或因后天外感六淫、饮食劳倦、七情内伤、房事不节等因素所致气血、津液、阴阳的亏虚,或因年老体弱,血亏气衰,脏腑、阴阳失调,或因失治、误治,以及肿瘤相关治疗戕伐正气,或因病程日久,因病致虚,虚实夹杂,尤以癌瘤日渐增长,与正气相争,不断耗伤气血,使正气虚损愈甚,气血津液耗损,脏腑失养,加重正虚,正气不足又致癌毒肆虐,形成恶性循环,使癌性发热之机愈显复杂难解。祖国医学典籍中无癌性发热名称,属于内伤发热。

从临证所见而知,癌性发热多出现于恶性肿瘤中晚期患者,其虚者虽有气血阴阳不同,然尤以阴虚为主者多,正虚为本,癌毒为标。一则,癌性发热以毒热为外在表现,最易损耗人体津液,致机体失养,出现恶液质。二则,恶性肿瘤本属慢性消耗性疾病,病程日久,迁延不愈,阴液为之耗散,阴不敛阳,水不制火,癌性发热以午后、傍晚时段低热为多,可为阴虚发热佐证,以午后阳气渐衰,阴液亦随之愈亏,正如《素问·阴阳应象大论》所谓:"阳生阴长,阳杀阴藏"。阴虚加重不能制阳,阳热相对愈亢矣。三则,肿瘤患者多经历手术、放疗、化疗等治疗,手术中失血、化疗中剧烈呕吐、利尿等均可致津血亏乏,放疗为"大热峻剂",最易耗伤人体阴液。四则,失治、误治所致,或因患者苦于发热反复发作,多次延医而不得根治,失去治疗信心,消极怠医;或因医者但见发热而不查本虚之体,遂投苦寒泻火之重剂,苦燥伤阴,加之患者本虚不耐攻伐,加重病情,病势更加缠绵。

癌性发热是癌肿日久导致脏腑功能失调、气血阴阳失衡、痰湿毒瘀化热所致。"邪之凶险者谓之毒",恶性肿瘤患者毒邪来源有三:一则为外来之毒。随着现代科技的不断发展,生活节奏的加快,来自于生活环境中的毒物层出不穷,尤其以大气、水源、汽车尾气等环境污染、化工原料、化肥、农药、动植物生长素的大量运用,食物添加剂的滥用为催生癌瘤形成之源。二则为内生之毒。不良的生活习惯,如饮食不节、嗜食烟酒、过食肥甘厚味,损伤中焦脾胃,运化腐熟失常,大肠传导失司,体内毒素排除不畅,蓄积于脏腑,化生毒邪。毒瘤内蕴,日渐生长,压迫、浸润周围组织器官,气血运行受阻,组织液化坏死,释放毒素,形成进一步损害。三则为药石成毒。现代放疗、化疗可视为药石毒物,攻伐机体,损伤气血阴阳。癌性发热以癌瘤的存在为病理基础,而癌瘤的形成与癌毒密切相关。癌毒之为病,夹火夹热,易致瘀滞,易耗正气,易于扩散。癌毒淫溢,则变证蜂起,临床常见有阳明经证、湿热内蕴证、少阳证、阴虚内热证、瘀血发热证。

癌性发热属本虚标实之证,本虚者虽有气、血、阴、阳之不同,但总以阴虚者为众,标实者责之邪毒侵犯,其为癌性发热致病的关键性因素。从临床观之癌性发热多呈阴虚内热、毒热蕴结之征,其理可知也。

古医有言:"万病不出乎虚实两端,万方不越乎补泻二法。"癌性发热既以元气虚损,毒热乘袭,蕴结脏腑为发病之机,正虚标实难解难分,治则遵循"虚则补之""实则泻之"的原则,杜绝将攻法与补法截然分开,纯补不攻,徒增癌毒势焰,纯攻不补,但削机体抗邪之力。因此,提倡整体辨证,攻补兼施,视正气虚损的多少,毒热侵袭的深浅,灵活运用攻补之法,最终达到"以平为期"。正如《景岳全书·火证》所谓:"实火宜泻,虚火宜补,固其法也。然虚中有实者,治宜以补为主,而不得不兼乎清;若实中有虚者,治宜清为主而酌兼乎补。"关于攻药与补药,应辨证看待,不能拘泥于每一味中药的功效,而认为其只具有攻或者补的作用,实际用药时,"攻药"中会蕴有补效,"补药"中也寓有攻意,中药配伍、炮制、用量不同,攻与补也是可以相互转化的。因癌性发热以"营阴亏虚,毒热蕴结"为多,用药常以甘寒如知母、麦冬、沙参、玉竹、天花粉之辈。若毒热之势鸱张者,则投以苦寒如栀子、黄芩、黄连、大黄之辈,直折火势,乖戾之火去,立转甘寒清养之品以收功。虽癌性发热多发于中晚期癌瘤患者,在辨治过程中,往往不用咸寒如熟地黄、山萸肉之辈,以其滋腻有闭门留寇之弊。根据六经辨证治疗癌性发热,常用经方有麻黄汤、桂枝汤、小建中汤、黄芪建中汤、白虎汤、大承气汤、小柴胡汤、调胃承气汤、大柴胡汤、黄连阿胶汤、抵挡汤、桃仁承气汤。

使用经方的关键在于抓住主症,中医不传之秘在用量。唐容川《血证论·发热》分列"翕翕发热""寒热往来""日晡潮热""骨蒸痨热,手足心烧"四种不同的热型,分别治以当归补血汤、桃仁承气汤、柴胡清骨散等方剂。王清任《医林改错》中云:"内有血瘀。"认为虚热,愈补愈瘀,认为实火,愈凉愈凝。瘀血致热重在活血祛瘀,不可单纯补泻。

辨治发热,均秉承"虚者补之""实者泻之"的思路,分别采取益气、补血、滋阴温阳、行气解郁、化湿清热、活血化瘀等相应的治法,对后世辨治癌性发热具有指导意义。结合前人所述,癌瘤之机并不单纯。笔者认为癌性发热为本虚标实之证,其病机关键为"虚""毒""热"。其中"虚"是内因,以营阴亏损者多;"毒"是诱因,癌性发热的特异性因素;"热"为该病集中表现;此三者相互交织,互为因果,贯穿病程始末,总体表现为"营阴亏虚,毒热蕴结"。在辨治癌性发热时往往从阴虚、毒热入手,以其多属虚火内生、毒热内蕴为患。

区别于外感发热,癌性发热缠绵难愈,严重影响患者的生活质量,本文从中医古籍挖掘癌性发热相关理论,以飨同道,以期为现代癌性发热的辨治提供理论指导,提高临床疗效。许某某,男,51 岁,2021 年 7 月 5 日就诊,在河南省人民医院确诊为"舌腭弓溃疡性癌",发热 39 ℃,胸闷气喘,汗出,诊见舌质红,脉数。中医辨证:阳明经热证。治法:清气泄热。方药:白虎汤合安宫牛黄丸加减。知母 30 克,石膏 200 克,甘草 8 克,地黄 30 克,金银花 30 克,连翘 15 克,柴胡 30 克,黄芩 20 克,炮姜 6 克,大青叶 12 克,板蓝根 20 克,葛根 15 克,牛黄粉 3 克(冲服),3 剂水煎。1 天后热退。二诊:气喘缓解,发热不超过 38 ℃,上方石膏减量至 100 克。三诊病情控制出院。

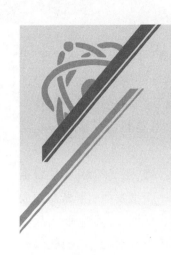

第十讲
血小板减少症

肿瘤放、化疗引起骨髓抑制引发的血小板减少症与原发性血小板减少症引起的后果一样。以皮肤黏膜的瘀点、瘀斑或内脏出血、血小板绝对减少为临床特征。临床上以发病的缓急分为急性和慢性两型，以后者多见。目前对本病病因和发病机制尚未完全明了。但研究表明，本病与免疫因素、脾脏对血小板的破坏及毛细血管的缺陷有关。血小板的病理改变，主要是数量上和功能方面的改变，二者均可引起出血倾向。急性型常见于儿童，男女发病率相近。慢性型较常见，以女性青年为多，女性是男性的 3～4 倍。本病是临床上常见的出血性疾病之一，发病没有地域差别。急性型多有自限性，临床统计约有80%的病例没有经过治疗，在半年内可自愈，一般病程为 4～6 周，死亡率约为1%，多数因颅内出血而死亡。慢性型未见有自行缓解者，治愈率为30%，死亡率为2%。根据本病的主要临床表现，可归属于祖国医学的血证及发斑范畴。总的病理变化以热毒内迫营血，脏腑气血亏虚为主。病变脏腑多在肺、胃、脾、肾等。其治疗以实者泻之，虚者补之为基本原则。本病虽然表现在肌肤，但其发生与血脉及脾、胃有密切关系，外伤及内伤均会引起原发性血小板减少性紫癜。其病因病机主要有如下 3 个方面。

第一，热盛迫血。外邪入侵，酿成热毒，是引起紫癜的重要原因。《诸病源候论·伤寒阴阳毒候》说："阴阳毒病无常也，或初得病便有毒，或服汤药，经五六日以上，或十余日后不瘥，变成毒者。"指出外邪入侵后，经五六日或十余日，"变成毒"引起发癜的情况。《外科正宗·葡萄疫》谈到感受四时"不正之气"，郁于皮肤而发紫癜。除外感热毒之邪外，饮食、情志、劳倦等各种原因所导致脏腑内伤，阴阳失衡，阳气内盛而蕴生内热，也会引起紫癜的发生。当外感热毒或阳盛蕴生内热，病及血脉、胃腑时，就可引起紫癜的发生。因脉为血腑，血行脉中，环周不休，内荣脏腑，外濡皮肉筋骨，当血脉受到火热熏灼，导致血热妄行，血从肌肤腠理溢出脉外，少则成点，多则成片瘀积于肌肤之间，使皮肤呈现青紫颜色的斑点或斑块而形成紫癜。胃与脾同属中土，肌肉为脾胃所主，当热邪入胃，胃热炽，蒸发于肌肉，血液外溢而形成紫癜。热盛迫血是引起紫癜最重要的病机，尤其是初发紫癜时，更是多由热盛迫血所致。正如《丹溪手镜·发斑》所说："发斑，热炽也。"

第二,阴虚火旺。由于饮食、劳倦、情志等多种原因导致脏腑内伤,胃阴肾精亏虚,虚火内炽,火热灼伤血脉,血液溢于肌肤之间而引起紫癜。阴虚火旺的病理变化,也有一部分是由热盛迫血转化而来。热盛迫血引起的紫癜,多为病情迁延,每由热盛伤阴及反复出血,精血亏耗,以致发生阴虚火旺的变化。此种阴虚火旺,既是热盛迫血的病变结果,又是继续引起紫癜的成因。

第三,气虚不摄。除少数情况是直接由于脏腑内伤,脾气亏虚,正气不足,不能统摄血液,血液外溢肌肤形成紫癜外,在更多的情况下,气虚不摄是一个继发性引起紫癜的成因。上述两种因素引起的紫癜,若久病不愈,长期反复出血,则出血既多,气随血失,故气亦耗乏,以致发生气血两亏,心脾两虚。气虚则不能摄血,脾虚不能统血,血失统摄,溢于肌肤,形成紫癜。

总之,本病的病因病机不外火与虚两个方面。火有实火与虚火之分,虚有气虚及阴虚之别。实火虚火、气虚阴虚均可导致血不循经,溢于脉外,形成紫癜。正如《景岳全书·血证·论证》所说:"动者多由于火,火盛则逼血妄行;损者多由于气,气伤则血无以存。"

一、诊断及鉴别诊断

(一)诊断标准

1986年首届中华血液学会全国血栓与止血学术会议制定的诊断标准。

(1)多次化验检查血小板减少。

(2)脾脏不增大或仅轻度增大。

(3)骨髓检查巨核细抱增多或正常,有成熟障碍。

(4)具备下列五项中任何一项者:①强的松治疗有效。②切脾治疗有效。③血小板相关 IgG(PAIgG)增多。④血小板相关 C3(PAC3)增多。⑤血小板寿命测定缩短。

(二)鉴别诊断

1.过敏性紫癜 见于男性儿童或青年,为一种变态反应性疾病。感染、药物或食物等是常见的过敏因素。开始多有胃肠道、肾脏或关节症状。皮肤症状初起表现为各种皮疹,如细小型荨麻疹、淡红色小丘疹,同时伴有局部水种,以后因点状出血而形成紫癜,略为高出于皮肤,有瘙痒,呈对称分布,四肢和臀部多见。血小板计数、出血时间、血块退缩试验均正常,嗜酸性粒细胞计数多增高,红细胞沉降率增快,毛细血管脆性试验多阳性。

2.药物和感染性血小板减少性紫癜 药物性者在发病前有明显的用药史,停药后症状很快缓解。感染性血小板减少性紫癜有明显的感染病史及原发病的临床症状。

3.再生障碍性贫血　临床表现以贫血出血为主，周围血常规显示红细胞、白细胞及血小板数均减少，淋巴细胞相对增高，网织红细胞绝对值低于10万。骨髓象显示红细胞、粒细胞和巨核细胞减低或明显减低，血小板减少。

4.急性白血病　出血以皮下、齿龈、口腔、鼻黏膜及中枢神经系统等部位最常见。主要由于血小板减少，其次由于纤维蛋白溶解、凝血酶原减少及弥漫性血管内凝血等因素所致。此外尚有发热和贫血症状。

二、辨证论治

本病辨证应首分虚实及火热的有无。原发性血小板减少性紫癜属于中医之血证。其证候主要有热盛迫血、阴虚火旺及气不摄血三类。归纳起来，热盛迫血及阴虚火旺均属火热熏灼。但前者为实火，后者属虚火；前者为实证，后者为虚证。气虚不摄则为虚证，属于无火的类型。应综合四诊所得，辨别有火无火，属实属虚。其次应辨明紫癜的数量及颜色。紫癜面积小，数量少者，出血较少，一般病情较轻；面积大，数量多者，出血较多，一般病情较重；斑色红赤者，病情较轻；斑色紫黑者，病情较重。再次详辨有无其他部位出血。病情较重者，除血溢肌肤而表现紫癜外，还常伴有齿衄、鼻衄，少数患者甚至可见尿血或便血。

（一）热盛迫血

主症：皮肤出现紫红色的瘀点、瘀斑，以下肢最为常见。紫癜形状不一，大小不等，有的甚至互相融合成片。发热，口渴，便秘，尿黄，常伴鼻衄、齿衄，或尿血、便血，舌质红绛，苔黄燥，脉滑数。

病机分析：血热炽盛，迫血妄行，血溢脉外为本证的主要病机。此类紫癜一般发病较急，出血较多，紫癜密度较大。火热迫肺，上循其窍，或胃火上升，血随火动，则为鼻衄，齿衄。热聚膀胱，血渗入脬，则为尿血。热郁肠胃，气血瘀滞则见便血。发热口渴，便秘尿黄，舌红苔黄，脉滑数，均为邪热内炽，津液耗伤之证。

治法：清热解毒，凉血消瘀。

方药：犀角地黄汤加味。

犀角1克（磨汁冲服）或水牛角30克（先煎），生地15克，赤芍10克，丹皮10克，玄参10克，紫草15克，大青叶15克。

方义与加减：方中犀角清热凉血、消瘀化斑为君药；生地、玄参、赤芍、丹皮加强凉血散瘀之功为臣；大青叶和紫草清热解毒为佐使。出血多者，可加用藕节、地榆、茜草、仙鹤草等以止血；若以胃热亢盛为主者，可用化斑汤；大量出血，而见脉微细、面色苍白、四肢厥冷、汗出淋漓等气随血脱者,急服独参汤以益气固脱。

对于热迫血行之紫癜,朱良春主任医师认为紫癜既是出血之征兆,又是瘀滞之表现。方从犀角地黄汤出入,泻心胃之淫热,滋不足之真阴。生地与大黄配伍,专泄营分瘀热。枸杞子除滋阴养肝肾外,并有止衄作用,故常加枸杞子。他根据《别录》僵蚕能"灭诸疮瘢痕",常加僵蚕,能加速紫癜消退,殆因其有达肌表,化瘀滞之功。何炎燊主任医师认为本证由素体阳盛,招致温邪,两阳相劫,化火尤速。主张用大寒沉降之品,符合"静者动之"之旨。常用石膏、知母、甘草、竹叶、麦冬、玄参、生地、水牛角、大黄、黄芩、黄连、焦栀子、银花炭。熊曼琪教授主张"治紫癜首重辨证止血",对于热盛迫血,治宜清热、凉血、止血,犀角地黄汤是其代表方,另可加三七末、十灰散、云南白药治之。

(二)阴虚火旺

主证:紫癜较多,颜色紫红,下肢尤甚,时发时止,头晕目眩,耳鸣,低热颧赤,心烦盗汗,齿衄,鼻衄,月经量多,舌红少津,脉细数。

病机分析:阴虚火旺,火热熏灼血脉,血溢脉外为本证的主要病机,一般起病缓慢。胃阴不足,胃火上优,或肾阴亏虚,阴不敛阳,虚火上浮,扰动阴血故见鼻衄、齿衄。阴津亏虚,失于濡养故头晕目眩。火迫血行流速,故见月经量多。肾阴不足,虚火上扰症见耳鸣、颧红、心烦、低热、盗汗。舌红少津,脉细数乃阴虚火旺之明征。

治法:滋阴降火,清热止血。

方药:大补阴丸加味。

熟地15克,龟板15克,知母10克,黄柏10克,茜草15克,侧柏叶10克,旱莲草15克,女贞子12克,阿胶珠10克。

方义及加减:熟地、龟板滋阴降火潜阳;知母、黄柏潜降虚火;茜草、侧柏叶、旱莲草凉血止血;阿胶珠、女贞子养血止血。潮热甚者加鳖甲、地骨皮、银柴胡等以滋阴清热。胃火偏盛而见齿衄、鼻衄重者,可加石膏、牛膝以清火热,引血下行。胃阴不足较重而口渴甚者,可加石斛、玉竹以滋养胃阴。若肾阴亏虚而火热不甚,症见腰膝酸软、头晕、乏力、手足心热、舌红少苔、脉沉细数者,可用知柏地黄丸滋阴补肾,加茜草根、紫草凉血止血,化瘀消斑。

朱良春主任医师认为本证的病机是"水不涵木,肝血失藏",治疗当以"育阴潜阳,宁血清火"为大法。他根据叶天士"治疗血证肝肾精血不主内守,阳气翔动而为血溢者,药味宜取质静填补,重着归下"之训。常用吴鞠通三甲复脉汤育阴潜阳之法,去火麻仁之滑,加萸肉之酸敛益精,以增强本方之静性,合藕节、二至宁血,佐地骨皮清火。方用龟板、鳖甲、牡蛎、地黄、阿胶、白芍、炙甘草、麦冬、萸肉、藕节、女贞子、旱莲草、地骨皮。

(三)气不摄血

主症:斑色暗淡,多呈散在性出现,时起时消,反复发作,过劳加重,神情倦怠,心悸气短,头晕目眩,食欲不振,面色萎黄,舌淡苔白,脉细弱。

病机分析:气虚不能摄血,脾虚不能统血以致血溢脉外为本证的主要病机。多见于病程较长,久病不愈的患者。由于长期反复的出血,气随血耗而致气血两虚,心脾不足。气血亏虚,脏腑经络,四肢百骸失于濡养,故见精神倦怠、心悸气短、头晕目眩等症。脾虚不能运化水谷故食欲不振、面色萎黄。舌淡苔白,脉细弱均为气血亏虚之象。

治法:益气摄血,健脾养血。

方药:归脾汤加减。

党参15克,黄芪15克,白术15克,茯苓10克,当归10克,龙眼肉10克,白芍10克,旱莲草10克,大枣5枚,炙甘草3克。

方义及加减:方中党参和黄芪益气健脾摄血为君药;白术、茯苓、当归、白芍、龙眼肉补益气血为臣药;旱莲草止血为佐;大枣、炙甘草调和诸药为使。若兼肾气不足,腰膝酸软者,可酌加山茱萸、菟丝子、续断等补益肾气;日久气损及阳,兼见手足不温,大便稀溏,舌质淡嫩,苔白滑,脉沉等阳虚之象者,可合用保元汤益气温阳摄血;另可酌情选用仙鹤草、棕榈炭、地榆、蒲黄、茜草根、紫草根等药,以增强止血及消斑作用。

治疗气虚不能摄血引起的紫癜,历代医家经验颇丰。《医学入门》治疗"内伤发斑"症见脱肛、胃下垂、泄泻等气虚下陷者,常用调中益气汤(人参、黄芪、升麻、柴胡、苍术、木香、陈皮、甘草)。《金匮要略》中的黄芪建中汤(黄芪、桂枝、白芍、生姜、大枣、炙甘草、饴糖)适用于中焦虚寒,略显阳虚者。

何炎燊主任医师倡"动者静之"的原则。认为本证反复不愈,甚至迁延十载以上者,每阴损及阳,气不摄血,血不能与气俱行,则错经凝泣,渗出脉外。患者多形体虚浮,面目萎瘁,紫癜出没无时,虽完好之肌肤,略受碰撞或挤压片刻,即呈现青紫斑块,数目不清。舌质淡而暗晦,脉无定体,或虚大而数,或细缓,或沉涩,畏寒肢冷、气怯神疲、头晕目眩、心悸肢麻等种种虚象叠见。有用补中益气汤补气,归脾汤统血,以及十全、养荣诸补剂者,并无显效,盖芎、归之窜,升柴之升,芪、桂之走,乃以动治动,皆非所宜。然中药之中,有可经炮制变动性为静性者,如黄芪生用则达表,炙用则守中;又以姜为例,生姜走而不守;干姜能走能守;炮黑成炭则辛味大减,守而不走也。吸取此传统方法,兼用甘咸温煦之品,养下元以培精血之本,补中州以助统血之职,虽是大温大补之剂,而方法则不离一"静"字,方用龟板、鹿角、萸肉、熟地炭、枸杞子(抄微黑)、巴戟天(盐水炒)、杜仲、党参、生白术、炙黄芪、炮姜炭、炙甘草,此方须服至数十剂。个别中气素馁者,久服略有腻滞感,可酌减二胶、熟地之量,加木香、砂仁数克,三五剂即可。或用谷芽100克煎汤,代水煎药,可济胶、地之钝。熊曼琪教授的经验是"治紫斑首重辨证止血,防复发尤宜宁血补血。"对于气不摄血的虚证,治宜补气摄血止血为原则,归脾汤为其代表方。若以中气下陷,下部出血为主者,则用补中益气汤。尚可佐以红枣,每日60克,炖服,或煲瘦肉、猪肝服食。亦可用鱼鳔胶每日60克,炖服。据临床所见本病女性多于男性。女性发病常有月经过多的症状。若用归脾汤无效,可改用黑地黄汤加减而愈。熟地、北芪各60克,炮姜10克,土炒白术、蕲艾、茺蔚子各12克水煎服。

三、其他疗法

(一)单方验方

1.红枣20克,煎汤连枣服,可常服。

2.大枣4份、藕节1份,将藕节水煮成黏胶状,再加入大枣同煮,每天吃适量大枣。

3.连翘30克,水煎,分3次服。

4.消斑饮。其方鸡血藤30克,当归12克,商陆(先煎3小时)30克,墓头回24克,仙鹤草80克,侧柏叶15克,生黄芪120克,生地60克,生甘草30克,每日一剂,水煎服。为原发性血小板减少性紫癜的通用方。

5.消斑合剂。由雪见愁、生地、白茅根各30克,扦扦活25克,乌梅炭、生甘草各15克,炙黄芪60克,焦三仙各10克,水煎服。另用黄鼠狼肉粉3克,每日3次冲服。为治原发性血小板减少性紫癜通用方。

6.漱口药。生石膏一两,焦黄柏五钱,儿茶二钱,五倍子或蔷薇根五钱,浓煎,噙口用,每次5~10分钟。主要用于原发性血小板减少性紫癜齿衄明显者。

7.塞鼻散。由百草霜五钱,龙骨一两,枯矾一两,共研极细末,以湿棉条蘸药塞鼻,主要用于原发性血小板减少性紫癜鼻衄不止者。

8.七乌松仙汤。其方三七25克,乌贼骨50克,嫩松叶50克,仙鹤草50克,先煎三七得3~4沸后,纳其他三味药文火同煎,温服,每日2~3次。本方有收敛固涩止血之效。适用于原发性血小板减少性紫癜各种原因导致的血溢重证。方中重用苦咸性涩,入肝经之乌贼骨、仙鹤草,以收敛止血。仙鹤草,多用于治疗脱力劳伤及贫血之疾,有止血补血之功;又以苦涩入肝之三七以收敛止血兼以化瘀,以防血止留瘀;以苦温入心脾二经之嫩松叶止血祛风。《会约医镜》云:"本品能辟瘟疫之气。"四药合用,可达收敛止血之功,对紫癜血溢重证可收立竿见影之效。经动物实验研究证明,本方煎剂,能使周围血管收缩,促进血液凝固,缩短凝血及凝血酶元时间,并能降低毛细血管通透性,增加毛细血管抗力和增加血小板的凝血作用,以促进出血停止。

(二)针灸

1.取双侧涌泉穴,针刺行强刺激手法,不留针,每天1次,连针7天,间隔3天。视情况再行下一疗程。治疗急性原发性血小板减少性紫癜效果较好。

2.以艾灸八髎和腰阳关穴,每次45分钟,每天一次,10次为一疗程。

四、临床案例

病案 1：原发性免疫性血小板减少性紫癜

李某，女，49 岁，2019 年 6 月 20 日我科首诊。

患者 1 个月余前因胃部不适，至"息县第二人民医院"就诊，行胃镜检查示糜烂性胃炎，胃息肉，给予口服药物治疗（具体用药不详）。行血常规检查示血红蛋白 81 g/L，血小板 38.40×10⁹/L，遂停止药物应用，后多次复查血常规，均提示血小板降低，血小板最低时 17.00×10⁹/L，偶伴牙龈出血，皮肤无瘀血、瘀斑等不适症状。遂就诊于我院血液科治疗，行骨髓穿刺病理检查，诊断"原发性免疫性血小板减少性紫癜"，给予血小板输注、"地塞米松 40 毫克，口服，每日一次"激素冲击治疗 4 日，复查血常规示血小板 60×10⁹/L，好转出院。院外继续口服药物对症治疗，定期复查血常规仍提示血小板持续减低，为求中西医治疗来我科就诊。

西医诊断：原发性免疫性血小板减少性紫癜。

中医诊断：血证（气不摄血证）。

治法：补气摄血。

方药：黄芪 30 克，党参 12 克，麸炒白术 30 克，陈皮 20 克，升麻 3 克，北柴胡 6 克，当归 6 克，炙甘草 6 克，石斛 20 克，盐补骨脂 20 克，烫骨碎补 20 克，炒白芍 30 克，川芎 12 克，酒萸肉 30 克，山药 30 克，川牛膝 20 克，桑寄生 20 克，发酵虫草菌粉 1 袋，阿胶 20 克（烊化）。

因患者入院查血小板较低，存在风险，故给予血小板 1 个治疗量输注治疗，给予"血小板生成素（特比澳）注射液"升血小板治疗，给予"地塞米松片 40 毫克"激素冲击治疗。5 天后复查血常规：血小板 149×10⁹/L，患者好转出院。院外监测血常规，症状控制良好，血小板维持在 80×10⁹/L 左右。

骨髓穿刺病理报告如下：①取材、涂片、染色良好。②骨髓增生活跃，G＝52.0%、E＝29.6%、G∶E＝1.76∶1。③粒系增生活跃，杆状核比值偏低，分叶核比值增高，余各期细胞比值大致正常，可见浆中颗粒减少粒细胞，嗜酸细胞可见。④红系增生明显活跃，晚幼红细胞比值增高，余各期细胞比值大致正常，部分幼红细胞胞浆量少，成熟红细胞大小不等，色素充盈尚可。⑤淋巴细胞、单核细胞比值、形态未见明显异常，浆细胞可见。⑥全片见巨核细胞 159 个，分类 25 个，其中颗粒巨 21 个、产板巨 2 个、裸核 2 个，血小板散在、小簇可见，形态大致正常。⑦未见寄生虫及特殊细胞。

按语：对于本病的治疗，以刘俊保主任医师的临床经验方为主，根据患者现症状、体征及舌脉变化，给予中医辨证施治，考虑患者病久脾胃不和，致心、脾、肾气阴损伤，则气虚统摄无力，血溢脉外而致衄血、吐血、便血、紫癜等，故治疗上以补气摄血为主，方中黄芪、党参、白术、山药补气健脾,阿胶、当归、牛膝、川芎、白芍补血活血,补骨脂、骨碎补、桑寄生补肾、强腰膝、促生血,升麻、柴胡升阳,酒萸肉补益肝肾。清代唐容川在《血证论》中提出止血、消瘀、宁血、补虚的治血四法,在针对该病的治疗上正是遵循"邪之所凑,其正必虚,去血既多,阴无有不虚者矣,阴者阳之守,阴虚则阳无所附,久且阳随而亡,故又以补虚为收功之法",故临床疗效显著,患者院外坚持上方口服,病情控制良好。

病案2:特发性血小板减少性紫癜

患者,刘某某,女,24岁,2018年07月27日我科首诊。

患者2月前于碰撞后左侧膝盖、右侧腰部出现片状瘀斑,未在意,后因挠抓皮肤后发现双上肢出现多处点状出血点,遂就诊于我院。查血常规提示:血小板$8×10^9$/L,给予行骨髓穿刺病理检查后,诊断为"特发性血小板减少性紫癜",给予"地塞米松片40.5毫克,每日一次",同时给予输注血小板、升血小板针、升血小板胶囊等综合对症治疗4天后,复查血小板正常范围内,停用激素出院。院外定期复查血常规,血小板持续下降,今为求中医药治疗来我科。2018年7月28日入院查血常规:血小板$11×10^9$/L。

骨髓穿刺病理报告如下:①取材、涂片、染色良好。②骨髓增生活跃,G=52.8%、E=20.4%、G:E=2.59:1。③粒系增生活跃,各期细胞比值、形态未见明显异常,嗜酸细胞可见。④红系增生活跃,各期细胞比值、形态大致正常,成熟红细胞形态无明显异常。⑤淋巴细胞、单核细胞比值、形态大致正常。⑥全片见巨核细胞107个,分类25个,其中颗粒巨18个、产板巨1个、裸核6个,血小板少见,形态无明显异常。⑦未见寄生虫及特殊细胞。

西医诊断:特发性血小板减少性紫癜。

中医诊断:血证(阴虚火旺证)。

治法:滋阴降火,宁络止血。

方药:地黄20克,熟地黄20克,麦冬15克,百合15克,炒白芍12克,当归15克,北沙参12克,川贝母12克,桔梗12克,甘草10克,知母20克,青蒿20克,酒萸肉30克,石斛20克,炒栀子12克,阿胶20克。

患者入院血小板较低,风险较大,故给予"地塞米松片40.5毫克,每日一次"激素应用,输注血小板2个治疗量,20天后复查血常规:血小板$238×10^9$/L。院外继续口服上方治疗。

2018年9月5日复查血常规示血小板$57×10^9$/L,因患者气短、乏力症状明显,调整方药:白茅根20克,熟地黄20克,麦冬15克,炒白芍12克,当归15克,北沙参12克,仙鹤草30克,桔梗12克,墨旱莲15克,知母20克,青蒿20克,酒萸肉30克,石斛20克,黄芪30克,阿胶20克,太子参15克,山药20克,枸杞子20克,补骨脂20克,骨碎补20克,烫狗脊12克,猫爪草15克。

2018年10月3日复查血常规示血小板$26×10^9$/L,给予中药:熟地黄20克,炒白芍12克,当归15克,北沙参12克,仙鹤草30克,桔梗20克,墨旱莲15克,知母20克,半枝莲

30 克,酒萸肉 30 克,石斛 20 克,酒苁蓉 20 克,黄芪 30 克,阿胶 20 克,太子参 15 克,枸杞子 20 克,补骨脂 20 克,骨碎补 20 克,烫狗脊 12 克,鹿角胶 20 克,淫羊藿 15 克,女贞子 30 克。

之后患者间断口服中药治疗,血小板稳定在$(25 \sim 30) \times 10^9/L$ 之间,患者近 1 年余未输注血小板或使用激素治疗。

按语:特发性血小板减少性紫癜是一种复杂的多种机制共同参与的获得性自身免疫性疾病,该病的病因迄今仍不明确,西医对于本病首次诊断后的一线治疗多使用糖皮质激素和静脉输注丙种球蛋白。治疗本病需注意,血小板低于$20 \times 10^9/L$ 的患者,应严格卧床,避免外伤,并按急症处理,给予血小板输注治疗。中医对于本病统称为"血证",可由感受外邪、情志过极、饮食不节、劳倦过度、久病或热病等多种原因所致,涉及多个脏腑组织。本病例应属虚火内炽,灼伤脉络,血溢肌肤,发为紫癜。方中白茅根清热凉血止血;生地、阿胶滋阴养血;女贞子、墨旱莲养阴清热止血;仙鹤草止血消斑;知母、石斛滋阴清热;枸杞子、补骨脂、骨碎补、烫狗脊、鹿角胶、淫羊藿补肾生血。

病例3:特发性血小板减少性紫癜

张某,男,13 岁,2013 年 7 月 30 日门诊以"口唇发黑,乏力 1 天"为主诉就诊于我院中医科。

病史:2013 年 6 月无明显诱因出现双下肢皮肤瘀斑、出血点,散在分布,不突出于皮肤,压之不褪色,于当地诊所按"过敏性紫癜"口服药物(具体不详)。后至当地县人民医院血常规检查示血小板减少。2013 年 7 月出现发热、乏力,伴头晕,持续时间几分钟至几小时不等,口唇发黑。伴面色白、牙龈出血,就诊于我院我科。化验血小板为 0,紧急给以输注血小板。同时进行骨髓穿刺、骨髓活检,诊以"特发性血小板减少性紫癜"。

二诊:2013 年 8 月 5 日皮肤瘀点仍然存在,刘俊保主任医师结合个人临床经验方给予阿胶珠粉、紫河车粉、生晒参粉、黄芪粉、复方阿胶浆治疗后病情好转,皮肤瘀斑及瘀点症状消失后出院。

三诊:患者再次发现皮肤瘀斑、出血点,进入我院儿科二病区治疗。2013 年 8 月 14 日患者血小板降低,血常规提示:血小板2×10^9,白细胞1.36×10^9,应用甲强龙、丙球蛋白抢救治疗,并输注 O 型血小板两个治疗量。2013 年 8 月 17 日给予人免疫球蛋白冲击治疗,给予输注丙种球蛋白、血小板、铁蛋白等对症支持治疗,给予单磷酸阿糖腺苷、喜炎平、甲泼尼龙针、头孢西丁钠针、地塞米松等积极抗感染、抗炎治疗。

四诊:转入我科治疗,患者血小板16×10^9,刘俊保主任结合个人临床经验,给予阿胶珠粉、紫河车粉、生晒参粉、黄芪粉、复方阿胶浆治疗后血小板数目稳定在正常范围,患者病情好转。

按语:特发性血小板减少症又称自身免疫性血小板减少性紫癜,临床特点是皮肤和黏膜自发性出血,血小板数目减少,出血时间延长,血块收缩不良,骨髓巨核细胞成熟障碍。用激素后能迅速控制,但易反复发作。

第十一讲
肿瘤诊断治疗及研究热点问题

1.抗肿瘤血管生成阻断了癌细胞的血供,理论上应该成功治愈癌症,为什么没成功?

血管生成对原发性脑肿瘤和脑转移瘤的生长、转移起关键性作用。抗血管生成治疗通过对抗肿瘤血管生成,切断肿瘤的血供,从而遏制肿瘤的生长和转移,为难以控制的恶性肿瘤提供了有效的方法。20世纪60年代初,Folkman在血红蛋白溶液灌注狗的离体甲状腺支持移植肿瘤生长实验中观察到肿瘤因为缺乏血管,其体积不超过1~2 mm,而将这些肿瘤株植回机体后,随着血管的生长,肿瘤也迅速增大数倍。对此现象的进一步研究还发现,血红蛋白溶液灌注离体器官时,导致血管内皮细胞损伤,通过抑制肿瘤血管的生长阻止了肿瘤的增生。20世纪70年代初,Folkman又提出了肿瘤生长和转移具有血管依赖性的观点,并认为抑制肿瘤血管的生成可以作为治疗肿瘤的一种手段。从此揭开了对肿瘤血管及抗血管生成的广泛研究。肿瘤干细胞(cancer stem cells,CSCs)是肿瘤细胞中存在的小部分具有无限自我更新和多项分化潜能的细胞亚群,是肿瘤形成、复发、恶性转移和耐受放、化疗的细胞学根源。正是由于部分肿瘤细胞是干细胞,阻断血管后自身又能产生血管,因此阻断血管后也就是饿死癌细胞疗法并不能治愈癌症。因此该热点项目没有获得诺贝尔奖。

2.病理检查肿瘤细胞分几级? 为什么低分化癌恶性程度高,高分化癌恶性程度低?

肿瘤组织在细胞形态、组织结构、代谢生长过程中都与其发源的正常组织有差异。有的肿瘤组织与正常组织相似,成熟程度较高,称之为高分化;反之,肿瘤组织与正常组织差异很大,成熟度差,即分化程度低,称之为低分化。病理检查通常根据肿瘤细胞的分化程度的高低,将其恶性程度分为三级:Ⅰ级为分化较好的高分化癌;Ⅱ级为分化程度较差的低分化癌;Ⅲ级为分化程度最差的未分化癌。这样的分级在临床上对肿瘤的治疗和预后有一定的意义。一般来说,分化高的预后较好,转移少;分化差的预后也差。但恶性程度越大,对放、化疗的敏感性也越大。

3.恶性肿瘤会不会传染?

这是患者及其亲友十分关心的问题。人类与恶性肿瘤斗争已有久远的历史,但从未有过关于恶性肿瘤传染的明确记载,直至目前也没有证据表明肿瘤会传染。在医院内,患有不同种类恶性肿瘤的患者长期住在一个病室中,多少年来,也没有发现过恶性肿瘤传染的例子,长期与肿瘤患者接触的医护人员、患者亲属,他们恶性肿瘤发病率也并不比一般健康人有所增高。可见,一般而言,恶性肿瘤是没有传染性的。同恶性肿瘤患者进行一般接触并不会传染上肿瘤,也正因为这样,迄今为止,世界上还没有一个国家把恶性肿瘤列为传染病,也没有一家医院对恶性肿瘤患者实施隔离制度。

4.恶性肿瘤会不会遗传?

一旦患了肿瘤,患者总会担心自己的疾病会不会祸及家人,遗传给子孙;患者家属生怕自己也迟早会成为一名肿瘤患者;男大当婚,女大当嫁,对年轻人来说会不会因幸福的联姻而"福兮祸所伏"呢? 即使是未曾有过肿瘤患者的家族,也常会考虑肿瘤会不会遗传?

目前认为,在人类恶性肿瘤中,明显属于遗传的恶性肿瘤虽然存在,但是很少,现在已经发现的恶性肿瘤,如结肠癌、皮肤癌、乳腺癌、卵巢癌及原发性肝癌等恶性肿瘤的遗传倾向比较显著;在发病比例上,与遗传有关的病例可高达30%左右。有关的突变基因可直接由双亲传给子代,在遗传学上称为单基因常染色体显性遗传。而白血病、肉瘤、脑瘤等则是另外一种情况,患者的双亲是恶性肿瘤的基因携带者,一般并不患恶性肿瘤。由于子代成癌需要一对癌基因,因而近亲结婚的后代患此类恶性疾病的可能性大,非近亲结婚的后代不易患此类肿瘤。这类恶性肿瘤遗传倾向比较小,与遗传相关的病例不过占全部病例的1%左右,这种遗传方式称为常染色体隐性遗传。

有关恶性肿瘤遗传的研究告诉我们,恶性肿瘤并不直接遗传,所遗传的是对恶性肿瘤的易感性,而并不是恶性肿瘤的本身。癌变理论认为,正常细胞的癌变过程需其基因经过两次以上的突变才能完成。有恶性肿瘤遗传倾向的人,在生殖细胞及胚胎发育阶段,全部体细胞往往已经经历过一次突变。因而在以后的生长发育中,相比无遗传倾向的人,细胞癌变要容易得多。研究认为,恶性肿瘤的发生是遗传因素与环境因素共同起作用的结果。

近年来,人们发现在细胞的基因中至少有15种癌基因存在。癌基因是一种存在于人和动物细胞中具有特殊遗传顺序的基因,平时它处于休眠状态,并不表达,一旦被诱变物质激活,它就兴风作浪,行凶作恶,使正常细胞转变为肿瘤细胞。

到目前为止,直接由遗传决定的肿瘤为极少数,它们多是儿童期肿瘤如视网膜母细胞瘤、神经母细胞瘤、肾母细胞瘤、结肠息肉综合征等。遗传性最为突出的是视网膜母细胞瘤,但这种肿瘤的发病率很低,患者的后代也不会百分之百患癌,大约只有半数发病。

然而必须指出的是,恶性肿瘤并不是一种命中注定不可避免的遗传性疾病,而是在很大程度上取决于人体状况。因此,绝不能将恶性肿瘤与家族性和遗传性任意画等号,最多只能说,在少数恶性肿瘤中有一定的家族或种族倾向性,而绝大多数的恶性肿瘤遗传并不占主要地位。

从肿瘤防治角度说,我们可以以某些遗传学指标为依据,把恶性肿瘤高发家族后裔和某些隐性遗传病患者列为防治重点人群。这可能是早期发现、早期治疗恶性肿瘤的一种颇有成效的手段。此外,对有恶性肿瘤家族史的人,要改正他们不良生活习惯,对环境致癌因子采取积极防范措施,并宣传避免近亲结婚。随着生物工程时代的到来,基因工程的研究日趋成熟,我们有理由相信有朝一日我们有可能会对基因进行手术,切掉致癌的突变基因而代之以正常基因,使细胞癌变的基础不复存在,从根本上解除这种与遗传有关的"后顾之忧"。

5.什么是癌?什么是肉瘤?有何区别?

见表11-1。

表 11-1　癌与肉瘤的区别

区别点	癌	肉瘤
组织来源	上皮组织	间叶组织
年龄	40 岁以上者	青年人多见
发病率	常见,约为肉瘤的 9 倍	较少见
人体解剖特点	质硬、色灰白干燥	质软、色红润、湿润呈鱼肉状
组织学特点	形成癌巢、肿瘤的实质和间质明确分界	肉瘤细胞多有网状纤维
转移途径	淋巴道转移多见	血道转移多见

癌和肉瘤都是恶性肿瘤。但由于其组织来源不同,又各自具有一些特点,所以有的恶性肿瘤属于癌,有些属于肉瘤。凡来自人体内、外胚层的(即上皮成分,如鳞状上皮、腺上皮和移行上皮等)恶性肿瘤统称为癌。常见的癌有皮肤、食管、子宫颈的鳞状细胞癌;消化道、唾液腺、甲状腺和乳腺的腺癌;肝细胞型肝癌;膀胱、肾盂的移形细胞癌等。人体除有内、外胚层外,尚有间胚层组织,位于内、外胚层间,这些组织包括纤维组织、血管组织、淋巴组织、脂肪组织、软骨组织、骨组织、平滑肌组织、横纹肌组织及淋巴结组织。凡来自这些组织的恶性肿瘤叫作肉瘤。如血管肉瘤、淋巴管肉瘤、淋巴肉瘤、脂肪肉瘤、软骨肉瘤及骨肉瘤等。

癌和肉瘤虽然都具有恶性肿瘤的一些特征,但仍有一些区别,见上表。在恶性肿瘤中,癌的发病率远比肉瘤高,因此习惯把这两类恶性肿瘤细胞统称为癌细胞,有时也把所有的恶性肿瘤习惯地称为"癌症"。

6.年龄与肿瘤有何关系?

任何年龄的人都有可能患肿瘤,就大多数恶性肿瘤来说,随着年龄的增长,发生肿瘤的危险性也愈大。各个部位恶性肿瘤年龄发病曲线表明,均具有其各自的特征,如食管癌、胃癌、肺癌等为外界因素作用很显著的肿瘤,人的整个一生均受其作用,因而曲线随年龄持续上升。一般恶性肿瘤最高发病率见于 55～70 岁的人。近年来,一些肿瘤的发病率有年轻化趋势。乳腺癌、胃癌、肺癌已经不完全是老年人发病了,有些肿瘤患者的年龄愈年轻,肿瘤的恶化程度愈大。

肿瘤死亡率在人类总死亡率中所占的比例同样有随年龄明显增长的趋势。以我国的情况为例,肿瘤死亡率在 5～14 岁年龄组最低,以后随年龄增长不断升高,35～39 岁之间增长速度最快,男性在 75 岁后稍有下降,但女性保持继续上升的趋势。

前面讲过,肿瘤的总发病率和死亡率一般随年龄增长而增长,但有两个特殊情况。一个特殊情况是,在儿童,0～5 岁儿童肿瘤发病率高于 5～15 岁年龄组儿童,儿童白血病和胚胎恶性肿瘤,如视网膜母细胞瘤、肾母细胞瘤等,多发生在 5 岁以前,这可能是因为儿童免疫机制尚未健全导致发病率升高,以后随机体免疫水平的增长发病率逐渐降低;另一个特殊情况是 70～75 岁以后,虽然恶性肿瘤的发病率继续上升,但肿瘤死亡在总死亡原因中的比例却呈下降趋势,这是因为随着年龄增长,心血管和脑血管疾病对老年人生命的威胁增大,以致超过了肿瘤的威胁。

另外,不同年龄段的人,好发的肿瘤种类也不同。以我国的统计资料为例,少年儿童期(0～14 岁)最多的是白血病,其次是脑瘤、恶性淋巴瘤;青年期(15～35 岁)最多的是肝癌和白血病;壮年期(35～55 岁)和老年期(55 岁以后)则以胃、食管、子宫颈、肝和肺等部位的肿瘤为主。正因如此,在考虑某些肿瘤的危险因素时,常常把年龄作为其中一项主要的参考因素。例如,乳腺癌除考虑家族史和生育史外,还把年龄在 35 岁以上,尤其是超过 50 岁作为一项危险因素。

7. 吸烟与肿瘤有关吗?

众所周知,吸烟危害身体健康,这一事实已为大量的医学研究所证实。然而吸烟与肿瘤的发生有着密切的关系也被现代医学所肯定。据统计,吸烟者肿瘤的发病率较不吸烟者高 7～11 倍,尤其是肺癌与吸烟的关系尤为密切,约有 80% 的肺癌是由于长期吸烟所引起的。每日吸烟量越多,吸入得越深,开始吸烟的年龄越小,吸烟时间越长,所吸香烟内焦油的含量越高,则诱发肿瘤的危险性也就越大。

吸烟会导致肿瘤,可能与以下几个方面有关。

(1)研究发现,烟草植物在生长过程中,从自然界能摄取大量的放射性物质,如钋-210、铅-210。吸烟时在香烟的燃烧温度下钋-210 就可挥发,并和其母体铅-210 一起随吸烟时的烟流入肺内,在肺内聚集,不断地放射出人眼看不见的射线 α 粒子流,使支气管分叉内的黏膜表面和肺组织不断地受到的照射剂量比不吸烟者大 2.6 倍。由于钋-210 在支气管内分布的不均匀性,它将支气管上皮和肺组织的某些部位产生相当高的照射剂量,这种射线会影响肺组织的代谢,引起基因突变,促发或促进肿瘤的生长。

(2)烟草及烟草燃烧的烟雾中含有多种化学致癌物质,其中以苯并芘为代表的多芳香烃就有十多种。苯并芘是公认的化学致癌物质,和肺癌的发生密切相关。有人估算,每天吸 20 支纸烟,一年就能吸入苯并芘 700 微克。

(3)吸烟和大气污染在致癌过程中有协同作用,即吸烟与大气污染同时存在,具有互相促进导致肺癌的作用。吸烟本身也可以造成空气污染,危害周围人群。

吸烟的致癌性和烟的种类关系并不大,即无论是雪茄还是纸烟,无论是过滤嘴还是非过滤嘴,致癌性都差不多。如果在吸烟的同时,再加上喝酒,则会大大增加患肿瘤的危险性。

除肺癌外,呼吸系统、消化系统和泌尿系统的其他某些肿瘤也和吸烟有一定关系。因为致癌物质可以经肺吸收,造成全身危害,促进口腔癌、食管癌、胰腺癌、膀胱癌等的发生。因此,吸烟对身体的危害是很大的,尤其是青少年朋友不要染上吸烟的习惯。已经吸烟的同志,为了自己身体的健康,同时也为了维护家人和周围同事的健康,应尽量戒烟或少吸烟。戒烟为时不晚,同样能起到预防肺癌的作用。一般戒烟 10 ~ 15 年,患肺癌的危险就和不吸烟者差不多了。

8. 什么是原发癌、复发癌及转移癌?

原发癌是原来正常组织和器官的正常细胞,在各种内外致癌因素的长期作用下,逐渐转变为癌细胞,进而形成癌细胞团块,即"原发癌",或称为"原发性恶性肿瘤"。原发癌占临床恶性肿瘤的主要部分,人体除指(趾)甲和毛发外,几乎各个部位,所有器官和组织都可以发生原位癌。

复发癌是指原发癌经治疗消退后,在原发癌所在器官上又长出新的癌瘤,所长出的新癌称为复发癌。癌症复发的原因是多方面的,其中最主要的因素是原发癌治疗不彻底如手术没有切除干净,放、化疗不彻底,致使表面上的癌肿消失,但还残存有一些癌细胞,这些残存的癌细胞在一定内、外诱因作用下可引起癌症的复发。

转移癌是癌细胞从原发部位侵入血管、淋巴管或体腔,随着血液或体液运行,并在远隔部位或器官形成与原发癌相同类型的癌症。转移癌必须符合两个条件:一是发生部位必须是原发癌的远隔部位;二是癌症的性质必须与原发癌相同。

只有恶性肿瘤才可发生转移,转移促使恶性肿瘤的扩散,对机体造成更大、更广泛的危害,同时也给癌症治疗带来很大困难。癌症的广泛转移,往往就是晚期癌症不能完全根治的主要原因。由于癌症容易发生转移,所以有时转移癌先被发现,而后才找出原发癌,如颈部淋巴结肿大,有时是鼻咽癌患者首先发现的临床症状,进一步检查才发现是鼻咽癌。

9. 什么是癌前病变?

某些具有潜在癌变可能的良性的病变,称癌前病变。此类病变若长期不愈则可能转变为癌。医学家们认为,正常细胞转变为癌细胞不是简单的突变,而是一个循序渐进的,由量变到质变的过程。

机体的正常细胞在不同致癌因素的长期作用下,首先表现为数量增加,但细胞形态未发生改变,病理上称这个变化为"单纯性增生"。如果继续发展,细胞形态也发生改变,称为"不典型性增生"。如果继续发展,细胞形态与起源组织的细胞形态差异(又称异型性)逐渐加重,但尚未发展为癌,这个阶段属于癌的前驱阶段,称为"癌前病变"。尽管这是增生的细胞有向癌细胞转变的倾向,但不是所有的癌前病变都会发展为癌。大部分癌前病变停留在此阶段,长期稳定,一部分或自愈或经治疗后消退复原,只有一小部分癌前病变继续发展,最终发展为癌症。

10. 传统肝癌标志物及其检测方法有哪些?

(1)甲胎蛋白及其异质体:甲胎蛋白(alpha fetoprotein, AFP)和 AFP 异质体(AFP-L3)是传统发热肝癌早期诊断标志物,已获得美国食品药品监督管理局(FDA)的批准使用。AFP 的检测方法报道很多,比较成熟的是化学发光免疫、酶联免疫吸附(ELISA)、电化学发光等。测定血清中 AFP-L3 占总 AFP 的比值对肝细胞癌(HCC)的诊断价值优于AFP,Toyoda 等建立的凝集素反应法测定 AFP-L3,诊断 AFP 阴性的 HCC 敏感度高达41.5%,特异度高达85.1%。

(2)异常凝血酶原:异常凝血酶原(des-γ-carboxyprothrombin, DCP)在 HCC 患者和HCC 手术切除后复发病例中显著升高,被认为是 HCC 诊断的和治疗后复发的标志物。目前广泛采用 ELISA 试剂盒检测 DCP。

(3)γ-谷氨酰胺转肽酶同工酶 II:γ-谷氨酰胺转肽酶同工酶 II(γ-glutamy transpeptidase, GGT II)在肝癌患者血清中明显升高,而在健康人体血液中几乎检测不到,曾被认为是 HCC 的特异性标志物,但用于诊断 HCC 的敏感性仅为43.8%,后续研究证实 GGT II 在不同肝脏疾病中均有表达,特异性不强,李军等曾用免疫学和生化方法将GGT II 抗体吸附固定在醋酸纤维薄膜上,检测肝癌患者血清中 GGT II。

(4)α-L-岩藻糖苷酶:α-L-岩藻糖苷酶(α-L-fucosidase, AFU)参与岩藻糖苷的糖蛋白、糖脂的分解代谢。1984 年首次被提出可以作为肝癌的诊断标志物。AFU 在鉴别HCC 与其他肝疾病时结果不理想,故未被单独用于 HCC 诊断,AFU 检测主要采用化学发光免疫、酶标法。

11. 中医对恶性肿瘤病名是怎么认识的呢?

肿瘤是个古老的疾病。自殷墟出土的甲骨文中,就有"瘤"的记载。汉代刘熙《释名》定义为"瘤,流也,血流聚生而瘤肿也。"周代有疡医之位,其主治范围包括"肿疡",即肿瘤类疾病。

12. 请您谈谈在中医眼中,肿瘤与环境、饮食、情志、经济等有什么关系吗?

环境:癌自环境来,首先,表现在它具有明显的地域特征。据调查,在干旱的山区和丘陵地区食道癌发病率较高,热带亚热带沿海潮湿多雨地区肝癌发病率较高,工业区肺癌发病率高。其次,表现为明显的职业特征,锡矿职工肺癌发病率高,合成染料厂职工膀胱癌多,接触放射性物质的人员白血病多。环境污染在癌症发病诱因中占十分重要的地位。

饮食:病从口入,喜食过咸食物,易患胃癌。腌制、熏制、烤制的食物,如咸肉、腊肠、熏鱼、火腿、咸菜等均易致癌。日本人患胃癌人多,可能与此有关。高脂肪饮食易患乳腺癌、肠癌。

情志:人们具有喜、怒、忧、思、悲、恐、惊七种情绪,其中的不良情绪与癌症的发生有重要关系。吃饭生闷气的人易患胃癌,孤僻少言、消极离群性格的人比其他性格的人易患肝癌。实验研究表明,人们的不良情绪会通过中枢神经系统降低免疫功能对致癌物质的防御能力,增加患癌的危险性。

经济:美国胃癌发生率在20世纪30年代较高,后一直下降。日本20世纪50年代后胃癌和肝癌逐年下降,一般来讲发达国家癌症发病率低,发展中国家癌症发病率高。

他病关系:研究证明,常患上呼吸道感染、肠道感染的人患癌症概率很小,可能与病毒、细菌激活了人体免疫系统,免疫监控功能特别强有关。我们常听到"某某人平时什么病都不得,一有病就是癌症",完全符合医理。因此,常患一般病的机体是正常的,既符合医理,又符合哲理。

13.中医在治疗肿瘤方面的意义是什么呢?

目前,恶性肿瘤的死亡率逐年上升,目前治疗肿瘤传统公认方法有手术、化疗、放疗、靶向治疗。过去一直认为中医仅能减毒增效,也就是减少放化疗的毒副作用,增强放化疗的效果,近年来中医用"截断扭转"理论应用于防治肿瘤转移具有重要意义,有抗肿瘤转移作用。

14.您能和我们谈谈"截断扭转"的本质和"截断扭转"与抗肿瘤转移的治法吗?

清代叶天士在《温疫论》中提出卫气营血辨证。"在卫汗之可也,到气才可清气。入营犹可透热转气,入血就恐耗血动血,直须凉血散血。"著名中医专家姜春华根据温病学理论在辨病辨证基础上,提出了"截断扭转"的学术观点,其主要精神是抓紧早期治疗,快速控制病情,掌握辨证规律,采取果断措施和特殊功效方药,直捣病巢,迅速祛除病原,如不能迅速消灭病因,也要断然救危截变,拦截病邪深入,尽可能阻止疾病恶化,为进一步治疗肿瘤争取时间。

"扭转"是指扭转病势,使之向好的方向发展,具体地说,是通过调整邪正比势和病体动态,使病情有危转安,有重转轻,有急转缓,有逆转顺,进而邪退正复,转入坦途。肿瘤最可怕之处是转移,根据祖国医学"治未病"理论及"截断扭转"治则,提前布局,可使肿瘤转危为安。以下是笔者临床应用"截断扭转"的具体方法。

(1)清热解毒:恶性肿瘤,特别是中晚期患者常有发热、肿块增大、局部灼热、疼痛、口渴、舌红苔黄、脉数,属于邪热内陷证,治宜预防癌毒侵犯肺、肝。自拟清肺保肝汤,方药有百部、白花蛇舌草、败酱草、土茯苓、菊花、七叶一枝花、地丁、半边莲、半枝莲、白头翁、金银花。清热解毒法对肿瘤转移到肺起到扭转作用,肺为娇脏,清肺热可防癌毒向肺转移。

清热解毒抗肿瘤的药理研究报道较多,直接抑制肿瘤,抗癌活性最强,如白花蛇舌草、山豆根、半枝莲、穿心莲、冬凌草均有不同程度的抑瘤作用。另外还有调节机体免疫功能、调节内分泌功能、抗炎排毒作用。清热解毒药能阻断致癌和反突变,有实验证明,七叶一枝花对肝癌有抑制作用;黄连能抑制癌细胞的核酸形成;冬凌草可对肿瘤细胞内钠泵的活性产生灭活作用,还可抑制 DNA 的形成,达到杀瘤作用;白花蛇舌草、半枝莲、半边莲均有一定的抗癌作用。

(2)软坚散结:肿瘤又名石瘕、石疽、乳岩、石瘿、肾岩、石疔,多为有形之肿块。经曰"坚者消之""结者散之",防治肿瘤的转移,可提前布局软坚散结药。常用软坚散结药物有:鳖甲、藤梨根、石见穿、莪术、八月札、海藻、瓜蒌、地龙、土鳖虫、昆布。现代药理研究证明,软坚散结药物抗肿瘤主要在于直接杀伤癌细胞作用。我们在临床上常常在癌症术后用软坚散结法可预防癌细胞转移。已发生一处转移的可预防其多处转移。

(3)化痰祛湿法:脾失健运,气机阻滞,痰湿凝聚,而成肿块,"脾为生痰之源,肺为贮痰之器",痰湿既为病理产物,又为继发性致病因素。痰凝湿聚成核成块,是肿瘤转移的重要因素。治宜化痰祛湿,方用导痰汤加减。常用的化痰祛湿药物有山慈菇、制半夏、皂角刺、象贝母、葶苈子、海浮石、前胡、杏仁、苍术、青礞石、海浮石、络石藤、独活、藿香、佩兰、生苡仁。现代药理研究证明,化痰祛湿法对肿瘤有直接抑制作用。

(4)活血化瘀:气血在肿瘤的形成中起到重要的作用,"气为血之帅,血为气之母",气滞,气虚均能导致血瘀,而为肿瘤。血瘀既是病理产物,又是肿瘤的病因,活血化瘀治疗肿瘤为常用之法。常用的活血化瘀药物有丹参、五灵脂、王不留行、桃仁、红花、赤芍、三棱、莪术、乳香、没药、蒲黄、水蛭、穿山甲、土鳖、当归、泽兰、虎杖、石见穿、全虫、血竭。现代药理研究证明,活血化瘀药具有抑制癌细胞生长、抗凝与纤溶的作用,可以减少癌栓形成,防止转移,改善微循环及局部缺氧状态;对放、化疗有增效,起到提高疗效的作用,可以促进纤维组织软化和吸收,对合并肝硬化等有利。有人用红花做体外实验,发现红花具有抗癌作用,其对肿瘤的抑制率达90%以上。穿山甲、莪术可促进纤溶,使转移灶新生毛细血管退化。姜黄素、丹参酮既可诱导细胞分化,促进细胞凋亡,又可杀灭癌细胞。

15. 扶正法在治疗肿瘤上有什么应用呢?

扶正包括益气、养血、滋阴、温阳。在治疗肿瘤时应辨证应用,不能过度应用补法。正确应用补益药物,人体免疫提高时,自身免疫细胞能够清除肿瘤细胞,达到治疗肿瘤的目的。

16. 中药治疗肿瘤有哪些优势呢?

传统观点认为中医药在治疗肿瘤中能减轻放化疗的毒副作用,我在临床中用中医药直接治疗肿瘤、抗肿瘤转移,特别是对 70 岁以上老年人不能耐受手术、放疗、化疗,可以直接用中医药抗肿瘤治疗,发挥中医药无毒副作用的优势。原则用扶正消瘤法,消瘤法有软坚散结、清热解毒、化湿祛痰、活血化瘀等。

中药治疗肿瘤与"带瘤生存":中医中药可抑制肿瘤细胞增殖,临床上用中药治疗肿瘤,发现治疗前后肿物无缩小,但经治疗血清肿瘤标志物浓度下降。

中医药治疗肿瘤的研究动态:随着细胞凋亡研究的深入,中医药诱导肿瘤细胞凋亡的研究显示出良好的势头,在防治肿瘤转移时,可在肿瘤转移之前用清热解毒、祛湿化痰、软坚散结、活血化瘀等法以防止肿瘤细胞向骨、肝、肺及脑等部位转移。临床药理研究证明,中药可抑制肿瘤细胞的增殖和转移、增强化疗药物的疗效、提高机体免疫功能。现代医学有关靶向治疗方面的研究取得了显著进步。

中医复方抗肿瘤:实验表明中药能抑制基质金属蛋白酶的表达,干扰内皮细胞与细胞外基质的相互作用,阻止肿瘤血管网的形成。中药抗肿瘤新生血管的研究为中医"截断扭转"治肿瘤转移提供了理论依据。复方抗肿瘤取得了很大进步,华蟾素胶囊、安替可胶囊、扶正消瘤胶囊等相继问世。

17. 针灸能治疗肿瘤吗?

针灸可治疗恶性肿瘤化疗、放疗引起的恶心、呕吐,晚期恶性肿瘤癌痛,放疗引起的口干,乳腺癌引起的潮热,癌因性疲乏等。

18. 如何对肿瘤患者进行饮食护理?

肿瘤患者因抗肿瘤治疗与病情进展,常会产生食欲不振、恶心呕吐、味觉异常等诸多不良反应。这些不良反应严重,未得到及时纠正会导致营养不良、抵抗力减弱,继而引发感染,甚至形成恶病质。因此,抗肿瘤治疗的各个时期必须加强患者的饮食营养护理,确保充足的营养,增强机体的抵抗力,为各项治疗计划的实施提供有力保障。肿瘤患者饮食护理的总原则是高蛋白、高热量并辅以适当的维生素和矿物质。饮食护理的主要原则有:①饮食护理应纳入患者的治疗康复计划中,并由医生与营养师给予指导;②根据患者的具体情况与治疗措施采取不同的饮食形式与供应途径;③对患者定期进行营养状态的评价,及时制订和修正、完善饮食护理方案。

肿瘤患者的饮食形式有普通饮食、软饮食、半流质与流质饮食,应根据患者具体病情及消化吸收能力加以选择。一般情况下,肿瘤患者需保证和普通人同等的热量供应。饮食调配需根据具体治疗情况灵活改变,不可强求统一。例如:对于有味觉异常与厌食的患者可在食物中增加调味品以刺激食欲,增加进食量;对于有上腹饱胀、胁肋胀满等气滞表现的患者,可增加萝卜、佛手瓜、陈皮、山楂等理气类食物;对于咳嗽痰多的患者,可添加百合、银耳、杏仁等润肺止咳类食物。

肿瘤患者的饮食亦应有所禁忌,最应忌食辛辣刺激的食物如辣椒、花椒、芥末与烈酒等,生食、冷饮、糕点、甜品与煎炸类等生冷油炸与黏腻不易消化之品也应禁食。民间常有肿瘤患者禁食"发物"的说法,这些能使疾病加重或诱发疾病的食物如狗肉、羊肉、公鸡、带鱼、鳝鱼、螃蟹、海参、虾、韭菜等可能与过敏性疾病或疮疡肿毒有关,但并非是所有肿瘤患者的禁忌。到底某种食物能否食用,还需因人而异,目前现代医学尚无明确的定论。

此外,肿瘤患者的饮食应结合患者的体质类型综合考虑。对素体气虚、阳虚的患者,应忌食生冷、寒凉、滋腻、滑肠之品,如生冷瓜果、凉菜、烘焙煎炸的油腻之物。对于阴虚体质的患者,则应忌食性热助阳之品,如辣椒、肉桂、干姜、狗肉、羊肉及煎炒干果类食品。同时,对于口服中药的患者药后宜根据中药性质限制某些食物的摄入。例如服用温中健脾类中药的患者,应忌食肥甘滋腻、性质寒凉、难以易消化的食物。

总的来说,对于肿瘤患者的饮食,除以上禁忌之外,很少有其他食物禁忌。食物的选择常因人因病而异,没有统一绝对的限制。

肿瘤患者的饮食摄入途径一般有4种,常需根据患者情况进行选择。

(1)经口膳食:经口摄入是最好的摄食途径,凡能从口进食者均应予以鼓励。

(2)鼻饲膳食:常适用于昏迷、极度厌食和无法吞咽的患者。一般采用高热能流质或混合奶,食温应保持在37~38 ℃,太冷太快易引起不良反应,注食时注意速度缓慢。

(3)经胃或肠造瘘口管饲:通过胃肠道人造瘘口,用橡皮管或塑料管灌食。食物可比鼻饲时稠厚,必要时可给予人"要素饮食"。"要素饮食"是以氨基酸制剂作为氮源配以单糖、双糖及适量的无机盐和维生素精制成的粉状物,是一种不需要再消化而可直接被小肠吸收的、可基本满足人体需要的营养品。此法护理简单,但应注意喂养浓度和速度,避免患者因溶液高渗引起类似倾倒综合征的发生。

(4)静脉营养:是通过静脉补充蛋白质、糖类、脂肪、矿物质和维生素,以减少机体自身消耗,维持生命的有效措施。适应于胃肠功能衰竭或喂养不足者。护理人员必须严格按照无菌操作的原则操作,以避免感染的发生。

19. 如何指导肿瘤患者进行体育锻炼?

运动可以提高很多慢性病患者的生活质量,多数研究表明,运动或躯体活动有利于肿瘤患者恢复健康。体育锻炼不仅能改善心肺功能和消化功能,还能改善神经系统功能,提高机体对外界刺激的适应能力,解除患者大脑皮层的紧张和焦虑,有助于休息和睡眠。在参加体育锻炼之前,应请医生较全面地检查一次身体,做到充分了解自己,然后根据自己的情况,选择自己喜欢的适合自己状况的运动项目,在参加体育锻炼的过程中,要善于自我观察,防止出现不良反应,并定期复查身体,以便调整锻炼方法。另外,如果遇到体温升高、癌症病情复发、某些部位出现出血倾向、白细胞低于正常值等情况时,最好停止锻炼,以免意外发生。

肿瘤患者在进行康复体育锻炼时应注意以下几个方面:①应有计划、有目的、有规律地进行,合理安排锻炼和间隔的时间;②因人、因病、因地制宜,根据实际情况选择适合自己的锻炼项目,利用一切可利用的条件,适量、适度、量力而行,避免过度劳累;③锻炼应由简到繁,由轻到重,循序渐进,持之以恒;④某些特殊锻炼,应有专业医护人员的指导和帮助,注意锻炼的科学性;⑤注意安全,避免因锻炼而引起的意外创伤。进行锻炼时最好有他人陪伴以便监护。

肿瘤患者往往需要长期卧床休息,或接受一些治疗而限制了身体的正常活动,使机体或机体的某些部位得不到应有的活动锻炼,进而出现肌肉萎缩、关节强直、组织退化、一些器官和系统的功能减退。因而有意识地进行适当的体育锻炼是很有必要的。康复体育锻炼包括主动和被动两方面:主动锻炼是指自己能做的各种形式的运动,以提高肌肉的张力,改善持久力和忍耐力。被动锻炼是指借助于他人的操作,如按摩、推拿等,使患者被动接受运动,改善局部血液循环,放松心身,从而帮助机体功能的康复。被动锻炼适合于老年、体衰、大病初愈及长期卧床患者,需借助于他人的力量或在他人的帮助下进行,如局部或全身的按摩、四肢的被动屈伸、躯体的转动变化等。通过适当的手法操作,可以疏通经络,调和气血,舒展筋骨,达到促进局部循环,刺激末梢神经,改善各器官组织功能,增强新陈代谢,防止萎缩、粘连、强直等作用。在被动锻炼时,操作者一定要先与患者交流沟通,了解病情,配合默契,操作轻柔,手法到位,避免用力过猛或粗暴,引起患者局部疼痛或损伤。另外应特别注意禁止按摩挤压肿瘤局部,以免引起瘤体破裂或病灶扩散。

当患者病情趋于好转,体力逐渐恢复时,应积极进行主动锻炼。开始可根据自己的承受能力,在床上或床旁做些简单的活动锻炼,动作不宜过大过快,或自我料理简单的生活,然后视体力情况增加活动量。其中简单易行的方法是散步和徒手操,二者可随意随时调节运动量,不受场地和设备的限制,患者可从容不迫地进行,无论是公园、草地、路边,还是室内都能开展。温度降低时应注意保暖,活动时全身放松,调匀呼吸,起初不宜过快过急,年老体弱者可拄杖而行,应轻松愉快,量力而行,不可勉强,避免发生气喘、心悸等不适。经过一段时间的散步和徒手操的锻炼,自觉体力增强,可进一步学练气功、太极拳、五禽戏等轻柔舒缓,动静结合,内外兼修的健身功法。如果患者年纪较轻,平素体质不错,病情恢复也好,体力允许的话,可进行一些器械锻炼,如使用哑铃、拉力器、健身器等,或参加一些对抗性不强的体育项目,如慢跑、打高尔夫球、打乒乓球、游泳等。但是一定要自我控制活动量,避免因运动过量而引起不适或病情加重。

20. 如何做好肿瘤患者的癌痛护理?

疼痛被定义为一种令人不快的感觉和情绪上的感受,伴有实际存在或潜在的组织损伤。癌症患者的疼痛即为癌痛。癌痛包括肿瘤引起的疼痛、肿瘤治疗引起的疼痛、与癌症相关的疼痛及与癌症不相关的疼痛。癌痛护理是晚期肿瘤患者的一个重要护理问题,可分为药物镇痛护理和非药物镇痛护理两个方面。对于晚期肿瘤患者为了消除其剧烈的疼痛,目前国内外均主张镇痛药的使用应及时、足量,药物成瘾性应放在次要地位。按规定的时间给药比患者临时疼痛时再给药的效果好,剂量也较小。世界卫生组织

（WHO）推荐的三阶梯止痛方案，可根据具体情况用于疼痛患者。三阶梯止痛法是指止痛药的选样应根据疼痛程度由轻到重按顺序选择不同止痛强度的止痛药物。第一阶梯是应用非阿片类药物如阿司匹林、扑热息痛等，当一阶梯药物无法控制时，给予二阶梯或三阶梯药物；第二阶梯止痛是在使用非阿片药物不能解除疼痛时加入弱阿片类药物，其代表药是可代因、右旋丙氧酚等；第三阶梯止痛是以上联合用药仍不能解除疼痛时可使用强阿片类药物，如吗啡、羟考酮、芬太尼等。对每一阶梯均可根据患者的情况加用辅助改善症状类药物。此外，在使用成瘾性止痛药之前应尽可能考虑中药、外治与针灸等中医药疗法进行止痛，这些方法的应用亦可降低阿片类强镇痛药的剂量。

护理人员可采取多种方式减轻患者的疼痛：①积极正确引导。护理人员可与患者一起谈论其喜欢的话题，回忆美好的往事，分享患者喜欢的音频、视频来分散患者的注意力，消除患者的烦躁和忧虑。通过这些使患者意识到过度专注疼痛常会使疼痛更加严重。②加强患者意志力的训练，在疼痛加剧时可指导患者做放松操，短暂疼痛可指导患者采用叹气、打呵欠等方缓解；持续性疼痛可指导其采用腹式呼吸法或物理疗法如冷湿敷法和温湿敷法等。③体贴关爱患者。疼痛发作时，护理人员及时的安慰与陪伴将会给患者带来极大心理支持。护理人员的肢体语言，比如协助调整舒适的体位、轻抚疼痛部位、紧握患者的手、帮助梳理一下凌乱的头发，都可以给患者带来较大的精神安慰，使其减轻疼痛。

21. 如何对肿瘤患者进行心理护理？

肿瘤患者的诊治与康复过程中，心理变化较大，不良心态表现较多，这些心理变化直接影响患者的治疗效果和生活质量，因此医生、护士及患者的家属与亲友共同参与肿瘤患者的心理护理非常重要。护理人员作为肿瘤患者的直接照护者，应发挥自身职业价值，应用医学、心理学、社会学等多学科知识为患者解决各种心理问题。

在疾病初发时，患者对自身疾病的诊断与预后多持怀疑态度，部分患者有担心害怕的心理，当缺乏专业人员与家人的支持时，极易产生消极态度，这时护理人员要同情理解患者，及时察觉患者的心理反应并排解疏导，适时给予患者心理安慰与支持，引导其正确认识疾病，鼓励其树立起战胜疾病的信心，扭转患者消极的不良心态。同时护理人员要与家属及时沟通，引导其积极陪伴关怀患者，使其成为患者的坚强后盾。

肿瘤患者的康复过程中，常常经历各种不适与病痛，心理上则需要更多的理解与关爱，作为护理人员要充满热情和耐心，主动去解决并尽量满足他们的合理要求。同时，护理人员应为患者创造一种安全、安静、舒适的治疗环境。此外，和蔼可亲、严肃认真的工作态度与娴熟精湛的业务技能可增强患者的安全感和信任感，从而对患者的治疗发挥积极作用。护理人员对患者的理解、重视和尊重将有助于其病痛的减轻，帮助其获得战胜疾病的力量。

22. 如何指导肿瘤患者进行自我心理调节？

由于大家对肿瘤的认知存在差异，每个人的人生观、价值观、心理素质也不尽相同。一般来说，肿瘤患者几乎都有心理障碍，根据其发病前的性格、文化修养、病情轻重、家庭背景、社会经济地位不同，临床表现多种多样。治疗过程中的症状改善，常可减轻患者的心理压力，而躯体的不良反应，则会加重焦虑、抑郁等情绪障碍。患者在怀疑自己患了肿瘤或已被确诊为肿瘤时，对肿瘤产生的心理也是不尽一样的，大致可以分为三类：第一类是毫不在乎，无所谓，听之任之，不积极治疗；第二类是过度紧张，忧虑重重，恐惧害怕，抑郁消沉甚至悲观绝望；第三类是能正确认识，勇敢而理智地面对疾病，即不恐惧害怕，也不掉以轻心，积极设法争取时间配合治疗。患者持有的心态对肿瘤的治疗与康复至关重要。前两种心态均不利于治疗，最后一种心态应是我们所提倡的。然而并不是所有的患者从一开始就会有良好的心态，绝大多数都需要一个逐渐调整的过程。在调整过程中他人的鼓励和帮助是一个方面，但最重要的是自我心理调节。做好自我心理调节主要包括以下几个方面。

首先，正确认识肿瘤。患者需要了解一些肿瘤的基础知识，以及目前医学界对肿瘤防治的观点、研究动态及发展趋势。近几十年来，人类为征服肿瘤做出了巨大的努力，取得了显著成效。一些恶性肿瘤不再是绝症，随着科学技术日新月异，我们应该改变自己的习惯看法和陈旧观念。应当承认恶性肿瘤只是人类疾病的一类而已，是一大类防治较为困难的疾病。其实一些肿瘤造成的后果并不比心肌梗死、中风、高血压等更为严重，然而人们对肿瘤的心理压力却远远超过这些疾病。例如，治愈后的肿瘤患者其生活能力比严重的糖尿病、心脏病等患者要强得多，治愈后的肿瘤患者可以有正常的工作能力，能够轻松愉快地生活。

其次，善于自我调节，提高心理素质。即便是一个心理素质很好的人，在开始怀疑是否得了肿瘤到检查确诊之后，以及在进行治疗和后期康复中，都会有一个心理的波动和变化过程。多数情况下患者的心理状态是呈阶段性变化的，往往是复杂而又矛盾的，既留恋美好的生活，对未来抱有希望，又不堪忍受疾病的折磨，有时随着某种治疗的失败或病情的发展和恶化，再次失去了勇气和信心，这是最不可取的。那么这就需要患者善于进行自我心理调节，这是每一个肿瘤患者应该重视并且必须重视的问题，必须不断积极努力地去进行调整、保持稳定的心理状态，并进入一个良性循环。积极的、向上的、乐观的生活态度是每个患者所应持有的有力"武器"。对患者而言，越是病情严重的时候，越需要顽强的毅力，越需要鼓足精神与病魔抗争。

再次，勇于面对现实，树立坚定信念。人的一生中谁都难免会患有这样那样的疾病，尽管人类在自身保健和预防疾病上做了许多工作，但有些疾病仍然会不期而遇。无论是大病小病，恶性还是良性，我们都应以唯物主义的态度，坦然面对这一客观现实。尤其是对恶性肿瘤，就如同针对凶恶的敌人一样，要有勇于斗争、敢于胜利的决心，要树立一个强大的精神信念。如果患者在各种挫折下丧失了斗争的信念,精神也被打垮,那么即使是有希望治愈的疾病,最终也会无药可救。更何况在科学技术飞速发展的今天,随时都可能有新的抗癌药物或治疗技术被发现并用于临床,在恶性肿瘤的治疗上随时都可能有重大突破,生命每延续一天,都可能会获得新的机遇和希望。所以对患者本人来说,要有坚定的信念和坚强的意志对抗病魔。

23.肿瘤患者的家庭护理有哪些注意事项?

大家都知道肿瘤是危及生命的一种疾病,很多时候肿瘤病情会让大家特别的难受,而且随着时间的推移,肿瘤病情会更严重。肿瘤很多时候会导致一些有生命危险的情况发生,所以患者除了积极进行治疗之外,还一定要做好肿瘤的护理工作。其中家中休养是绝大多数肿瘤患者经过住院治疗后的一个阶段。因为患者在自己的家中轻松自然、环境熟悉、有亲切感、无拘无束,生活起居方便。同时由于亲人在身边陪伴,心里倍感温暖。事实上,对患者的护理最初也是从家庭开始的,家属往往是最了解病情发展经过和患者疾苦的,对患者最具有同情心,家属和亲友的护理不但细致入微,而且是任劳任怨的。因此,家庭护理对肿瘤患者的康复十分重要。肿瘤家庭护理注意事项有哪些呢?

第一,家属应有一个正确的态度和充分的心理准备,能正视现实,勇挑重担,负有责任心和义务感,要振作精神,时刻传递给患者一个良好的精神面貌。

第二,为患者建立一个舒适、清静、卫生、安全,便于生活起居和锻炼的环境。要尽可能为患者提供一个有利的家庭环境,包括保持室内整洁卫生,装饰色调柔和,室内采光良好,空气清新流通,温度与湿度适当,周围环境宁静而有生机。室内的布置及各种用品的摆放应合理到位,便于患者的生活起居。针对活动不便的患者,家中应备有轮椅、支架、拐杖等辅助装置,或在室内一定的位置安装扶手等。床、桌、椅、便池等的高度及舒适度也应根据患者的情况合理调节。对于病情较轻或条件允许的患者,应鼓励他们下床活动,自我护理,以减少压疮、呼吸道感染等并发症的发生。家中一般不应离人,以免发生意外。另外应根据实际情况,可备一些用以锻炼的器械,在家人的协助下进行适当的锻炼活动,以促进身体各部位功能及体力的恢复。多数患者免疫力较差,易受各种病原菌的感染,有条件的可定期进行室内紫外线消毒,以及对患者常用器具的清洁消毒。另外应注意避免和预防一些潜在的危险,如避免使用一些尖锐锋利、容易破碎、笨重的用品和器械。家中水、电、火、煤气的管理也应特别注意,应尽量避免患者直接操作。

第三,做好患者的思想工作和心理护理。包括亲人的理解、安慰、关心、帮助、鼓励、耐心的思想工作,这些都会使处在痛苦之中的患者感到温暖。如何使患者愉快是家庭心理护理的重要部分,这有利于患者情绪的稳定和心理的平衡。

第四,家庭护理人员应尽量掌握一些护理常识和技术,并保持与医院专业医护人员的密切联系,及时将患者的情况反馈给主管医师和护士,获得他们的指导和帮助。家人应对患者病情的发展情况、治疗护理的措施、患者的反应,包括症状、体征及心理状态等有一个详细准确的记录,并应长期坚持。这有利于了解病情发展的动态变化、评估治疗护理的效果、预测病情的发展与转归,并可有的放矢地制订今后的治疗护理计划。

针对不同的肿瘤患者,家属尽可能地学会测量患者的体温、脉搏、血压等;学会对常用药物的使用及简单注射的操作。此外,还应学会对患者进行全身的清洁,尤其是口腔、鼻腔、前后二阴的卫生清洁;夜间大小便的护理;长期卧床患者压疮的预防和护理;造瘘口(气管造口、肠造口、尿道或膀胱造口等)的护理;各种插管(鼻饲管、胃管、静脉导管、硬膜外导管、各种引流管等)的护理等方面的知识和技巧等,家属应主动咨询专业医护人员及查阅有关专业书籍。

有条件的家庭应根据情况备存一些镇痛药、镇静药、抗感染药及其他常用药,还有一些简单的、易操作的或急用的医疗器械,如体温计、血压计、注射器、氧气袋和吸管、热水袋、冰袋及剪刀、镊子、棉签、绷带、医用酒精、碘酒等。若遇到不能自己处理的情况或一些急症,则须尽快将患者送往医院诊治,以免耽误病情。

第五,安排好患者的饮食。饮食护理是家庭护理的重要内容,应有计划、有目的地合理安排、科学调配,对肿瘤患者的饮食需注意以下几点:①供给充足的热量、蛋白质和维生素食品,以维持患者的营养。饮食要种类多样,易于消化,多食含优质蛋白的牛奶、鸡蛋、鱼类、肉类、家禽类、豆制品类;多食蜂蜜及含糖丰富的米、面等以补充热量;多食含维生素丰富的水果、动物肝脏、花生米等。②注意含微量元素和适当脂肪食品的摄取。矿物质中钼和硒有抗癌作用,其中含钼的食品有黄豆、扁豆、萝卜等,含硒的食品有蘑菇、大蒜、洋葱、小米、玉米等。摄取适量的脂肪和植物油,能有助于脂溶性维生素的吸收,并可补充热量。③食用易消化的食物,注意菜肴的色、香、味调配,多食番茄、萝卜、山楂、红枣等,既有利于消化,又有防癌作用。④注意改进饮食习惯与烹调方法,不吃霉菌、毒素污染的食物,或烧焦、烟熏、腌制及高盐食品。另外在进食时避免忧伤、焦虑、郁闷等,应在轻松愉快的心境下进食,保持良好的情绪,有利于消化吸收。⑤选择具有辅助抗癌作用的食品。如海藻、紫菜等海产品有软坚散结的作用;胡萝卜能提高巨噬细胞的吞噬能力;香菇、木耳、豆类、菱角、黄花菜、芦笋等都属于具有辅助抗癌作用的食品。⑥同时应努力戒除生活中的不良习惯和嗜好,如吸烟、嗜酒等。

第六,安排好患者的生活起居。应努力培养患者保持一定的作息时间和生活规律。适当的休息是必要的,但卧床时间过久会使食欲下降、精神不振、肌肉松弛无力,从而降低机体的抵抗力,对疾病的康复是不利的。要让患者养成按时睡觉、按时起床的习惯。生活起居应做到规律化,使生物钟适应自己疾病的治疗。

第七,在家庭护理中,培养患者一定的生活情趣也是很重要的。如听音乐、看影视、绘画、下棋、钓鱼等。通过参加多种有趣味的、健康的文化娱乐活动,能使患者心情愉快,对身心康复是十分有利的。

最后,应协助患者进行有益的康复锻炼,在力所能及的情况下,适当地安排患者做一些家务也是必要的。安排锻炼计划一定要根据患者的具体情况,考虑患者的体力和承受力,应适量、适度、循序渐进。选择何种方式需根据患者病情和当时的条件而定。对于能下床的患者可进行散步、慢跑、练气功、打太极拳、练五禽戏及一些器械锻炼。对于身体状况较好的患者可适当安排一些带有娱乐性且活动量较大的运动,包括跳舞、游泳、旅游等。对于卧床的患者,应在家人的帮助下先进行被动锻炼,如推拿按摩、四肢的伸缩和抬高运动、躯体翻转、呼吸运动、仰卧起坐、俯卧撑等锻炼。无论是哪一种锻炼活动,一定要量力而行,不可过量,并应有他人陪同进行监护,以确保安全。

24. 癌症确诊后该不该对患者保密?

癌症曾被看成是死亡的代名词,随着现代医疗技术的进步癌症已不再那么可怕,但死亡的阴影仍笼罩着癌症患者。人类自身无法超越对死亡的恐惧。平静地面对死亡需要多么大的勇气! 应不应该把真实病情告诉癌症患者这是一个争论已久的老话题。同时又是一个非常现实且对治疗产生巨大影响的问题。世界卫生组织国际癌症研究中心日前公布的一份研究报告说,根据目前癌症的发病趋势,全球每年新增癌症患者人数将达到 1 500 万人。据统计,我国每年有近 152 万例新发癌病例。也就是说,每年我国有152 万个家庭将要承受"癌"这个坏消息带来的沉重打击,几乎所有患癌症的患者家庭都面临这样的问题。看来,到底要不要告诉患者这个坏消息、究竟怎样去传递这个坏消息,是我们医护人员都要面临的一个非技术性的难题。

作为护理人员每天接触很多肿瘤患者,我们常常觉得最棘手的不是这种病如何治疗,而是要不要告诉患者他得的是什么病。这个环节对以后的治疗很重要,有时直接关系着患者病情的变化。很多专家认为癌症是一种身心疾病,心理治疗显得格外重要。作为专科护士处理好这个问题其实并不容易,需要了解患者的心理性格等,更要具有心理方面的一些知识。尽管人们对各种癌症的治疗和认识已普遍提高,但对很多患者来说,被医生诊断患上了癌症,仍旧是等于被判死刑。这使得许多患者无法积极地面对病情。心理学家认为,这是患癌患者必须跨越的最大障碍,一旦可以调适心情与期望,正视病情,癌症病情受到很好的控制,甚至痊愈的机会是很高的。

传统上多数人认为不应把患者的病情告诉本人,患者住院时,先由家属"打先锋",反复叮嘱医护人员,千万不能让患者知道病情,怕万一患者听到坏消息会承受不住打击丧失治疗的信心。也有人认为应该及早告诉患者,并帮助他正视疾病,树立抗病信心,积极配合治疗等。众说纷纭,到底该不该告诉患者病情呢? 我认为要因人而异,讲究策略,区别对待。

根据患者的文化层次、心理素质等不同,采取不同的方式。对于农村来的文化层次较低的患者一般可采取"隐瞒病情"避重就轻"的方法。比如:肺癌告诉他是"肺炎""肺结核",肝癌告诉他是"肝硬化"等。尽量减少患者的"知情"机会,避免患者情绪低落,丧失治疗信心。让患者看到有治好的希望,树立起信心,积极配合治疗。多年的临床实践证明,只要患者心情轻松舒展,肯定有助于治疗。

但是有些患者病情较重,就诊时已经没有治愈的机会了,只能是姑息治疗,他们的病情肯定会逐渐加重走向死亡的。对于这些人特别是一些离退休的老同志、知识分子,他们认真了一辈子,容易较真,如果开始时就隐瞒病情,随着病情进展,他们往往会认为那么轻的病怎么会越治越重呢,是不是给耽误了。从而对医院的医疗产生怀疑,甚至拒绝配合治疗,最后往往有些患者是带着对家人、医护人员的不满甚至怨恨走的。这种不良的情绪降低了他们后期的生存质量。对这些患者如果开始时就如实告诉他们病情,可能他们会慢慢消除恐惧,面对现实,客观地对待,最终也会走得很安详。

我主张,对大部分患者应该告诉真相,但要避免直截了当地说,要根据患者的心理素质、情感类型和文化程度的不同,掌握好时机、方式与方法。我在临床工作中体会到,许多心理健康的肿瘤患者对坏消息的承受能力远比人们预料的强。事实上,要完全向患者隐瞒真实病情在当今信息化社会几乎是不可能的。在告诉患者病情的同时,一定要让患者知道,癌症不是最糟的,是有治疗希望的。患者一旦消除了恐惧便可以从容面对,精神上的解脱将使机体的免疫系统更好地发挥抗肿瘤作用。看来,对绝大部分患者来说,告之实情利大于弊。在适当的时间,以适当的方式告诉患者实情,有利于癌症患者的治疗和康复。

25. 癌症综合治疗有哪些措施?

俗话说:"它山之石,可以攻玉。"在癌症越来越频发的今天,除了人们所熟知的医学治疗方法,还有很多替代疗法。

第一,补充营养,睡眠充足

中医讲"正气存内,邪不可干。"人体自身的免疫系统是对抗癌症非常重要的一环,营养与睡眠则是其重要的部分。就一般意义而言,真正的营养,是那些富含维生素和矿物质的食物,没有毒性和污染物,而且越自然越好。这样的食物包括有机食品、非转基因食品和通过自然方式(以草喂养,而非粮食喂养)养大的动物的肉类。它们已被科学证实有助于平衡内部环境,并创造不利于癌症和其他慢性疾病发展的条件。随着癌症的进一步发展,细胞核和遗传物质都会发生变异,因此这是一个非常重要的营养问题,癌症治疗的主要焦点也集中在营养方面,如果我们没有进食合适的植物类食物就没有办法让植物因素进入我们体内,这就让细胞存在遗传物质变异的风险。

克莉丝·伍拉姆(Chris Woollams)的彩虹食谱基本上是一个传统的地中海饮食,主要由丰富多彩的水果和蔬菜、各种坚果和种子、大量橄榄油和多脂鱼组成。食谱中不包含廉价的碳水化合物和精制糖,这两者都有害健康。同样,原料乳中含有益生菌和酶,有助于食物消化、营养吸收和整个消化道健康,这在癌症预防方面至关重要。此外每天还需喝大量的清洁、无氟、无氯的水。水是生命之源。发表在《临床肿瘤学期刊》(*Journal of Clinical Oncology*)上的研究发现,癌症风险与流体摄入量呈负相关,意味着你越坚持补水,患病的可能性就越小。

睡眠也是如此,尤其是当身体进行最重要的自我维护时,适当的休息,对保持一个健康的睡眠唤醒周期(也被称为昼夜节律)是必要的。昼夜节律管理着激素的平衡、能量产生、细胞和组织的修复及废物的清除。芝加哥大学的一项研究发现,睡眠不足会抑制胰岛素的正常分泌,我们知道这是导致代谢紊乱和糖尿病的因素。按这个逻辑推理,睡眠不足会导致抗胰岛素性,而其他的研究已经发现这是导致癌症的一个因素。

第二,酶——食物的生命

酶分解我们吃的食物,并为消化做准备,没有酶,我们的身体不能有效地吸收营养物质。

如果营养需求是三条腿的凳子,其中一条腿应该是酶,另外两条是维生素和矿物质。维生素和矿物质需要酶才能提供益处,同时酶需要维生素和矿物质来催化营养物质以利于消化。体内没有什么是独立存在的,需要合作、协同、共同分解,没有辅酶因子的酶没有酶活性。每种酶都有其特定的角色。它们的活性就像一把钥匙配一把锁那样。酶赋予了食物生命,没有酶,食物就是"死的",无法通过营养、能量、力量和免疫来增强我们的身体。如果缺酶,将是致命的损失,这对于抗癌的营养方案尤其重要。

而酶治疗方案是一种强大的治癌疗法。已故的医学博士尼古拉斯·冈萨雷斯(Nicholas Gonle)主张将蛋白酶疗法作为一种癌症疗法,因为基于大量的案例研究发现,这是确切的优化自噬作用的有效途径。这个想法最初来自胚胎学家约翰·比尔德博士,他曾在1906年提出主张说,蛋白消化酶对治疗所有类型的癌症都有效,这是因为它们本身就是身体对抗癌症的主要防御物,发表在2004年的《胰腺》(Pancreas)期刊。在2007年,被纳入到一篇长篇综述中,作为其中的一部分内容,发表在《健康和医学的普代疗法》(Alternative ih Health and Medicine)上。这项研究表明蛋白前疗法对腺癌和其他多种癌症的治疗是有效的。冈萨雷斯博士的诊所利用它加上严格饮食和排毒来获得最大的受益。这种治疗本身是相当复杂的,但基本上涉及3个部分:饮食、积极补充营养和胰腺产品(含天然酶)、解毒。

该方案中最重要的部分是胰腺产品,这些产品是从来自澳大利亚和西兰原始生态环境中养大的动物身上提取出来的,它们的畜牧业标准是世界上最高的。这同时伴随一个积极的解毒方案,有助于消除身体中所有代谢的废物和储存的毒素,这些会在治疗中高度有效的"修复和重建"阶段被释放掉。而这其中真正起作用的是酶,并且酶对任何类型的酶都有效。

第三,天然草药,绿色抗癌

● 护士茶:1922年加拿大护士瑞妮·凯斯(Rene Caisse)偶然从一位患者那里得知并进行推广普及。护士茶只有4个简单的原料。与传统的茶水不同,护士茶是汤剂,意味着它包括从植物原料的根、皮和种子中提取其精华,这个过程包括煮沸及全面地浸泡在矿物盐、苦味素和从其他"硬"的材料中来提取。汤剂不同于浸液或萃取液,后两者是从叶子和花等柔软的植物原料中,提取维生素和挥发油。汤剂和浸液在医学上有其相应的作用,如果试图做护士茶,要配制的是汤剂。下面是护士茶详细的成分及配制说明。

牛蒡根(burdock root)(切成豌豆大小的块):牛蒡根已被使用了许多世纪,被很多人视为一种净化血液的草药,可以中和并排出体内的毒素。研究已经证明,牛蒡根确能抗肿瘤活性,日本的科学家已经从该植物中分离出特定的抗突变特性成分,他们称之为"B因子"。

酸模(sheep sorrel)粉(含根):酸模是护士茶中主要的消肿瘤草药,它含有一种特殊的物质叫芦荟大黄素,可以治白血病。酸模还富含一系列强大的抗氧化剂,或者正如健康基准基金会的乔恩·巴伦(Jon Barron)说的那样,"它是已知的最强效的抗氧化剂草药之一"。

赤榆树(Slippery elm)皮粉:这种舒缓的草药是一种强大的抗炎药,传统上被用来治疗喉咙痛、腹泻和泌尿问题。赤榆树皮还含有一种被称为β-谷甾醇的物质,研究表明,这是一种可以调节胆固醇的吸收和降低癌症风险的植物固醇。

掌叶大黄根(Turkish rhubarb root)粉:这种药也被称为"土耳其大黄",掌叶大黄根是传统中医里的基本用药,因为它被证明有助于缓解与高血压、更年期、胃肠道不适、发烧等有关的症状。诸如蒽醌、单宁、草酸钙和脂肪酸等物质,也具有强有力的抗炎和抗氧化作用。大黄素是大黄根中含量最丰富的蒽醌类物质,显示了强大的抗癌潜力。

正确地配制护士茶:在一个带盖的不锈钢锅中,将1/2杯混合草药加入3.78升纯净、未经消毒的水中,煮沸10分钟。关掉火,让草药浸泡12小时。12小时后,再次加热茶至冒蒸汽,但不沸腾,保持这种状态几分钟。过滤热的液体,放入无菌灌装瓶把茶冷藏起来。为长期储存,可使用沸水容罐装好,存在阴凉、干燥的地方。

为达到预防的目的,每天喝14克护士茶加1/2杯热水。确保每天喝大量的水(至少1.9升)以清除身体系统中的毒素。如果你已经患有癌症,每天服用同样的剂量3次,确保在治疗之前或之后1小时,不要吃任何东西。护士茶除了方案不同之外,与大多数其他非常规癌症疗法兼容。这一配方可以制作8~10杯干草药,足够制作出60~75升可以喝的护士茶。保存提取的干粉混合物的最佳方法,是把它放入密闭的玻璃容器中,并存放在阴凉、黑暗的地方。护士茶有润肠通便的作用,会导致大便比平常要频繁;当然,这是源于它的解毒性能。有些报道说出现了头痛、腺体肿大、皮肤发红、皮肤发炎和类流感状态,所有这些都是正常的解毒过程。

● 霍克赛斯补药:霍克斯赛补药的疗效和功能跟护士茶类似。尽管霍克斯赛博士会根据患者特定的癌症给他们定制自己的茶,但其基本的配方是标准化的,并且包含以下两种成分:鼠李皮(欧鼠李)皮粉和碘化钾。后者是一种重要的矿物质,被广泛认为可为身体提供必需钾,而这有助于维护甲状腺健康,平衡荷尔蒙减轻放射性损伤。配制传统的霍克斯赛补药还包括其他重要的草药。

美洲商陆根(Phytolacca Americana)10毫克。美洲商陆有助于提高免疫力,增加淋巴细胞,提高免疫球蛋白。

牛蒡根(Burdock root,又称Arctium lappa)10毫克。牛蒡根可降低诱变性,具有相当强的抗肿瘤活性。

刺檗或刺檗根皮(Berberis vulgaris)10毫克。刺檗包含石蒜碱内铵盐,它是一种强大的抗癌化合物。

欧鼠李皮(Rhamnus frangula)20毫克。欧鼠李可以治白血病,它含有蒽醌类化合物,是强大的抗肿瘤物。

草乌柏(Stillingia sylvatica)10毫克。草乌柏同时具有消炎和麻醉作用。

美洲花椒树皮(Zanthoxylum Americanum)5毫克。美洲花椒有助于改善血液循环,温暖身体,同时缓解胃和消化器官的疾病。

红车轴草(Trifolium pratense)20毫克。红车轴草是已知的最丰富的异黄酮来源之一,它有助于阻断某些癌症。

医生伊娃·厄巴尼亚克(EvaUrbaniak)博士,还会在同样的药方中加入20毫克的欧亚甘草根,欧亚甘草根有软化皮肤,消炎和肌肉放松作用。欧亚甘草根还有助于维持肾上腺功能并具有祛痰性,有助于化解瘀血。

跟护士茶一样,服用霍克斯赛补药,会导致便溏或可能脱水,从而导致电解质失衡。该茶中的鼠李和欧鼠李成分,已知可能会降低血钾的水平。这就是为什么在治疗期间和治疗后,咨询一名合格的医生来监测你的营养水平,并帮助你保持平衡是如此重要。

●解毒:无论你如何严格地保持干净的饮食、充足的水分、运动、休息、补充抗癌的"超级食品",某种程度地接触致癌物质是不可避免的。这就是为什么建议大家定期对自己的身体进行解毒;一种更积极的清理方案,是针对具体的重要器官进行废物清除。

当然,人体自身就有解毒机制,如淋巴结、肝、肾,但是这些器官也可能变得不堪重负,这取决于你的中毒水平。如果更多的毒素进来,而不是被排出去(在当今被污染的世界,这是很常见的),最终的结果是减少输送到细胞的氧气、结肠的运动,使得细菌、病毒、真菌和寄生虫更易攻击身体。毒素降低了血液的酸碱度(pH),使其变成酸性。这为微生物创造了温床,却不利于消化食物。这些外来入侵者被赋予了一个免费的通道,来劫持健康的有氧细胞,并将其变成癌细胞和厌氧细胞,这就是疾病的开端。毒素也会消耗你的能量,使你的呼吸变得难闻,引发毒血症,"弄脏"你的血液。这个过程始于结肠,当缺乏免疫力的肠壁允许毒素"泄漏"至血液中,它们不只污染血液,而且最终使肝脏衰竭。当肝脏接收到的毒素量超过它所能处理的,这些毒素就会被传递到肾脏,然后转移到淋巴结,后到达膀胱,此时体内的毒素已经达到最大值——全身有毒。因此我们建议定期排毒。拉希德·巴塔(Rashid Butar)博士的整个治疗方案的重点就是对全身系统进行排毒。他的治疗方案围绕着他所谓的"七毒"进行解毒。

据巴塔博士说,七毒是"重金属;持久性有机污染物;机会主义者(如细菌、病毒、螺旋体、支原体、和酵母)";电磁辐射、微波能量和环境中的手机辐射等能量;情感的心理毒性;食物;精神性的。

基于此按恰当的顺序解毒是非常重要的。许多内科医生和健康从业者一致认为恰当的清理养生之道应该排序如下。

第一步,清理结肠。道家有言"若要不老,腹中不饱;若要不死,肠中无屎。"90%的免疫系统在结肠里,这是有毒废物安家的第一个地方,同时是以压缩的排泄物形式堆在小肠内壁里。如果我们想要实现最佳的健康,定期清理结肠是必须的。维持健康的结肠需要每天的努力,这也是为什么我们建议补充优质益生菌。如果你不想真正修复它,就没有必要清洗肠道;"友好的"微生物群本就是用来定居肠道,抵御病毒、细菌和其他病原体的,更不用说环境毒素了。

第二步,清理寄生虫。寄生虫可以说是最重要的致癌毒素,但它们却在解毒过程中常常被忽视,因为寄生虫以糖、简单的碳水化合物和其他垃圾食品、血液为食物,并创造出让癌症蓬勃发展的必要条件。寄生虫还以黄曲霉毒素为食,黄曲霉素作为霉菌在食物上生长。寄生虫是疾病的主要潜在病因之一,也是免疫系统受损的最根本原因。

黑胡桃壳和苦艾会杀死超过100种已知的成虫及发育阶段的寄生虫,而丁香会杀死它们的卵。青蒿素、苦艾中的化合物,也是一种有效的血管生成抑制剂,可以切断癌细胞的血液供应,使它们无法生存。用臭氧水冲洗食物,有助于中和食物,以及杀死寄生虫卵和其他入侵者。

第三步,清理肾脏。肾脏是血液的过滤系统,肾脏每天总共过滤约142升的血,产生约1.9升的尿液。当毒素积累并超过肾脏的负荷时,肾结石就开始形成,在最坏的情况下,可能会完全堵塞。为了日常肾脏保养,可以吃西瓜、芹菜籽茶。

第四步,清理肝脏和胆囊。肝脏和胆囊也是过滤血液的,并且积极地攻击细菌和病毒。肝脏每6周再生一次,但是当肝脏受损,其症状往往不是显而易见的。当肝脏健康时,几乎没有任何疾病可以接管身体。

第五步,清理血液。因为肠道渗漏,当过多的有毒废物进入血液,静脉和动脉便开始降低弹性并硬化。无机废物在循环系统的内壁上形成,并削弱其功能。为这条"生命之河"的流动输送营养和氧气,净化血液是绝对必要的。

●格尔森疗法:格尔森疗法是一种自然疗法,通过有机的、系统的饮食,能激活人体非凡的自愈能力来疗愈自身。格尔森疗法,最初是在1930年,由已故的麦克斯·格尔森(Gerson)博士研发的,作为自己慢性偏头痛的自然疗法,该疗法如今用于治疗所有疾病,从皮肤结核、糖尿病到自身免疫性疾病和癌症。这个全方位的身体补充方案,解决了退行性疾病的主要原因之一——营养缺乏,因此其不可思议的、非特定性的能力,能解决大量的健康问题。

格尔森疗法通过使身体再生来恢复健康,每天用约1520磅有机种植的水果和蔬菜,给身体提供营养,从而支持重要的代谢需求。大多数是用新鲜的原汁,每小时最多1杯,每天高达13次。生的和熟的固体食物被大量地消耗。氧合作用通常在1倍以上,因为血液中的缺氧会导致许多退行性疾病。通过增加甲状腺素、钾和其他补品,同时避免食用过量的动物脂肪、蛋白质、钠和其他毒素,能刺激新陈代谢。格尔森疗法还利用强烈的解毒作用来消除积聚的废物,让肝脏再生,增强免疫系统,并修复组成人体自然防御体系的3个关键系统——酶、矿物质和内分泌系统。"通过丰富的、优质的营养,增加氧的供应、排毒和改善新陈代谢,使细胞和身体可以再生,变得健康并能预防未来的疾病。"

●生命饮食:抗癌食物是那些有利于平衡pH、杀死癌细胞的食物,并且几乎所有这些都富含维生素、矿物质和酶,其中包括有机农产品、吃草长大和牧场饲养的动物肉类和乳制品、十字花科蔬菜(西兰花、花椰菜和布鲁塞尔豆芽)、坚果及其种子、草药和洁净的富含矿物质的水。

第四,能量治疗

●电磁能量:脉冲电磁场(PEMF),这种类型的电磁能量被科学证明,如果使用得当会对身体产生积极的影响,脉冲电磁场也被用于治疗癌症,但实际上它的使用时间比那要长得多,它早就被一个不太可能的实体——地球在使用。正如你可能知道的,地球有自身的磁场,其内核向外辐射的热对流持续不断地移动和变化着。当地球围绕着自身的轴自转并围绕太阳公转时,这个磁场产生恒定的力量,这对于维持我们周围的生命形态,包括人类自身,是至关重要的。

为什么脉冲电磁场如此重要? 首先,细胞系统的整个功能全仰赖于它。这个重要的能量来源一旦缺失,氧气的利用、细胞能量的产生(ATP)、营养的吸收、废物的清除、酶的活性,一切身体存活所需要的物质,都会出现急刹车。而这种能量不足造成的伤害的其中一个"症状"就是癌症。当细胞的ATP生产滞后时,它们接受和释放氧气的能力很快就会随之下降,此时有氧细胞开始切换到厌氧细胞,以适应环境的改变,而在你发现它之前,一个成熟的肿瘤细胞已经开始生长并扩散。

让这些细胞回到正轨正是脉冲电磁场疗法的目的,它有助于将细胞电压跳转到为发挥最佳的细胞功能所需的数值。从癌症的角度,脉冲电磁场有助于提高细胞基质整体的跨膜电位,从而清除和修复癌细胞。当这些受损细胞被适当地"充电"时,它们会迅速恢复到正常的有氧状态,并开始产生ATP,接受氧气,并根据需要在细胞系统中移动电解质和其他营养物质。研究证明,脉冲电磁场能有效地修复神经、生理和心理,脉冲电磁场研究一再被证明,它比任何其他类型的护理,能用更短的时间产生更好的生理修复,而且没有不良反应。

●水能量:分子共振效应技术是一个专有的,有专利权的噪声场技术,能产生微妙的低频能量场,非常类似于治疗性泉水附近发现的自然磁场,能将水分子的结构激活并改变为高度智能化、生物可利用的形式,有助于身体获得新生,并增强其功能。事实上,你的细胞更喜欢翻过原始山脉、流经许多层火山岩、充满能量的泉水和矿物质水,因为这种水是能最有效地给细胞系统补水和供能的类型。这种水本质上并不能治疗癌症,但它对细胞生理功能有影响,使它们自身能够靶向攻击并摧毁癌症。水通道蛋白基本上是完整的膜蛋白,能有效地让水分子穿过细胞膜进入细胞。水通道蛋白对细胞补水是必要的,而水分是细胞抵御病原体入侵并避免随之而产生的疾病的主要物质。分子共振效应技术把水设计成模仿泉水充能的效果,比普通水给细胞补水充能快 3 倍。分子共振效应技术还能改善细胞和循环功能,增进细胞沟通,平衡肠道菌群,使抗癌能力最优化。

• 高温疗法和热的威力:高温疗法是杀死癌细胞的一种非常有效的方法,只需要加热到约 42.2 ℃(华氏 108 度),大约 1 小时它们就会死亡,健康细胞只有在更高的温度下才会死亡,因此这个加热过程是十分安全的,100% 有选择性地只摧毁恶性细胞。更棒的是,这种温和的热量促进了健康细胞周围血管的扩张,同时轻而易举地将癌细胞击倒。因为恶性肿瘤被细小的循环紧紧包裹着,所以通过加热杀死它们是合乎逻辑的。微波能量是一种有效的方法,因为恶性肿瘤含水量很高。微波能量之美在于它的适应性,这意味着,它可以直接击中肿瘤,而不伤及其他组织,这似乎是非常规癌症治疗方法的一种模式。

还有很多其他的方法可以催生高温疗法,包括全身浸泡在热水中、红外线,以及一种似乎在以加速度变得流行起来特殊的方式——红外桑拿。红外辐射能量能穿透皮肤,同时排出毒素,加热身体的内部。当使用红外光谱的近、中或远端时,加热能量可以产生不同的有益效果。首先,高温疗法有助于消除体内会致癌的毒素。其次,高温疗法也有助于改善血液循环,改善细胞的氧气流动,同时给细胞组织冲洗酸性废物。最后,高温疗法通过将温度加热到癌细胞无法处理的程度,来杀死癌细胞。

第五,生物氧化

• 臭氧疗法:发表在《自然料学、生物学和医学期刊》(*Journal of Naturatse Biology and Medicine*)上的临床评论,解释臭氧疗法时说:"臭氧疗法通过氧化磷脂和脂蛋白,来破坏细菌细胞膜的完整性,臭氧会在某种程度上抑制真菌细胞的生长。对于病毒,臭氧通过过氧化反应扰乱病毒与细胞的接触,从而破坏病毒衣壳并扰乱生殖周期。脆弱的细胞酶涂层,使它们容易受到病毒的侵袭,从而被氧化,并从体内清除,随之被健康细胞所取代"。

除了治疗微生物病原体外,臭氧疗法还可以改善细胞功能。臭氧增加了体内红细胞糖酵解率,这反过来促进了氧气更多地释放到细胞组织中,当这种情况发生时,ATP 产量同时得以提高,还有重要的酶的产量也得以提高,而它起着自由基清除剂和细胞壁保护的作用。其中包括"大师级"的氧化剂谷胱甘肽过氧化物酶、过氧化氢酶、超氧化物歧化酶,以及前列环素、血管扩张剂。

涉及臭氧疗法的临床试验表明,该疗法会减少体内的氧化应激,使病毒如 HIV 失去活力,增强免疫力,清除细菌感染,所有这些因素都与直接导致癌症相关。臭氧疗法也用于治疗神经损伤引起的慢性疼痛。进行臭氧治疗有 3 种方法。①臭氧注射:充满臭氧的流体直接注射到血液中。②自血疗法:从体内抽出 10～15 毫升的血液,浸透臭氧后注射回体内。③臭氧桑拿:身体被温暖湿润的蒸汽笼罩,打开的毛孔允许臭氧进入,并通过皮肤进入血液。

• 过氧化氢疗法:正常的免疫功能也依赖于另一份氧气拼图——过氧化氢(H_2O_2)。过氧化氢是初乳中的一个重要组成部分,是乳汁中富含抗体的部分,它也是免疫系统抵御感染的第一道防线。过氧化氢具有独特的氧化能力,能氧化几乎任何生理或病理物质,同时增加组织和细胞氧张力。过氧化氢是由人体所有细胞产生的,有许多不同的生理原因,利用氧化酶参与许多代谢途径。过氧化氢参与了蛋白质、碳水化合物、脂肪、维生素和矿物质代谢以及免疫。最近,一份发表在《生物氧化医学国际会议记录》上的报告,进一步解释了过氧化氢是如何增加代谢率、扩张动脉血管来增加血流量,排除毒素,升高体温,提高体内氧气的分布和消耗,并刺激白细胞产生的。而白细胞是人体用来抵抗感染的。

如果你曾经用 3% 的过氧化液治疗过伤口,你可能留意过,当与伤口接触后,溶液开始起泡并产生泡沫。当过氧化氯遇到过氧化氢酶时,后者在血液中不断循环,并引发了化学反应,产生了水和氧气,氧气被你的身体用来清除受损细胞,最终愈合伤口。同理,在治疗中,当过氧化氢出现在血液中,也会出现相同的过程,细胞获得密集的氧气浴,受损的细胞组织被移除,而正常细胞被注入新的活力。当然,人体自身也会制造过氧化氢来完成这些任务,但是和其他营养物一样,它也会因为各种因素而耗尽。因此,需要通过注射或口服补充来直接干预。

普遍的共识似乎是静脉注射过氧化氢疗法,这是利用这种强大的物质作为愈合剂,最安全和最有效的方法。一种流行的做法是将一种非常稀的,浓度在 0.0375% 或更低的过氧化氢,添加到糖或盐水溶液中,根据正在接受治疗的情况而定,在 1～3 小时之间,缓慢注入 50～500 毫升的剂量。

• 维生素 C 注射:维生素 C 是一种最简单和最有效启动细胞内氧化过程的方法,而且它是完全无毒的。要想达到预期的效果,其关键是要在血液中一次性注入足量的维生素 C。

注射维生素 C 之所以如此重要,是因为口服维生素 C 的剂量,不足以对肿瘤产生任何可怕的影响。当然,你可以吞下你想要的所有的维生素 C,但你的身体一次只能处理它需要的量。如果你每天摄入 30～180 毫克,吸收率将在 70%～90% 之间。如果你每天摄入 1 000 毫克或更多,吸收率则会下降到约 50%。并且你摄入越多,吸收率越差。

通过注射绕开消化道直接进入血液，维生素 C 几乎会被完全吸收。换个角度来说，你得在一天当中自己醒着的时候，每 10 分钟口服 100～200 毫克的维生素 C，才能接近你通过一次静脉滴注所吸收的量，遇到极端的病例，用量甚至可以增加到 2 倍。

人们口服的大多数维生素 C 是水溶性的，这意味着任何过量的没被代谢的维生素，最终会通过尿液排出体外。许多注射用的维生素 C，包括抗坏血酸钠，也都是水溶性的，但它们通过血液的吸收率，是较高的。一项 2001 年的研究发现，注射维生素 C，特别是配合 α-硫辛酸，对癌细胞的毒性很强。但也有脂溶性衍生物维生素 C，如苯基抗坏血酸更加有效。它们和水溶性维生素 C 如抗坏血酸钠一样有效，但剂量是它的 1/3。这使得苯基抗坏血酸在大剂量维生素 C 治疗中更具前景。

• 紫外线照射血液法：紫外线照射血液法，简称 UBI，是一种简单、无痛、安全的治疗各种疾病的方法。当植物暴露在阳光下时，叶绿素会吸收太阳的能量，并与二氧化碳结合产生糖分。在使用了它所需要的东西后，植物会将氧气作为"废物"放出来，而我们则将其作为呼吸和生命摄入。这种美丽而相互依存的关系，诞生了一种新的增氧疗法，被称为紫外线照射血液法，这一理念是建立在利用一种被称之为光致发光来氧化血液的过程上的。本质上，紫外线照射血液能为血液充能。它也有增加红细胞数量并消除肝脏中的毒素的作用。光致发光通过触发细胞膜内的化学反应，引发对病原微生物的间接攻击，从而提高它们本有的抗感染能力。血细胞还捕获太阳能并用于"辐射"癌细胞，很像是一种天然的放射性治疗，跟肿瘤学家提供的放射性治疗相比，它不会伤害你的健康细胞。

如果受损的细胞系统像一套用钝的牛排刀，那么，紫外线照射血液法就是磨具，能把每把刀都磨光。紫外线照射血液法实际上并不能取代细胞系统，它们只是帮助细胞更好地完成工作。免疫系统会将其吸收至饱和，然后对癌症发起强大的攻击。

第六，代谢疗法

• 蛋白水解酶：正常的线粒体功能是产生 ATP 的基础。那么，采取必要的步骤，以确保线粒体功能最佳，是预防癌症的关键。而实现这一点的最好方法之一，从营养和解毒的角度来看，是补充蛋白水解酶。蛋白水解酶可以净化血液、改善淋巴功能、控制全身的炎症、修复和重建心血管系统、改善血液流动、清理和优化免疫系统、预防和溶解血栓和动脉硬化、提高运动能力和恢复时间、分解软组织和血液中的变性蛋白。没有蛋白水解酶，细胞线粒体就无法合成蛋白质、诱导细胞凋亡、清除废物，以及执行其他必要的生存必需的功能。当这些功能被抑制，其后果将是非常严重的。如神经退行性疾病、代谢综合征和癌症。这就是为什么再怎么强调补充全身性蛋白水解酶的重要性都不为过。

蛋白水解是对水解酶的一种包罗万象的短语。它通过切断组成蛋白的氨基酸之间的连接，专门促进蛋白质的化学分解，与身体中的其他酶不同，因为它们能够适应不断变化的需要。从全身层面上看，蛋白水解酶可以说是预防癌症最重要的因素。

●限制生酮饮食：限制生酮饮食也被称为 RKD（restricted ketogenic diet），它聚焦在通过剥夺喂养癌细胞的各种物质来饿死它们，同时继续支持健康的细胞。这意味着，在大多数情况下，碳水化合物（以及较少的蛋白质，取决于癌症）必须去掉，而脂肪必须取代它们。

当碳水化合物不再用于细胞燃料生产时，身体开始代谢脂肪作为替代燃料，将它转换成一种独特的化合物，被称为酮类。癌细胞完全不用酮，但健康细胞能够迅速适应并开始用它们作食物，这是治疗癌症的双局面。酮能抗血管生成（即切断肿瘤的能量传递系统并剥夺它们的营养）和诱导凋亡（有期于促进癌细胞有序死亡）。目的是尽可能多地增加癌细胞的代谢压力，将其支持系统削弱到一定程度，然后用辅助治疗毫不费力地把它们清除掉。

KD 通常不用作独立的癌症治疗，而是作为一种补充，来增强其他疗法如高压氧疗法的抗癌效果。结合这些利用癌症代谢缺陷的无毒疗法，有助于显著地降低血糖和肿瘤生长速率，同时提高生存率。

●间歇性禁食：间歇性禁食已被证明，有助于提高胰岛素敏感性并降低胰岛素抵抗，同时促进自噬正常化。在癌症希望机构的营养师奥斯卡·普奇（Oicar Puig），热衷于间歇性禁食中的"萧条（leangains）"法，它将吃饭的时间限制在每天的中午和下午 8 点。这种方法既有效又容易遵循。

南加州大学 2009 年的一项研究发现，细胞对这种时期性的"饥饿模式"的反应不同，这取决于它们是健康的，还是恶性的。健康的细胞通常会进入一种冬眠模式，来等待这种"萧条期"的结束，从而保护它们免受伤害。但癌细胞会继续生长，因为它们的遗传途经被卡在"开启"模式上，这使得它们不耐压力，更容易失败。

●芳香疗法：我们将植物的免疫系统称为精油，精油是植物叶片的提取物，拥有一系列保护性化合物。精油一般都含阻止血管再生，也就是肿瘤内部动、静脉血管生长的化合物。这意味着在许多情况下，精油主要是抗肿瘤转移及 DNA 保护作用。每一种治疗癌症的方法都各不相同，但它们都在根除的工作中，扮演着各自重要的角色——这种共同效应被称之为协同治疗。芳香疗法是从精油中获益的最有效方式，因为我们的鼻黏膜神经末梢和各种有机化合物接触后，会立即将它们选到大脑内部。在那里，下丘脑开始将它们用于治疗功能。外用和口服精油的摄入在医学上都有它们的地位，但这些递送方法的工作速度，远不及吸入这些有机化合物而产生即刻的效果来得快。精油品种繁多，各有其独特的治疗特点，都有其不同的侧重。提取精油的植物，也含有自己独特的族群。萜烯类化合物、萜类化合物、酚类（芳香族）成分和脂肪族（烷烃和烯烃）化合物，都有其独特的治疗特性，并且都是互利的。

》 后 记 《

　　医学由宏观向微观发展,出现了一个有趣的现象:医学越向微观发展越要向个体化迈进。如药物基因组学提出为每个人治病"量体裁衣",行个体化治疗,强调癌症治疗一人一方案,达到精准医学中的精准治疗。肿瘤的个体化治疗是指同样的肿瘤,同样的病理分型,因为个体的差异如基因型、评分、性别和酶分泌的不同,对于同一种治疗方案,可产生不同的疗效和毒副作用。在规范治疗的前提下,应针对不同的特殊个体采取不同的治疗方案。随着分子检测技术的提高,精确化及个体化治疗在肿瘤治疗上均显示出优势。"微观辨证"概念的提出是循证医学发展的需要,中西医结合、中西药并用是我国治疗肿瘤的基本经验。治疗肿瘤我们不能只拿着别人的剑喊:"好剑!好剑!",中国肿瘤治疗学要有"长缨剑胆"——铸剑、磨剑、亮剑、仗剑!别人有的,我们要有;别人没有的,我们也要有;今天没有的,明天一定要有!我们在肿瘤学重大理论、重大发现、重大发明上,不仅要书写历史,而且要改写历史,使之在人类文明史上烙上更多"中国印"!

　　本书的用药如用兵,把军事理论用于医学,有新意。这是治疗学上的大智慧。本书运用了大量的比喻把复杂的肿瘤学问题简单化,使每位读者都能传播健康、解释健康、享受健康、杀出绝地、战胜癌症。

　　他山之石,可以攻玉;断流之水,可以鉴形;壁影萤光,能资志士,竹头木屑,曾利兵家。今作者几易其稿,著成是书,真正的写作就像一个圣徒向远在天边的圣地艰苦地跋涉。医道之兴,匹夫有责。